Susanne Nagele, Angelika Feichtner

Lehrbuch der Palliativpflege

3., überarbeitete Auflage

facultas.wuv

Angelika Feichtner MSc
Diplom in Palliative Care der International School of Cancer Care in Oxford, langjährige Pflege- und Lehrpraxis im Bereich von Palliative Care und Hospizarbeit.

Susanne Nagele MSc
Allgemeines und psychiatrisches Pflegediplom, Lehrerin für Gesundheitsberufe, Praxiserfahrung im Bereich Onkologie, Psychiatrie und Hauskrankenpflege sowie Unterrichtserfahrung an Gesundheits- und Krankenpflegeschulen.

Bibliografische Information Der Deutschen Bibliothek

Die Deutsche Bibliothek verzeichnet diese Publikation in der Deutschen Nationalbibliografie; detaillierte bibliografische Daten sind im Internet über http://dnb.ddb.de abrufbar.

3. Auflage 2012

facultas.wuv Universitätsverlag, Wien

Umschlagfoto: Parfe, istockphoto.com
Fotos im Innenteil: Angelika Feichtner; Sr. Rita Jäger
Lektorat: Sabine Schlüter, Wien
Satz: Katja Geis-Burgert, Potsdam
Druck: Facultas Verlags- und Buchhandels AG
Printed in Austria
ISBN 978-3-7089-0794-9

Inhalt

Vorwort 9
Hinweise zum Gebrauch des Buches 10
Danksagung 11
1 Palliative Care 12
1.1 Vom Umgang mit dem Tod in unserer Gesellschaft 12
1.1.1 Der Tod in früheren Zeiten 12
1.1.2 Der Tod in unserer heutigen Gesellschaft 14
1.1.3 Die eigene Endlichkeit 15
1.2 Begriffserklärungen 16
1.2.1 Palliative Care 16
1.2.2 Die Hospizbewegung 20
1.2.3 Die Hospizbewegung in Österreich 23
1.2.4 Organisationsformen von palliativen Betreuungseinrichtungen 25
1.2.5 Teams im palliativen Bereich 30
1.3 Arten der Zusammenarbeit 32
1.3.1 Multiprofessionelle und interprofessionelle Zusammenarbeit 32
1.3.2 Das interdisziplinäre/interprofessionelle Team 34
1.3.3 Wesentliche Punkte für eine gute Zusammenarbeit 35
1.3.4 Teamfähigkeit 38
1.3.5 Inhalt der interprofessionellen Zusammenarbeit 38
2 Der Sterbeprozess 42
2.1 Sterben ist ein Teil des Lebens 42
2.1.1 Wann beginnt der Sterbeprozess? 42
2.1.2 Die Terminalphase 43
2.2 Stadien des Sterbens 47
2.2.1 Das Sterbephasenmodell nach Kübler-Ross 47
2.2.2 Die drei Stadien im Sterbeprozess von Renz 50
2.2.3. Die vier Phasen nach Jonen-Thielemann 51
3 Bedürfnisse Sterbender 54
3.1 Alltagsbedürfnisse 54
3.1.1 Körperliche Bedürfnisse 54
3.1.2 Bedürfnisse aufgrund von veränderten Sinneswahrnehmungen 56
3.1.3 Seelisch-spirituelle Bedürfnisse 60

3.2 Religiöse Begleitung Sterbender ... 62
3.2.1 Sinn des Lebens, Tod und Religion ... 62
3.2.2 Sensible Bereiche in der religiösen Begleitung Sterbender ... 65
3.2.3 Haltung der Pflegepersonen ... 71
3.3 Der Umgang mit dem verstorbenen Menschen ... 71
3.3.1 Sichere und unsichere Todeszeichen ... 71
3.3.2 Pflegemaßnahmen für den verstorbenen Menschen ... 73
3.3.3 Abschied nehmen ... 77
4 Kommunikation in der Palliative Care ... 85
4.1 Kommunikationsgrundlagen ... 86
4.1.1 Kommunikationskanäle ... 86
4.1.2 Aktives Zuhören ... 89
4.1.3 Bausteine für ein gutes Gespräch ... 90
4.2 Kommunikation mit Sterbenden ... 91
4.2.1 Symbolhafte Ausdrucksform ... 91
4.2.2 Nonverbale Kommunikation in Form von Berührung ... 94
4.3 Von der Wahrheit am Krankenbett ... 96
4.3.1 Was bedeuten Wahrheit und Wirklichkeit? ... 96
4.3.2 Der Wunsch nach Wahrheit ... 96
4.3.3 Bewusstheitskontexte ... 99
4.4 Das Aufklärungsgespräch ... 101
4.4.1 Grundsätze eines Aufklärungsgespräches ... 103
4.4.2 Spezielle Aspekte zur Vorgehensweise ... 104
4.4.3 Pflegerische Aufgaben im Umgang mit der Wahrheit ... 105
5 Psychohygiene ... 109
5.1 Maßnahmen zur Psychohygiene ... 109
5.2 Umgang mit Ekel ... 115
6 Symptomkontrolle ... 120
6.1 Trockene Mundschleimhaut (Xerostomie) ... 121
6.1.1 Terminale Dehydration ... 125
6.2 Atemnot (Dyspnoe) ... 127
6.2.1 Symptome der Atemnot ... 127
6.2.2 Therapie der Atemnot ... 128
6.2.3 Pflegerische Maßnahmen ... 129
6.2.4 Terminale Rasselatmung ... 132

6.3 Exulzerierende Wunden ... 133
6.3.1 Pflegerische Handlungen ... 134
6.4 Übelkeit und Erbrechen ... 139
6.4.1 Ursachen von Übelkeit und Erbrechen ... 139
6.4.2 Anamnese von Übelkeit und Erbrechen ... 140
6.4.3 Therapie ... 142
6.4.4 Pflegerische Maßnahmen ... 142
6.5 „Verwirrtheit", delirantes Syndrom und terminale Unruhe ... 143
7 **Das Symptom Schmerz ... 151**
7.1 Das Schmerzerleben ... 152
7.1.1 Bedeutung des Schmerzes ... 152
7.1.2 Einteilung der Schmerzen nach dem Entstehungsort ... 152
7.1.3 Einteilung der Schmerzen nach der Zeit ... 153
7.1.4 Was den Schmerz beeinflusst ... 154
7.1.5 Schmerzdimensionen ... 155
7.1.6 Die individuelle Schmerzeinschätzung ... 157
7.1.7 Das Schmerzassessment ... 158
7.1.8 Schmerz und Lebensqualität ... 163
7.2 Nichtmedikamentöse Schmerztherapie ... 164
7.2.1 Physikalische Therapie ... 164
7.2.2 Entspannungstechniken ... 167
7.2.3 Aufgaben von Pflegepersonen in der Schmerztherapie ... 168
7.3 Medikamentöse Schmerztherapie ... 169
7.3.1 Das Stufenschema der WHO zur Schmerzbehandlung ... 170
7.3.2 Opioide ... 172
7.3.3 Pflegerische Aufgaben in Zusammenhang mit der Schmerztherapie ... 175
7.4 Komplementäre Unterstützungsangebote ... 175
8 **Begleitung von Angehörigen und Bezugspersonen ... 181**
8.1 Die Bedeutung von Bezugspersonen für die PatientInnen ... 181
8.2 Häufige Ängste Angehöriger ... 182
8.3 Herausforderungen ... 183
8.3.1 Herausforderungen für die Beziehung PatientIn – Angehörige ... 183

8.3.2 Herausforderungen für die Beziehung Angehörige – Pflegepersonal ... 185
9 Trauer ... 188
9.1 Umgang mit Trauer in unserer Gesellschaft ... 189
9.2 Trauerarbeit ... 189
9.2.1 Trauermodelle ... 190
9.2.2 Trauerreaktionen ... 193
9.2.3 Starke Trauerreaktionen ... 196
9.2.4 Risikofaktoren für den normalen Trauerverlauf ... 199
9.2.5 Ressourcen im Trauerprozess ... 201
9.2.6 Auswirkungen der Trauer auf die Familie ... 201
9.3 Trauerbegleitung ... 202
10 Tod und Kinder ... 207
10.1 Was verstehen Kinder unter Tod? ... 207
10.1.1 Todeskonzepte von Kindern ... 208
10.1.2 Spezifisches Trauerverhalten von Kindern ... 210
10.1.3 Schuldgefühle trauernder Kinder ... 211
10.2 Unterstützende Maßnahmen zur Trauerbewältigung bei Kindern ... 212
10.2.1 Offener und ehrlicher Umgang ... 213
10.2.2 Abschied nehmen und Trauerrituale miterleben dürfen ... 215
10.2.3 Vorgehen bei Krisensituationen ... 216
10.3 Unheilbar kranke Kinder ... 218
11 Sterbehilfe ... 222
11.1 Therapierückzug, assistierter Suizid und Euthanasie ... 223
11.1.1 Therapierückzug ... 233
11.1.2 Assistierter Suizid ... 224
11.1.3 Euthanasie ... 225
11.1.4 Die gesetzliche Lage ... 225
11.1.5 Stellungnahme des Dachverbandes des Hospiz Österreich zur Euthanasiedebatte ... 226
11.2 Die PatientInnenverfügung (Willenserklärung) ... 228
11.2.1 Wichtige Hinweise für die Erstellung einer PatientInnenverfügung ... 230
11.3 Die Vorsorgevollmacht ... 231
Literatur ... 234
Stichwortverzeichnis ... 240

Vorwort

In den Ausbildungen in Medizin und Pflege geht es vorrangig um das Wiederherstellen der Gesundheit und um Rehabilitation. Wenn es aber nicht mehr um eine Besserung des Krankheitszustandes gehen kann und wenn deutlich wird, dass das Sterben begonnen hat, sind andere Haltungen gefragt.

Palliative Pflege unterscheidet sich grundlegend von rehabilitierender Pflege. Alle Maßnahmen orientieren sich am Wohlbefinden der Kranken. Neben einer effektiven Behandlung der Schmerzen und belastender Symptome gilt es, auch bei schwerster Erkrankung ein hohes Maß an Lebensqualität und persönlicher Gestaltungsmöglichkeit zu erhalten. Wie viel Lebensqualität Menschen mit fortgeschrittener, terminaler Erkrankung haben, hängt stark von den Fähigkeiten und der Haltung der Pflegenden und anderer professioneller BetreuerInnen ab.

Deshalb war es uns ein Anliegen, ein praxisnahes Lehrbuch zu verfassen, das den Bedürfnissen der Studierenden entgegenkommt. Dieses Buch soll Mut machen, sich mit den Ängsten sterbender Menschen und auch mit den eigenen Ängsten auseinanderzusetzen.

Der Inhalt dieses Buches ist angelehnt an das Curriculum der Diplomausbildung der Gesundheits- und Krankenpflegeschulen Österreichs. Wir hoffen, dass uns im Inhalt ein ausgewogenes Verhältnis von theoretischen Erklärungen und praktischen Beispielen gelungen ist.

Unsere Aufgabe als Pflegepersonen im Palliativbereich sehen wir vor allem darin, Bedingungen zu schaffen, die es den Kranken und ihren Angehörigen möglich machen, die Zeit des Sterbens als eine besonders wertvolle Zeit zu erleben, sie individuell zu gestalten, Abschied nehmen zu können und vor allem am Leben teilnehmen zu können – bis zuletzt!

Unter Pflegepersonen sind die diplomierten Gesundheits- und Krankenpflegepersonen zu verstehen sowie auch PflegehelferInnen und AltenfachbetreuerInnen, sofern die jeweilige Tätigkeit in ihren gesetzlichen Tätigkeitsbereich fällt.

Hinweise zum Gebrauch des Buches

Lernziel

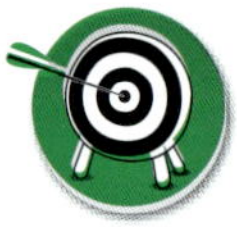

Am Beginn jedes Kapitels sind **Lernziele** formuliert.

Wichtige Worte und **Textpassagen** sind **fett** gedruckt.

Unbekannte Begriffe werden in der Randspalte erklärt.

Im Text verwendete und den LeserInnen vielleicht *unbekannte Begriffe* sind grün gesetzt und in der Randspalte erklärt.

In der Randspalte sind weiters Fokussierungen und Erläuterungen angeführt, die wichtig sind oder das Verstehen des Textes erleichtern, jedoch den fortlaufenden Haupttext zu sehr belasten würden.

Kernaussage

Kernaussagen
sowie **Beispiele** sind grün unterlegt.

Anregung

Anregungen für die praktische Arbeit sind ebenfalls grün hinterlegt.

Zusammenfassung

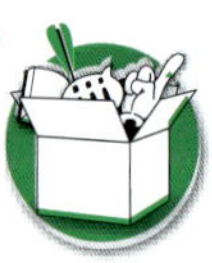

Am Ende eines jeden Kapitels finden sich eine **„Zusammenfassung“**

Zum Üben

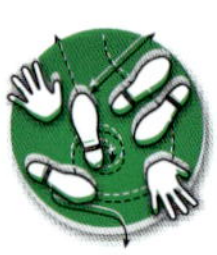

und Fragen **„Zum Üben“**

Zum Nachlesen

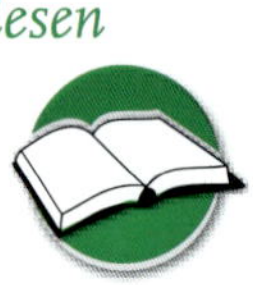

sowie Literaturtipps **„Zum Nachlesen“**

Danksagung

Wir möchten an dieser Stelle einer Reihe von Personen danken, die uns bei der Erstellung dieses Buches sehr unterstützt haben:
Hrn. Univ.-Prof. Dr. Hans Rotter (Theologe und Krankenhausseelsorger am Krankenhaus St. Vinzenz, Zams)
Hrn. Norbert Schletterer (diplomierter Gesundheits- und Krankenpfleger, Ausbildung in Palliative Care und Spiritual Care)
Fr. Petra Hohenauer MSc (Direktorin der Gesundheits- und Krankenpflegeschule St. Vinzenz, Zams)
Fr. Beate Zangerl MSc (Geschäftsführerin des Krankenhauses St. Vinzenz, Zams)
Hrn. OA Dr. Andreas Wolf (Leiter der Schmerzambulanz am Krankenhaus St. Vinzenz, Zams)
Mag. Anna Pissarek (Hospiz Österreich)
Dr. Gertrud Kalchschmid (Patientenanwältin Univ.-Klinik IBK)
Fr. Sr. Rita Jäger (Hobbyfotografin und Heimleiterin der Gesundheits- und Krankenpflegeschule St. Vinzenz, Zams)
Fr. Mag. Claudia Nemeth (Österreichisches Bundesinstitut für Gesundheitswesen)

Für die Bereitschaft zur Diskussion, für die konstruktive Kritik sowie für die fachliche und menschliche Unterstützung bedanken wir uns beim Team der Gesundheits- und Krankenpflegeschule St. Vinzenz, Zams.

Schließlich bedanken wir uns bei Fr. Mag. Sabine Schlüter und bei Fr. Barbara Köszegi für das Lektorat der ersten Auflage sowie bei Fr. Mag. Cornelia Posch, die besonders viel Feingefühl und Kompetenz bewiesen haben.

1 Palliative Care

Lernziel

Nach dem Studium dieses Kapitels sollten Sie ...

... einen groben Einblick in die geschichtlich-gesellschaftliche Wahrnehmung des Themas Tod und Sterben haben.

... sich auch persönlich mit dem Thema Tod und Sterben auseinandergesetzt haben.

... die Ziele und Inhalte von Palliative Care und der Hospizbewegung kennen.

... Kenntnisse über die geschichtliche Entwicklung der Hospizbewegung haben.

... über die aktuelle Situation und den geplanten Ausbau der palliativen Einrichtungen in Österreich Bescheid wissen.

... Kriterien für die Qualitätssicherung in palliativen Einrichtungen kennen.

... die interprofessionelle Zusammenarbeit als Bereicherung für das eigene berufsspezifische Wissen und für die umfassende Betreuung der PatientInnen erkennen.

... verstehen, dass es notwendig und fruchtbar ist, die unterschiedlichen Professionen als gleichberechtigt anzusehen.

... wissen, aus welchen Berufsgruppen sich ein Palliative-Care-Team zusammensetzt.

... wissen, dass alles interprofessionelle Bemühen vorrangig auf die Bedürfnisse der PatientInnen ausgerichtet ist.

... wesentliche Grundsätze einer guten interdisziplinären Zusammenarbeit kennen.

1.1 Vom Umgang mit dem Tod in unserer Gesellschaft

1.1.1 Der Tod in früheren Zeiten

Schon immer hat sich die Menschheit mit dem Thema Tod auseinandergesetzt und schon immer glaubte man an ein Weiterleben nach dem Tod. Bereits bei Frühformen des Homo sapiens (Homo sapiens neandertalensis) konnten 100.000 bis 40.000 Jahre alte Zeugnisse von Begräbnisriten gefunden werden (vgl. Leakey 1981, S. 54). Für die Menschen der Frühzeit waren *Mythen* für das Verständnis und den Umgang mit dem Tod von zentraler Bedeutung (vgl. Nassehi/Weber 1989, S. 69).

Mythos
eine Erzählung von Ereignissen einer Götter- oder Heldengeschichte, die sehr oft fantastische Elemente enthält; Sage oder Dichtung von Göttern, Helden und Geistern; legendäre, glorifizierte Person oder Sache.

Auch für die Ägypter bedeutete der Tod nicht das Ende, sondern eine Möglichkeit, zu einer neuen, mächtigen Existenzform zu gelangen, was durch Totenrituale wie Grablegungen, Reinigungen, Einbalsamierungen und Opfergaben ausgedrückt wurde. Im ägyptischen Totenbuch findet sich eine Sammlung von Gebeten, Beschwörungen, Mythen, Hymnen und magischen Formeln, die sich auf den Tod und die Reise ins Jenseits beziehen (vgl. Barloewen 2000, zit. nach Student 2004, S. 133).

Auch der Buddhismus setzt sich mit dem Thema Tod und Sterben intensiv auseinander. Im Tibetischen Totenbuch werden die Geschehnisse rund um Tod und Sterben näher erläutert und Lebende auf dieses große Ereignis vorbereitet.

Im europäischen Raum entstand im 15. Jh. die Ars-moriendi-Literatur. Sie galt als Anleitung für ein friedliches Sterben genauso wie für ein sinnerfülltes Leben. Es sind darin u. a. die Versuchungen eines Sterbenden bildlich dargestellt, denen es zu widerstehen gilt, um in den Himmel zu gelangen: Versuchungen des Glaubens, der Verzweiflung, der Ungeduld und des Hochmuts stehen dem Trost durch Ermutigung im Glauben, durch Zuversicht, Geduld und Demut gegenüber.

Die Krankheitsepidemien des Spätmittelalters verursachten ein enormes Bevölkerungssterben und erzwangen eine neue und intensive Auseinandersetzung mit dem Tod. Der Tod war überall. Der *„Schwarze Tod“* dezimierte an manchen Orten die Bevölkerung in nur wenigen Tagen um bis zu 75 %. So beschreibt J. Fest (1986) eindrucksvoll das Szenario:

Der Schwarze Tod
die Pest. Dieser Infektionskrankheit fiel im Mittelalter ein Drittel der Bevölkerung Europas zum Opfer.

„Tag und Nacht hallten die Totenglocken durch die leerer werdenden Städte. Eine wahre Prozessionsmanie erfaßte die Menschen. Barfuß, mit Asche auf dem Haupt, in den Händen Kerzen und Reliquien tragend, versammelten sie sich für Tage, oft auch über Wochen, zu ausgedehnten Umzügen, weinend, psalmodierend und unter düsteren Rufen zu Umkehr und Buße mahnend, manche schlugen sich mit Henkerstricken, die sie um den Hals gelegt hatten. Man kann in diesen Prozessionen, insbesondere in den Geißlerfahrten und dem Flagellantenwesen, auswüchsige Formen der Fürbitte um einen vorbereiteten Tod sehen. Aber daneben verzeichnen die Chroniken auch Zusammenrottungen der Gewalt, erotische Exzesse, Judenverfolgungen, Tanzpsychosen und andere Follien, ganz als habe die Menschheit ihr statisches Zentrum eingebüßt; sagen ließe sich auch, sie habe die lange gesichert scheinende Todesvorstellung verloren.“

(Fest 1986, zit. nach Nassehi/Weber, S. 115)

Im frühen Mittelalter wurde die Trauer über den Tod eines Menschen nach außen hin gezeigt. Zerraufen der Haare und des Bartes, heftiges Weinen und Klagen, Zerreißen der Kleidung, sich auf die Wangen schlagen oder in Ohnmacht fallen waren beispielsweise Zeichen dafür, dass sich ein Mensch in Trauer befand. Erst im Spätmittelalter entwickelte sich die Selbstkontrolle als Wert, was ein überschwängliches Nach-außen-Tragen der eigenen Trauer verhinderte. Stattdessen wurden professionelle Klageweiber bezahlt, die das Wehklagen übernahmen. Bis ins 18. Jh. blieben Tod und Sterben immer ein Geschehen, das in der Gemeinschaft stattfand, die Sterbenden wurden nicht isoliert. Alle nahmen gemeinsam an Zeremonien und Ritualen (Messen, Gebeten etc.) teil. Ariès bezeichnet diesen geregelten, durch feste Rituale eingebundenen Umgang mit dem Tod während des Mittelalters als den gesellschaftlich „gezähmten Tod".

Ab dem 19. Jh. begann sich der Umgang mit dem Tod zu verändern. Ariès spricht von der „Verwilderung des Todes" (Ariès 1997, S. 715–746). Zunehmend empfand man den Anblick von Sterbenden und ihr Leiden, ihr Schreien und ihre ekelerregenden Gerüche als unerträglich (vgl. Ariès 1997, S. 788). Man versuchte sogar dem Sterbenden selbst den bevorstehenden Tod zu verheimlichen.

1.1.2 Der Tod in unserer heutigen Gesellschaft

„Der Tod ist uns allgegenwärtig und doch seltsam fremd, er wird medial inszeniert und peinlich gemieden. Vermutlich haben in der Menschheitsgeschichte noch nie so viele Menschen so viele Tote und Todesarten gesehen und dennoch gleichzeitig persönlich so wenig Berührung mit Sterbenden oder einem Leichnam gehabt." *(Student et al. 2004, S. 11)*

Diese Situation spiegelt das Spannungsfeld deutlich wider, in dem sich unsere heutige Gesellschaft mit dem Thema Tod und Sterben auseinandersetzt. Der Tod betrifft jeden von uns, doch wird er als etwas erlebt, was nur anderen geschieht. In unserer Leistungsgesellschaft ist kein Platz mehr für den Tod, was sich an der Institutionalisierung des Sterbens erkennen lässt: Etwa zwei Drittel der Menschen sterben heute in Institutionen wie Krankenhäusern oder Pflegeheimen. Dadurch erleben die Gesunden das Sterben ihrer Angehörigen nicht mehr in der Weise mit, wie das früher der Fall war, als die Menschen größtenteils zu Hause im Kreis ihrer Familie verstarben.

Kernaussage

> Das Sterben findet heute wesentlich häufiger in Institutionen statt als in der vertrauten Umgebung zu Hause.

Wegen der Möglichkeiten, die die moderne Medizin hat, Leben zu verlängern, erscheint das Sterben häufig als Niederlage und nicht als natürlicher Vorgang, der Teil des menschlichen Lebens ist. Auf Intensivstationen wird deutlich, wie sehr Sterben heute durch die moderne medizinische Technik charakterisiert und beeinflusst wird. Häufig findet der Abschied der Angehörigen unter besonders schwierigen Bedingungen statt. Das ist auch Ausdruck der gesellschaftlichen Ausgrenzung von Tod und Sterben.

„Das Verdrängen des Todes im doppelten Sinne, lebensweltlich in Institute und mental in einer Abwehrhaltung, wirkt sich zwangsläufig auch auf den Prozess aus, der zum Tod führt, also das Sterben und sogar auf die Zurückbleibenden und ihre Trauer. Sterben, Tod und Trauer betreffen als die vielleicht letzten Tabus der Moderne aber Menschen, die gerade in diesen Grenzsituationen ganz besondere Unterstützung brauchen."

(Strege/Busche 1999)

Die Verbreitung des Hospizgedankens wirkt dem Ausgrenzen des Todes in unserer Gesellschaft entgegen und trägt wesentlich dazu bei, das Sterben als natürlichen Bestandteil des Lebens in unsere Gemeinschaft zurückzuholen.

Zahlreiche Menschen bemühen sich durch breit angelegte Öffentlichkeitsarbeit, ein Bewusstsein für die Notwendigkeit zu schaffen, dieses Ziel zu verwirklichen.

1.1.3 Die eigene Endlichkeit

In unserem Leben müssen wir immer wieder Abschied nehmen. Neben den großen Abschieden gibt es auch viele kleine, fast alltägliche Abschiede. Immer wieder müssen wir Pläne und Vorhaben aufgeben, aus den unterschiedlichsten Gründen Einschränkungen hinnehmen. Kleine wie auch größere Verluste sind Gelegenheiten, das Loslassen zu üben. Dies ist ein lebenslanger Prozess, der für uns Menschen nicht einfach ist.

Es fällt uns schwer, uns frühzeitig mit der Begrenztheit unseres Lebens und mit dem Tod zu befassen. Werden wir dann mit schmerzlichen Verlusterlebnissen konfrontiert, entstehen sehr leidvolle Situationen.

In der Betreuung sterbender Menschen werden wir unweigerlich mit unserer eigenen Endlichkeit konfrontiert. Wir kommen mit unserem eigenen Sterben in Berührung.

Sich dem Sterben anderer Menschen anzunähern, sich dieser Herausforderung zu stellen, kann ein erster Schritt zur eigenen Auseinandersetzung mit dem Thema Tod und Loslassen sein. Neben der Belastung, die diese Konfrontation mit sich bringt, birgt sie auch enorme Chancen für unsere persönliche Entwicklung.

Anregung

Nehmen Sie sich 20 Minuten Zeit für diese Übung. Vielleicht möchten Sie auch noch andere Personen dazu einladen? Stellen Sie Malgegenstände Ihrer Wahl und ein Zeichenblatt sowie auf Wunsch auch entsprechende ruhige Musik bereit. Beginnen Sie auf die Frage: „Was bedeutet Tod für mich?" ganz spontan zu malen. Besprechen Sie die Bilder anschließend miteinander. Sie können für diese Übung auch andere kreative Materialien (z. B. Ton) verwenden.

1.2 Begriffserklärungen

1.2.1 Palliative Care

Der Begriff „palliativ“ kommt vom lateinischen Wort „pallium“ = „Mantel, Hülle, Bedeckung“, bzw. palliare = „mit einem Mantel bedecken“.

Der englische Begriff „care“ lässt sich wörtlich nur schwer ins Deutsche übertragen. Am ehesten bedeutet „care“ „Versorgung“ im Sinne einer umfassenden Begleitung, Betreuung und Pflege von PatientInnen. In Österreich wird der Begriff „Palliative Care“ häufig nicht übersetzt, sondern als englischsprachiger Begriff verwendet (vgl. Pleschberger 2002, S. 15).

Palliativpflege und Palliativmedizin sind beides Teildisziplinen der Palliative Care. Sie ergänzen und verstärken einander, um ein Ziel zu erreichen: die Erhaltung der Lebensqualität schwer kranker und sterbender Menschen.

WHO

World Health Organization, Weltgesundheitsorganisation. Die Website der WHO bietet Informationen über Gründung, Aufgaben, aktuelle Projekte und Maßnahmen: www.who.int

Die *WHO* beschreibt Palliative Care (1990) folgendermaßen:

Palliative Care …

- unterstreicht, dass Tod und Sterben normale Vorgänge des Lebens sind,
- beschleunigt den Tod nicht, verzögert ihn aber auch nicht,
- schafft Linderung von Schmerzen und anderen belastenden Symptomen,
- schließt psychische und spirituelle Aspekte der PatientInnenversorgung mit ein,
- ist ein Unterstützungsangebot, um den PatientInnen zu helfen, so aktiv wie möglich bis zum Tod zu leben,
- ist ein Unterstützungsangebot, um den Angehörigen zu helfen, während der Zeit der Erkrankung des Patienten oder der Patientin und in ihrer eigenen Trauerphase zurechtzukommen.

(nach der Übersetzung von S. Pleschberger und K. Heimerl)

Da die Bedürfnisse und Wünsche der Betroffenen die Aufgabenbereiche mehrerer Berufsbilder berühren, ist Palliative Care angewiesen auf die enge Zusammenarbeit eines multiprofessionellen Teams.

2002 ergänzt die WHO zur Definition von Palliative Care:
Palliative Care ist ein Ansatz zur Verbesserung der Lebensqualität von PatientInnen und ihren Familien, die mit Problemen konfrontiert sind, welche mit einer lebensbedrohlichen Erkrankung einhergehen. Dies geschieht durch Vorbeugen und Lindern von Leiden durch frühzeitige Erkennung, sorgfältige Einschätzung und Behandlung von Schmerzen sowie anderen Problemen körperlicher, psychosozialer oder spiritueller Art (vgl. Husebö/Klaschik 2009). Damit wird auf die besondere Be-

deutung der Vorsorge hingewiesen. Sie ist ein wesentlicher Bestandteil der täglichen Arbeit in der palliativen Betreuung.

Ziele, Inhalte und Grundsätze von Palliative Care

In der Palliative Care geht es darum, Menschen mit einer unheilbaren, der *kurativen* Medizin nicht zugänglichen und weit fortgeschrittenen Erkrankung in ihrer letzten Lebensphase optimal zu betreuen.

kurativ

von lat. *curare* = heilen. Kurative Medizin = heilende Medizin, auf Heilung ausgerichtet

Das Österreichische Bundesinstitut für Gesundheit hat folgende wesentliche Merkmale zusammengefasst:

- Ziele der Behandlung und Betreuung sind die Erhaltung bzw. Verbesserung der Lebensqualität der Betroffenen sowie ihrer Angehörigen. Die Betroffenen sollen jene individuelle Unterstützung erhalten, die es erlaubt, eine bestmögliche Lebensqualität für die verbleibende Lebenszeit zu erreichen.
- Bedarf und Bedürfnisse der Patientin/des Patienten stehen im Zentrum. In der Betreuung und Behandlung kommt der individuellen Zuwendung ein hoher Stellenwert zu.
- Es wird besonders auf die Sicherstellung des Selbstbestimmungsrechtes der Patientin/des Patienten Bedacht genommen.
- Die Angehörigen werden in die Betreuung miteinbezogen.
- Sterben soll, wenn gewünscht, in vertrauter Umgebung ermöglicht werden.
- In einem umfassenden Betreuungsansatz werden die körperlichen, psychischen, sozialen und spirituellen Bedürfnisse gleichermaßen berücksichtigt.
- Behandlung und Betreuung erfolgen durch ein multiprofessionell zusammengesetztes Team, das aus speziell qualifiziertem ärztlichem Personal, Gesundheits- und Krankenpflegepersonen, SozialarbeiterInnen, SeelsorgerInnen und PsychologInnen besteht. Ehrenamtlich Tätige werden in die Betreuungstätigkeit miteinbezogen.
- Bei der Behandlung der Grunderkrankung wird der kurative Ansatz nicht mehr verfolgt.
- Die Einbeziehung der spezialisierten Fachkräfte in die Behandlung und Betreuung der Betroffenen soll möglichst frühzeitig erfolgen. Damit wird deutlich: Palliative Care beginnt bereits bei der Diagnosestellung.
- Die Entscheidung über Therapien und Maßnahmen erfolgt
  - unter Abwägen von Nutzen und Belastung im Hinblick auf die Lebensqualität der Betroffenen (Vermeidung von „Übertherapie“) und
  - in einem gemeinsamen, informierten Entscheidungsfindungsprozess unter Einbeziehung von PatientInnen, Angehörigen und Team.
- Die Gewährleistung der Kontinuität der qualifizierten Betreuung ist eine Maxime.

- Die Tätigkeit der Hospiz- und Palliativbetreuung endet nicht mit dem Tod des Patienten/der Patientin, sondern inkludiert bei Bedarf Hilfestellungen und/oder Trauerbegleitung der Angehörigen.
- Vorausschauende Planung (advance care planning) ist wesentlich.
- Mitarbeit bei der Aus-, Fort- und Weiterbildung von in der Grundversorgung tätigen Berufsgruppen gehört zu den Aufgaben der speziell qualifizierten Fachkräfte.
- Bewusstseinsbildung und Öffentlichkeitsarbeit sind wesentliche Bestandteile der Tätigkeit.
- Die Hospiz- und Palliativbetreuung wird an der Basis durch ehrenamtliche MitarbeiterInnen unterstützt.

Wer braucht Palliativpflege?

Längst geht es nicht mehr nur um onkologische PatientInnen. Bei allen Erkrankungen ohne Heilungsaussicht und begleitend auch in Situationen mit unklarer Heilungsaussicht soll Palliativpflege integraler Bestandteil der Behandlung und Betreuung sein.

Es geht um Menschen mit lebensbegrenzenden und chronischen Erkrankungen, unabhängig vom Lebensalter: vom Früh- und Neugeborenen bis zum alten Menschen. Neben den Menschen mit Tumorerkrankungen sind das auch PatientInnen mit chronischen neurologischen Erkrankungen, wie etwa mit Morbus Parkinson und amyotropher Lateralsklerose, oder auch Menschen mit nicht heilbaren Herz-Kreislauf-Erkrankungen sowie PatientInnen mit terminaler Niereninsuffizienz.

Alte und pflegebedürftige Menschen leiden oft unter verschiedenen chronischen Erkrankungen, und sie profitieren von Palliativpflege ebenso wie demenziell erkrankte Menschen. Auch manche Menschen mit illegalem Drogenkonsum benötigen palliative Versorgung. Ihre Folgeerkrankungen wie Hepatitis und Aids machen sie oft zu PalliativpatientInnen.

Wann beginnt Palliative Care?

Palliative Care beginnt nicht erst am Ende des Lebens, sondern bereits dann, wenn deutlich wird, dass nicht mehr die Heilung das Behandlungsziel sein kann: wenn die Erhaltung der Lebensqualität im Vordergrund steht und wenn es darum geht, die verbleibende Zeit als Lebenszeit zu erhalten.

„Nicht mehr die Krankheit steht im Mittelpunkt der Bemühungen, sondern der Mensch in seiner schicksalhaften Lebenssituation."

(Müller-Busch 2006)

Damit kann sich Palliative Care, und palliative Pflege im Besonderen, auch nicht auf die Betreuung Sterbender beschränken, obwohl sie in der Sterbephase eine ganz besondere Bedeutung erlangt.

Palliative Pflege

Unterschiede zwischen kurativ ausgerichteter und palliativ orientierter Pflege:

- Während bei kurativ ausgerichteter Pflege immer eine Verbesserung des Zustandes der PatientInnen das Ziel ist, geht es bei palliativer Pflege vorrangig um die Erhaltung des Wohlbefindens und der Lebensqualität der PatientInnen und auch ihrer Angehörigen.
- Medizinische Maßnahmen sind bei kurativer Pflege vorrangig, bei palliativer Pflege orientieren sich alle Maßnahmen an den aktuellen Bedürfnissen der PatientInnen.
- Zu den Charakteristika palliativer Pflege gehört auch die Einbeziehung der An- und Zugehörigen der PatientInnen, ihre Unterstützung und Begleitung in dieser für sie oft sehr fordernden Zeit. Im Wissen, dass ein unmittelbarer Zusammenhang zwischen der Stabilität des sozialen Umfeldes und dem Wohlbefinden der PatientInnen besteht, ist die Angehörigenbetreuung ein wesentlicher Aspekt palliativer Pflege.
- Bei kurativer Pflege wird den Bedürfnissen des kranken Menschen im Rahmen der Stationsmöglichkeiten entsprochen, bei Palliativpflege stehen der Patient/die Patientin und ihre Angehörigen im Zentrum des Bemühens.

Palliativpflege versteht sich als Spezialpflege, die auch eine spezielle Ausbildung erfordert. Sie verlangt umfassendes Wissen, viel praktisches Können und eine hohe soziale Kompetenz. Im Wissen um die Einzigartigkeit jedes einzelnen Menschen ist palliative Pflege immer auch eine höchst individuelle Pflege, die sich nur begrenzt an Standards ausrichten kann.

Pflegende leisten Palliativpflege oft lange bevor die Palliativsituation anerkannt ist. Durch den hautnahen Kontakt zu den PatientInnen entwickeln Pflegende ein feine Wahrnehmung für Veränderungen, und im Rahmen eines interprofessionellen Teams ist die Sicht der Pflege ein wesentlicher Beitrag zu einer patientenorientierten Betreuung.

Pflege ist Unterstützung in der Bewältigung von krankheitsbedingten Krisen und schwierigen Situationen und ein wesentlicher Beitrag zur Erhaltung von Selbstachtung und Würde auch bei größter Hinfälligkeit, bei Inkontinenz, bei entstellenden Wunden und völligem Angewiesensein.

In der Zeit des Sterbens kommen der Pflege besondere Aufgaben zu. Neben einem umfassenden Symptom-Assessment und einer Einschätzung der individuellen Bedürfnisse von PatientInnen und Angehörigen hat Palliativpflege auch so etwas wie eine Hebammenfunktion. Es geht darum, angemessene Rahmenbedingungen für das Sterben zu schaffen, die Angehörigen zu unterstützen, und es geht letztlich auch darum, die Pflege und Versorgung der Verstorbenen auf entsprechende Weise zu gewährleisten. In der Balance zwischen Fürsorge und Selbstbestimmung liegt uns daran, Bedingungen zu schaffen, die es sterbenden Menschen und ihren Angehörigen ermöglichen, die Zeit des Sterbens als wertvoll zu erleben – Bedingungen, unter denen ein individuelles Abschiednehmen möglich ist.

Kernaussage

> Palliative Maßnahmen dienen der Symptomkontrolle und zielen auf eine positive Beeinflussung der Lebensqualität ab.

1.2.2 Die Hospizbewegung

Hospiz
von lat. *„hospitum"* = Gastfreundschaft, Herberge

Das *Hospiz* versteht sich als eine Raststätte für Menschen auf ihrer letzten Reise. Die Hospizbewegung drückt eine innere Grundhaltung aus, die die Erhaltung von Würde und Selbstbestimmung der Sterbenden unter Beachtung von individuellen Bedürfnissen zum Ziel hat. Damit soll ihnen und ihren Angehörigen in der letzten Lebensphase eine bestmögliche Unterstützung zuteil werden.

Geschichtliche Entwicklung

Der Begriff Hospiz ist schon sehr alt, da er bereits zur Zeit der Römer verwendet wurde. Schon damals konnten Bedürftige, Kranke und Sterbende Unterkunft, Verpflegung und Hilfe in Hospizen finden.

Mittelalter
Zeitspanne etwa vom Untergang des Weströmischen Reiches (476 n. Chr.) bis zur Entdeckung Amerikas (1492)

Im Christentum wurden solche Einrichtungen zunächst von religiös engagierten Frauen geleitet, ab dem 4. Jh. wurde diese Aufgabe von verschiedenen Orden übernommen. Im *Mittelalter* bildeten sich eigene Hospitalorden. Besonders in entlegenen Gebieten wie an Alpenpässen und Flussübergängen entlang der Pilgerwege entstanden Hospize. Das Hospiz war damals eine Herberge und Raststätte für Reisende und eine wertvolle soziale Einrichtung, um Hilfsbedürftigen Schutz, Geborgenheit, Erfrischung, Stärkung und Heilung zu bieten.

Palliative Pflege und Palliativmedizin sind so alt wie die Geschichte des Menschen selbst. Aufgrund der früheren medizinischen Möglichkeiten konnte das Behandlungsziel bis ins 19. Jahrhundert hinein oftmals nicht die Heilung, sondern vielmehr die Linderung von Leiden sein. Damit war auch die Pflege meist nicht rehabilitierend, sondern palliativ, also lindernd. Erst durch die Entdeckung der Antibiotika, die Einführung moderner Anästhesie, Radio- und Chemotherapien wurden die Möglichkeiten des Heilens für die Medizin immer größer. Dadurch setzte ein Paradigmenwechsel ein, indem das **Heilen als die eigentliche** medizinische Aufgabe betrachtet wurde.

Unheilbar Kranke und Sterbende wurden in den Krankenhäusern zunehmend unwillkommen; sie waren teuer, und der hohe Aufwand an Personal und Technik wurde nicht mehr als gerechtfertigt betrachtet. Sterbende Menschen erhielten die geringste Aufmerksamkeit des medizinischen wie auch des pflegerischen Personals.

Vor gut 40 Jahren erfolgte ein neuerlicher Paradigmenwechsel. Es entwickelte sich ein zunehmendes Bewusstsein für die Bedürfnisse unheilbar kranker und sterbender Menschen. Medizin und Pflege erinnerten sich an ihre Verantwortung diesen Patienten und Patientinnen gegenüber. Die Hospizidee hat ganz wesentlich zu dieser Bewusstseinsbildung beigetragen, indem sie die Fragen um die Wünsche und Bedürfnisse sterbender Menschen thematisiert hat.

Palliativpflege ist also nichts Neues! Neu ist aber das Bewusstsein für die besonderen Bedürfnisse von Menschen, die an nicht heilbaren Erkrankungen leiden, und neu ist auch die hohe Fachlichkeit dieser speziellen Form der Pflege.

Die moderne Hospizbewegung

In der 1. Hälfte des 20. Jh. wurde die Betreuung von Sterbenden zunehmend vernachlässigt. Für diese Entwicklung waren u. a. Fortschritte der technisierten Medizin und Veränderungen in der Gesellschaft mitverantwortlich (vgl. Klaschik 2003, S. 2).

Anfang der 60er-Jahre bewirkten zwei Frauen eine nachhaltige Veränderung im gesellschaftlichen Umgang mit sterbenden Menschen und in ihrer Betreuung:

Cicely Saunders, Krankenschwester, Sozialarbeiterin und später auch Ärztin in England, erkannte die unzureichende Behandlung und Betreuung von sterbenden Menschen zur damaligen Zeit aufgrund folgender Tatsachen (Saunders 1993):

- Die meisten Menschen möchten hierzulande zwar in ihrer vertrauten Umgebung sterben, tatsächlich erfolgt das Sterben aber überwiegend in Krankenhäusern oder Heimen.
- Die Medizin begreift Sterben und Tod als therapeutischen Misserfolg.
- Die Apparatemedizin droht menschliche Nähe und Zuwendung für Sterbende zu verhindern.

Saunders studierte Medizin, um auf diesem Gebiet etwas verändern zu können, und gründete 1967 das St. Christopher's Hospice in London. Von dieser Einrichtung geht die heute weltweite Bewegung aus. Unzählige ÄrztInnen, Pflegepersonen, SozialarbeiterInnen und andere HelferInnen aus aller Welt wurden und werden dort ausgebildet und haben den Hospizgedanken in über 80 Länder verbreitet.

Elisabeth Kübler-Ross, Psychiaterin aus der Schweiz, beschäftigte sich zeit ihres Lebens mit der Begleitung von sterbenden Menschen. Sie war maßgeblich daran beteiligt, das Thema Sterben in die breite Öffentlichkeit zu bringen, zu enttabuisieren. 1969 wurde sie durch ihr Buch „Interviews mit Sterbenden" bekannt. Kübler-Ross steht auch am Anfang der amerikanischen Hospizbewegung. Der amerikanische Senat ließ 1986 Effizienzstudien durchführen, in denen nachgewiesen werden konnte, dass die Hospizbetreuung auch ökonomisch sinnvoll ist. Das trug dazu bei, dass der Hospizgedanke fester Bestandteil des amerikanischen Gesundheitssystems wurde.

Kernaussage

> Die heute weltweite Hospizbewegung wurde von Cicely Saunders und Elisabeth Kübler-Ross begründet und geprägt.

Die Arbeit dieser beiden Frauen trug jedenfalls entscheidend zu einem würdevolleren Umgang mit Sterbenden und einem höheren Stellenwert der Familienbetreuung und Nachbarschaftshilfe bei (vgl. Klaschik 2003, S. 2).

Internationale Entwicklung

Die Verbreitung der Hospizidee erfolgte in den frühen 70er-Jahren zuerst in den englischsprachigen Ländern. Inzwischen hat sich die Hospizidee in über 80 Ländern der Welt ausgebreitet.

Kanada: In Kanada wurde 1975 die weltweit erste Palliativstation am Royal-Victoria-Hospital in Montreal/Quebec durch Balfour Mount eröffnet. Dieser Palliative-Care-Service bot bereits auch einen Hausbetreuungsdienst und einen Konsiliardienst an. Die Bezeichnung **„Palliativstation“** (Palliative Care Unit) wurde in diesem Zusammenhang erstmals verwendet, da unter dem Begriff Hospiz (hospice) in Französisch-Kanada eine „Pflegeeinrichtung für unter Obsorge stehende alte Menschen“ verstanden wird. Palliative Care wird in Kanada nicht als eigene Fachdisziplin anerkannt, jedoch werden einjährige Studiengänge für Pflegekräfte mit einem Studienabschluss angeboten.

Deutschland: In Deutschland entwickelten sich Ende der 70er-Jahre zahlreiche lokale Hospizgruppen, und 1985 wurde der Christophorus-Hospiz-Verein in München gegründet. 1983 entstand die erste Palliativstation an der Universitätsklinik in Köln und 1986 wurde das erste Hospiz Deutschlands in Aachen errichtet. Die Entwicklung der Hospizidee wurde durch die deutsche Krebshilfe, später auch durch kirchliche, karitative und politische Gremien sowie durch die pharmazeutische Industrie gefördert. Bis 1990 gab es aber noch nicht mehr als drei Palliativstationen und drei stationäre Hospize in Deutschland. Dabei erfolgten die Entwicklungen der Palliativmedizin und der Hospizbewegung weitgehend unabhängig voneinander. Von ehrenamtlichen Laien ausgehende Hospizinitiativen waren mehr mit psychosozialem und pflegerischem Engagement bedacht; die ärztliche Präsenz in der deutschen Hospiz war noch unzureichend (vgl Husebö/Klaschik 2009).
1986 wurde in Deutschland durch Dr. Paul Becker eine internationale Vereinigung gegründet: die IGSL (Internationale Gesellschaft für Sterbebegleitung und Lebensbeistand).

1987 gelang die erstmalige Anerkennung der Palliativmedizin als eigenständige Subdisziplin der Medizin in England. In Deutschland wurde 1999/2000 die erste Professur für Palliativmedizin in Bonn eingerichtet. 2010 zählte Deutschland 219 Palliativstationen und 165 stationäre Hospize (Wegweiser Hospiz- und Palliativmedizin Deutschland). Inzwischen gibt es in Deutschland auch drei Lehrstühle für Palliativmedizin.

1989 erfolgte die Gründung der European Association of Palliative Care (EAPC). Die einzelnen Länder Europas haben palliativmedizinische Fachgesellschaften gegründet, die in dieser Organisation vereint sind. 1994 gründete Deutschland die Gesellschaft für Palliativmedizin, und 1998 entstand in Österreich die Palliativgesellschaft. 2008 zählte die EAPC mehr als 50.000 Mitglieder.

1.2.3 Die Hospizbewegung in Österreich

Die Anfänge

Die ersten Initiativen und Aktionen gingen Ende der 70er-Jahre von medizinischen Laien aus, die finanziell zur Gänze auf private Spenden und Wohlfahrtsorganisationen angewiesen waren. Der Hospizgedanke ist zwar überkonfessionell, doch wirkten anfänglich vor allem die kirchlichen Institutionen wie Caritasverbände, Diakoniewerk, einzelne Orden und katholische Bildungshäuser unterstützend.

1985 begann eine Gruppe um Sr. Hildegard Teuschl in Wien die Hospizidee in Österreich umzusetzen.

1987 wurde begonnen, die Hospizarbeit ambulant durch das „Interdisziplinäre Hospiz-Außenteam" anzubieten, in dem Fachkräfte aus dem medizinischen, pflegerischen, pastoralen, psychosozialen Bereich und aus wissenschaftlichen Instituten zusammenarbeiteten.

1992 entstand die erste stationäre Hospizeinrichtung „Hospiz St. Raphael" im Krankenhaus „Zum Göttlichen Heiland" in Wien.

1993 erfolgte die Gründung des Dachverbandes Hospiz Österreich. In diesem Jahr begann das „Ambulante Hospizteam Innsbruck" mit der Betreuung schwer kranker und sterbender Menschen zu Hause, und in den Jahren bis 1995 erfolgte die Gründung mobiler Hospizteams in allen österreichischen Bundesländern.

Stationäre Einrichtungen konnten aufgrund fehlender finanzieller Unterstützung durch die öffentliche Hand erst später errichtet werden.

1998 eröffneten das stationäre Hospiz in Innsbruck und die Palliativstation St. Vinzenz in Ried. Zu dieser Zeit wurden auch die ersten Palliativbetten am Krankenhaus der Elisabethinen in Graz eingerichtet.

1999 erfolgte in der bundesweiten Krankenhausplanung (Österreichischer Krankenanstalten- und Großgeräteplan) die Verankerung der Palliativmedizin im österreichischen Gesundheitswesen. Daraufhin wurden zahlreiche Palliativstationen etabliert.

2002 wurde die Familienhospizkarenz eingeführt. Für Angehörige von Schwerkranken und Sterbenden besteht die Möglichkeit, sich für deren Betreuung bis zu sechs Monate karenzieren zu lassen.

2004 entwickelte das ÖBIG (Österreichisches Bundesinstitut für Gesundheitswesen) das „Konzept der abgestuften Hospiz- und Palliativversorgung“. Abgestuft bedeutet, dass die palliativen Betreuungsangebote zugeschnitten auf die jeweilige Bedürfnislage erfolgen sollen. Die optimale Betreuung soll dort sichergestellt werden, wo sie benötigt wird.

Die palliative Grundversorgung erfolgt in den bereits bestehenden Gesundheits- und Sozialeinrichtungen. In komplexen Betreuungssituationen und bei schwierigen Fragestellungen stehen zusätzliche fachliche Expertisen aus speziellen Versorgungsangeboten zur Verfügung. Bund und Länder vereinbarten eine flächendeckende Versorgung im Palliativ- und Hospizbereich bis zum Jahr 2012. Dieser Plan wurde in die Vereinbarung 15a über die Organisation und Finanzierung des Gesundheitswesens aufgenommen.

2007 wurde in Österreich der erste Lehrstuhl für Palliativmedizin an der Medizinischen Universität Wien geschaffen, und 2009 fand der 11. Europäische Kongress für Palliativmedizin in Wien statt.

Tabelle 1

Plan zur abgestuften Palliativversorgung in Österreich

(Quelle: Konzept BMGFJ/ÖBIG zur abgestuften Hospiz- und Palliativversorgung in Österreich)

<table>
<tr><th></th><th>Grundversorgung</th><th colspan="2">Unterstützende Angebote</th><th>Betreuende Angebote</th></tr>
<tr><td>Akutbereich</td><td>Krankenhäuser</td><td rowspan="3">Hospizteams</td><td>Palliativkonsiliardienste</td><td>Palliativstationen</td></tr>
<tr><td>Langzeitbereich</td><td>Alten- und Pflegeheime</td><td rowspan="2">Mobile Palliativteams</td><td>Stationäre Hospize</td></tr>
<tr><td>Familienbereich, Zuhause</td><td>Niedergel. (Fach-)Ärzteschaft, mobile Dienste, Therapeuten</td><td>Tageshospize</td></tr>
</table>

Netzwerke

Österreichische Palliativgesellschaft: Die Gründung der OPG (Österreichische Palliativgesellschaft) erfolgte Ende 1998. Sie versteht sich als eine interdisziplinäre und interprofessionelle Gesellschaft, die sich vor allem mit der Ausbildung und der Forschung im Bereich Palliative Care befasst.

Dachverband der Palliativ- und Hospizeinrichtungen: In Österreich existiert seit 1993 auch der Dachverband der Palliativ- und Hospizeinrichtungen, um alle Hospizgruppen und Vereine sowie Palliativeinrichtungen miteinander zu vernetzen. Im interdisziplinär zusammengesetztenVorstand arbeiten VertreterInnen aus allen Bundesländern zusammen. Sie setzen sich für den Auf- und Ausbau und die Qualitätssicherung ein und sehen einen Schwerpunkt in der Bildungsarbeit.

Institut für Interdisziplinäre Forschung und Fortbildung (IFF), Fakultät der Alpen-Adria-Universität Klagenfurt: Das IFF hat einen Lehr- und Forschungsschwerpunkt in Palliative Care und Organisationsethik etabliert. Dabei geht es vorrangig um eine nachhaltige Entwicklung von Versorgungskontexten für alte, pflegebedürftige, chronisch kranke, demenziell veränderte, schwer kranke und sterbende Menschen sowie ihre Angehörigen und Bezugspersonen.

Palliative Bildungsangebote

In ganz Österreich werden derzeit nicht nur Ausbildungskurse für potenzielle ehrenamtliche BegleiterInnen im Hospizbereich, sondern auch Basislehrgänge für Palliative Care für Personen aus verschiedenen Gesundheitsberufen angeboten. Neben dem IFF in Wien bietet auch die Paracelsus Medizinische Privatuniversität Salzburg in Kooperation mit dem Dachverband Hospiz Österreich und dem Bildungshaus St. Virgil in Salzburg einen Universitätslehrgang für Palliative Care an. Diese Lehrgänge werden mit dem akademischen Grad „Master of Advanced Studies“ (MAS) bzw. „Master of Science“ (MSc) abgeschlossen. Darüber hinaus bietet das Institut für Interdisziplinäre Forschung und Fortbildung (IFF) seit einigen Jahren ein interdisziplinäres DoktorandInnenkolleg Palliative Care und Organisationsethik an.

Von den verschiedenen Ärztekammern werden Palliativlehrgänge speziell für ÄrztInnen angeboten. Einige Bildungseinrichtungen bieten für Laien, teilweise auch für Fachpersonal einen „Lehrgang für Lebens-, Sterbe- und Trauerbegleitung“ an.

1.2.4 Organisationsformen von palliativen Betreuungseinrichtungen

Die Hospizidee ist zentraler Ausgangspunkt für die Hospizbewegung und für die Entwicklung von Palliative Care. Palliativstationen und die Hospizbewegung verfolgen dieselben Ziele. Beide haben das Anliegen, für schwer kranke und sterbende Menschen „Leben bis zuletzt“ zu ermöglichen.

Stationäre Hospize

Diese **eigenständigen Einrichtungen** verfügen über eine eigenständige Organisationsstruktur, die einer stationären Pflegeeinrichtung zugeordnet sein kann. Ziele der Hospizbetreuung sind die Behandlung belastender Symptome, eine Entlastung und Stabilisierung und wenn möglich Entlassung der Kranken nach Hause. Stationäre Hospize verstehen sich traditionell aber auch als Orte zum Sterben. Hier sollen Menschen die Zeit ihres Sterbens in Geborgenheit und Sicherheit mit umfassender medizinisch-pflegerischer und psychosozialer Betreuung verbringen können. Zielgruppe sind erwachsene PalliativpatientInnen mit komplexer Symptomatik und hohem Betreuungsaufwand.

Das Betreuungsangebot richtet sich an jene schwer kranken Menschen, bei denen eine Behandlung im Akutkrankenhaus nicht erforderlich ist und die nicht oder vorübergehend nicht zu Hause oder in einem Pflegeheim betreut werden können. Häufige Indikationen zur stationären Aufnahme in ein Hospiz sind neben der Behandlung von Schmerzen und anderen belastenden Symptomen vor allem schwierige pflegerische Situationen und psychosoziale Krisensituationen (z.B. drohende Dekompensation des Versorgungssystems).

Palliativstationen

Palliativstationen sind eigenständige, an ein **Krankenhaus** angebundene oder integrierte Stationen auf Basis interdisziplinärer Zusammenarbeit. Ziel ist die bestmögliche Linderung von (oft vielfältigen) Symptomen. Wie bei den Hospizen liegt der Schwerpunkt der Betreuung in der Verbesserung der Lebensqualität für die schwer kranken Menschen und für ihre Angehörigen. Da die Aufenthaltsdauer der PatientInnen an einer Palliativstation zeitlich begrenzt ist, wird eine Entlassung nach Hause oder in eine Langzeiteinrichtung angestrebt.

Zielgruppe sind PalliativpatientInnen jeder Altersgruppe mit komplexer medizinischer, pflegerischer oder psychosozialer Symptomatik und akutem hohem Betreuungsaufwand. Die Betreuung kann nicht oder nur unzureichend durch andere Einrichtungen oder Dienste bewältigt werden. Der Patient/die Patientin stimmt der Aufnahme zu, ist über die unheilbare Erkrankung aufgeklärt sowie über die Möglichkeiten und Ziele der Palliativstation informiert.

Die Finanzierung der Palliativstationen ist über die leistungsorientierte Krankenanstaltenfinanzierung (LKF) geregelt. Durch die Einführung der leistungsbezogenen Krankenhausfinanzierung (LKF) im Jahr 2002 waren die Palliativstationen gezwungen, eine Entlassung der PatientInnen nach durchschnittlich drei Wochen anzustreben. Zugleich verschlechterte sich die Situation der stationären Hospize. Da das österreichische Finanzierungssystem Gesundheit und Soziales trennt, fallen AkutpatientInnen in den Sektor Gesundheit; die Kosten werden von den Krankenkassen getragen. LangzeitpatientInnen (HospizpatientInnen) fallen in den Sektor Soziales und somit in die Pflegeheimfinanzierung. In diesem Fall müssen die PatientInnen im Rahmen des Möglichen finanziell wesentlich beitragen. Dieser Aspekt läuft dem international geltenden Grundsatz der Unentgeltlichkeit der Hospizbetreuung zuwider und erschwert den Betroffenen den Zugang (Höfler 2002).

Die Einführung der leistungsbezogenen Krankenhausfinanzierung hatte zur Folge, dass viele stationäre Hospize in eine Palliativstation umgewandelt wurden. So wurden zum Beispiel das Hospiz Innsbruck, das Hospiz St. Raphael am KH Göttlicher Heiland, das CS Hospiz Rennweg und das Hospiz im Geriatriezentrum am Wienerwald zu Palliativstationen. Mit dieser Veränderung sind eine Annäherung an Krankenhausstrukturen, eine stärkere Medikalisierung und auch ein höherer Entlassungsdruck verbunden.

Eine Palliativstation ist weder eine Langzeit-Pflegestation noch eine Sterbestation. Die begrenzte Aufenthaltsdauer von durchschnittlich zwei bis drei Wochen stellt häufig ein Problem dar. Wohin sollen schwerst kranke PatientInnen entlassen werden, wenn sich ihr Zustand nicht innerhalb dieser Zeit stabilisiert hat? Daher brauchen wir in Österreich auch stationäre Hospize als „Lebensorte für sterbende Menschen", in denen sich die Menschen auf ihre persönliche Art und Weise auf das Sterben vorbereiten können, ohne sich um die Entlassung sorgen zu müssen.

Kernaussage !!!

Einige der ehemaligen Hospize, die jetzt zu Palliativstationen wurden, haben trotz der Umwandlung in eine Palliativstation den Namen „Hospiz" beibehalten. Hospiz steht für eine ganz bestimmte Form der Betreuung. In Österreich verbinden die Menschen damit eine respektvolle, achtsame Betreuung sterbender Menschen und ihrer Angehörigen. Der Begriff „Hospiz" ist zu einem Synonym für eine umfassende, kompetente Betreuung sterbender Menschen und ihrer Angehörigen geworden. Die Menschen in unserem Land haben inzwischen eine recht klare Vorstellung von Hospizen, sie verbinden damit eine ganz bestimmte Form der Betreuung. Unter der Bezeichnung „Palliativstation" kann sich die Mehrheit der Bevölkerung bislang noch recht wenig vorstellen.

Das Tageshospiz

Ziel des Tageshospiz' ist die Entlastung und Unterstützung der PatientInnen bzw. ihrer Angehörigen, sodass die PatientInnen möglichst lange in ihrer häuslichen Umgebung bleiben können. Es besteht hier die Möglichkeit, tagsüber an verschiedenen Aktivitäten teilzuhaben und die Gemeinschaft gleichermaßen Betroffener zu erleben. Die Aufgaben eines Tageshospizes umfassen die palliativpflegerische bzw. -medizinische und die psychosoziale Betreuung ebenso wie die Beratung von PatientInnen und deren Angehörigen. Die ärztliche Betreuung erfolgt durch die ÄrztInnen der Einrichtung, durch qualifizierte HausärztInnen oder durch ein mobiles Palliativteam.

Zielgruppe sind erwachsene PalliativpatientInnen, die mobil bzw. transportfähig sind und die Nacht in ihrer gewohnten Umgebung verbringen können, ebenso wie deren Angehörige.

Aktueller Ausbaustand von Palliativstationen und Hospizen in Österreich

Internationale Erfahrungswerte ergeben einen Bedarf von 50 Palliativbetten pro Million Einwohner. Österreich benötigt demnach rund 400 Betten. Laut dem Österreichischen Krankenanstalten- und Großgeräteplan des Bundesministeriums für Soziale Sicherheit und Generationen war ein schrittweiser Aufbau von 338 Hospiz-/Palliativbetten im Akutbereich bis zum Jahr 2005 vorgesehen. 2011 zählt das Hospiz Österreich 331 Hospiz-/Palliativbetten in Österreich.

Tabelle 2

Stationäre Hospiz- und Palliativeinrichtungen in Österreich

Statistik erhoben vom Dachverband Hospitz Österreich

Stand: 1.7.2011

Bundesland/	Betten	Akutbereich (= Palliativstationen)	Betten	Gründung
B	8	Palliativstation am KH Oberwart	8	2003
K	29	Palliativstation am KH d. barmh. Brüder St.Veit/Gl.	6	2004
		Palliativstation am LKH Klagenfurt	14	2005
		Palliativstation am LKH Villach	9	2007
NÖ	30	Palliativstation am a. ö. KH Waidhofen/Thaya	8	2001
		Palliativstation am KH Scheibbs	8	2001
		Palliativstation LKH Krems/Donau	6	2006
		Palliativstation LKH Lilienfeld	8	2007
OÖ	62	Palliativstation/Hospiz St. Vinzenz am KH d. BHS Ried/I	10	1998
		Palliativstation/Hospiz St. Louise am KH d. BHS Linz	10	2000
		Palliative Care im KH d. Elisabethinen in Linz	8	2005
		Palliativstation am LKH Vöcklabruck	12	2006
		Palliativstation Wels – Grieskirchen	10	2009
		Palliativstation am LKH Steyr	12	2011
ST	37	Univ. Palliativmed. Einrichtung am LKH-Univ.-Klinik Graz	12	1998
		Palliativeinheit am KH d. Elisabethinen Graz	8	1998
		Palliativbetten LKH Fürstenfeld	5	2004
		Palliativeinheit am LKH Leoben	8	2005
		Integrierte Palliativeinheit LKH Rottenmann	4	2011
S	17	Palliativbetten KH Tamsweg	4	2004
		Palliativbetten KH Hallein	6	2005
		Palliativbetten SALK	6	2008
T	14	Hospiz/Palliativstation Tiroler Hospizgem. Innsbruck	14	1998
V	10	Palliativstation KH Hohenems	10	2002
W	58	Palliativstation Hospiz St. Raphael im KH Göttl. Heiland	10	1992
		CS Hospiz Rennweg in Koop. mit d. KH d. BHS Wien	12	1995
		Palliativstation am KH Hietzing	14	1995
		Palliativstation am KH St. Elisabeth	10	1999
		Palliativstation am AKH Wien	12	2006
		Betten im Akutbereich gesamt	265	

LKH = Landeskrankenhaus, KH = Krankenhaus

Tabelle 2, Fortsetzung
Stationäre Hospiz- und Palliativeinrichtungen in Österreich
Statistik erhoben vom Dachverband Hospitz Österreich
Stand: 1.7.2011

Bundesland/	Betten	Langzeitbereich (= „Hospize")	Betten	Gründung
NÖ	46	Hospiz im LPH Melk	10	1999
		Hospiz im Rosenheim Tulln/Donau	6	1999
		Hospiz im NÖ LPPH Wr. Neustadt	9	2001
		Haus der Barmherzigkeit – Stephansheim Horn	6	2006
		Stationäres Hospiz Mistelbach	8	2009
		LPH St. Pölten	7	2009
S	8	Hospiz Helga Teichl, Salzburg	8	2002
ST	10	Albert-Schweitzer-Hospiz, GGZ Stadt Graz	12	2002
		Betten im Langzeitbereich gesamt	**66**	
		Palliativ-/Hospizbetten gesamt	331	

Palliative Care in der Geriatrie

„Ich habe mich bewusst der Versorgung von Tumorpatienten gewidmet. Ich wusste, dass es mir nicht gelingt, die Misere in der Versorgung unserer alten Mitbürger aufzugreifen. Das Problem ist mir zu groß gewesen."

(Cicely Saunders)

Es besteht ein hoher Bedarf an palliativer Betreuung in der Geriatrie, aber die Umsetzung von Palliative Care in den Pflegeheimen ist derzeit noch sehr entwicklungsbedürftig. Die Menschen, die in Pflegeheimen leben, leiden oft unter mehreren progredienten und chronischen Erkrankungen und viele von ihnen sind durch Schmerzen und andere Symptome belastet. Kurative Maßnahmen sind häufig nicht mehr zielführend, und die PatientInnen haben eine sehr begrenzte Lebenserwartung. Daher sind geriatrische PatientInnen oft klassische PalliativpatientInnen nach der geltenden WHO-Definition. Sie sind ähnlich bedürftig wie die PatientInnen in Palliativstationen und Hospizen, in mancher Hinsicht sogar noch bedürftiger: Anders als die überwiegend jüngeren, onkologischen PatientInnen in Palliativstationen haben sie meist kein tragfähiges soziales Umfeld mehr, ihre Verwandten und FreundInnen stehen nicht mehr zur Verfügung. Sie haben ein enormes Bedürfnis nach Zuwendung und Zuneigung, und oftmals sind die Pflegenden ihre einzigen Bezugspersonen.

Bei dem derzeit üblichen Personalschlüssel in unseren Heimen kann diese Zuwendung aber nur sehr begrenzt geleistet werden. Umfassende Palliativpflege mit einem so knappen Pflegepersonalstand zu leisten, ist nicht möglich. Angesichts einer Bedürftigkeit, die keineswegs geringer ist als jene von jüngeren tumorkranken Menschen, führt das oft zu einem enormen Spannungsfeld für Pflegende. Wenn eine Pflegeperson im Nachtdienst zum Beispiel für 30 und mehr PatientInnen bzw. BewohnerInnen zuständig ist, dann ist leicht nachvollziehbar, dass palliative Pflege innerhalb dieser Rahmenbedingungen kaum möglich ist.

Der aktuelle Pflegepersonal-Schlüssel in unseren Pflegeheimen resultiert aus Berechnungen, die zehn Jahre zurückliegen. Damals waren noch deutlich mehr Menschen in den Pflegeheimen zumindest teilweise selbstständig, und sie brauchten weniger intensive pflegerische Betreuung. Inzwischen sind fast alle PflegeheimbewohnerInnen multimorbid, sie leiden an schweren chronischen Erkrankungen, und viele von ihnen sind demenziell erkrankt.

Derzeit sind (international gesehen) etwa 70 % der PflegeheimpatientInnen dement, und diese Menschen in unseren Pflegeheimen haben einen besonders signifikanten Bedarf an Palliative Care. Oft sind sie nicht mehr in der Lage, ihre Schmerzen und Belastungen zu äußern, und die zugrunde liegenden Ursachen ihres Leidens werden häufig nicht erkannt. Weil sie sich oft nicht mehr ausreichend verbal ausdrücken können, erhalten sie häufig nicht die notwendige Beachtung ihrer körperlichen und seelischen Leiden. Verschiedene Studien zeigen, dass sie – auch im Krankenhaus – deutlich weniger Schmerzmittel erhalten als nicht demente PatientInnen in vergleichbaren Situationen. Weil sie es uns oft nicht mitteilen können, weil sie nicht in der Lage sind, zu beschreiben, was sie quält. Sie brauchen daher spezielle Formen des Symptom-Assessments (z B. Doloplus oder ECPA, Echelle comportementale de la douleur pour personnes agees non communicantes), und sie sind weitgehend abhängig davon, wie viel Fachwissen, Kommunikationsfähigkeit und Verständnis ihre Pflegenden aufbringen können.

Was demente Menschen an kognitiven Fähigkeiten aufgrund ihrer Erkrankung verlieren, gewinnen sie oft an Sensibilität. Sie sind ungeheuer verletzbar und schutzbedürftig. Zuwendung und emotionale Anteilnahme sind für sie lebensnotwendig.

„Alte Menschen haben eindeutig besondere Bedürfnisse, weil ihre Probleme anders und oft komplexer sind als die junger Menschen“

(WHO 2004)

Eine gute palliative Versorgung, Palliativmedizin und palliative Pflege würden gewährleisten, dass Leiden reduziert wird und Lebensqualität und auch Lebensfreude erhalten bleiben, auch wenn wir gegen das Fortschreiten der Erkrankung nichts tun können.

Durch die formale Trennung von Hospizen und Palliativstationen wurden Neudefinitionen erforderlich:

1.2.5 Teams im palliativen Bereich

Das mobile Palliativteam

Das Team setzt sich multiprofessionell zusammen. Aufgabe des mobilen Palliativteams ist es, professionelle BetreuerInnen vor Ort (z. B.

HausärztInnen, Pflegepersonen, mobile Dienste) und PalliativpatientInnen und ihre Angehörigen in der Betreuung zu Hause bzw. im Heim zu unterstützen, zu beraten und zu begleiten. Ziel ist, dass die PatientInnen in der gewohnten Umgebung (zu Hause bzw. im Pflegeheim) bleiben können und nicht in ein Krankenhaus aufgenommen werden müssen. Das mobile Palliativteam übt auch eine wichtige Brückenfunktion aus, der Übergang zwischen stationärer und ambulanter Betreuung wird erleichtert.

Je nach örtlicher Gegebenheit kann das mobile Palliativteam auch als Konsiliarteam in Krankenhäusern, Heimen und Tageshospizen beratend tätig sein.

Der Palliativkonsiliardienst

Dieser Dienst wird von einem multiprofessionell zusammengesetzten Team im Krankenhaus gebildet. Er bietet in erster Linie für die betreuenden ÄrztInnen und Pflegepersonen im Krankenhaus (auf den Stationen und in den Ambulanzen) beratende Unterstützung:

- Er führt Konsiliarbesuche auf den Stationen und Ambulanzen durch.
- Er unterstützt die Einleitung einer Betreuung der Schwerkranken zu Hause oder die Überweisung in andere Einrichtungen.
- Er vermittelt weitere Dienstleistungen.
- Er bietet telefonische Beratung, Aus- und Fortbildungen.

Das Hospizteam

Das Hospizteam besteht aus qualifizierten, ehrenamtlichen HospizbegleiterInnen und mindestens einer hauptamtlichen koordinierenden Fachkraft und ist in allen Versorgungskontexten tätig (zu Hause, im Krankenhaus, im Heim). Das Team bietet betroffenen PatientInnen und ihren Angehörigen mitmenschliche Begleitung und Beratung in der Zeit der Krankheit, des Abschieds und der Trauer. Es leistet einen wesentlichen Beitrag zur psychosozialen und emotionalen Entlastung von PatientInnen, Angehörigen und den betreuenden Berufsgruppen. Das Hospizteam ist Teil des umfassenden Betreuungsnetzwerkes und arbeitet eng mit anderen Fachdiensten in der palliativen Versorgung zusammen.

Kernaussage

> Hospizteams arbeiten mit anderen ambulanten Diensten eng zusammen und üben ihre Tätigkeit je nach Situation zu Hause, in Heimen oder in Krankenhäusern aus.

1.3 Arten der Zusammenarbeit

1.3.1 Multiprofessionelle und interprofessionelle Zusammenarbeit

Definition der Begriffe:

Disziplin (lat.)	=	Fach einer Wissenschaft, Teilbereich
multidisziplinär (lat.)	=	mehrere Fächer betreffend
interdisziplinär (lat.)	=	fachübergreifend, die Zusammenarbeit mehrerer Fachgebiete betreffend
multiprofessionell (lat.)	=	mehrere Berufe betreffend
interprofessionell (lat.)	=	berufsübergreifend; eine enge, überschneidende Zusammenarbeit mehrerer Professionen

Definition von Zusammenarbeit:

- Tätigkeiten auf ein Ziel hin vereinigen; Grundlage ist dabei ein Vertrauen auf die fortgesetzte bzw. den Abmachungen entsprechende Wechselwirkungsmöglichkeit;
- mindestens zwei Personen aus unterschiedlichen Disziplinen, nicht zwingend aus unterschiedlichen Professionen.

„In einem guten Miteinander schaffen wir mehr …"

interprofessionell
von lat. *inter* = zwischen und Profession = Beruf. „Interprofessionell" bedeutet die Zusammenarbeit mehrerer Berufe.

Eine gelingende interdisziplinäre/*interprofessionelle* Zusammenarbeit ist die Grundvoraussetzung für eine umfassende Versorgung und Betreuung sterbenskranker Menschen.

Eine optimale Betreuung und Begleitung von sterbenden Menschen und ihren Bezugspersonen erfordert ein hohes Maß an Fachwissen und eine große Bandbreite an Angeboten, da die Bedürfnisse und Problemstellungen dieser speziellen PatientInnengruppe oft sehr komplex sind. Es ist für eine einzige Berufsgruppe nicht möglich, allen Problemen und Bedürfnissen der Betreffenden gerecht zu werden. So sind Personen aus unterschiedlichen Gesundheitsberufen und Fachrichtungen erforderlich, um diesem Auftrag gemeinsam nachzukommen.

Multiprofessionelle Zusammenarbeit

In fast jedem medizinischen Bereich in allen Krankenhäusern wird in **multiprofessionellen** Teams gearbeitet. Das heißt, es arbeiten verschiedene Professionen eigenständig und unabhängig voneinander. Es sind multiprofessionelle Teams, die sich um die Bedürfnisse der Kranken und ihrer Angehörigen kümmern. Die Bedürfnisse der Kranken werden dabei häufig in einer Form bewertet, die der hierarchischen Struktur innerhalb dieses multiprofessionellen Teams entspricht.

Eine solche Bewertung erfolgt beispielsweise, wenn medizinische Maßnahmen höher bewertet werden als etwa ein Gespräch mit dem Seelsorger oder der Seelsorgerin. Oder wenn ein Spaziergang mit Angehörigen zurückstehen muss zugunsten einer Infusion. Das Entscheidende dabei ist, dass die Bewertung dieser Bedürfnisse von außen erfolgt. Dieser Wert ergibt sich nicht aus dem momentanen vorrangigen Bedürfnis der Kranken, sondern die Bewertung dessen, was Vorrang hat, wird von außen festgelegt.

Interprofessionelle Zusammenarbeit

In einem **interprofessionell** arbeitenden Team werden bestehende Rollenbilder manchmal unscharf, die Grenzen verwischen sich zugunsten eines gemeinsamen Strebens nach einem übergeordneten Ziel: den Bedürfnissen der schwer kranken Menschen und ihrer Angehörigen zu entsprechen.

Die Rangordnung innerhalb dieses interprofessionellen Teams ergibt sich aus den aktuellen Bedürfnissen des Patienten oder der Patientin. Das kann bedeuten, dass die Seelsorge oder die Sozialarbeit momentan größere Bedeutung hat als die Pflege oder die Medizin.

Kernaussage

> Interprofessionelle Betreuungs- und Therapiemaßnahmen richten sich nach den aktuellen Bedürfnissen der PatientInnen, nicht nach hierarchischen Strukturen.

In Palliative Care wird die PatientInnenorientierung sehr ernst genommen: Das bedeutet, dass die PatientInnen bestimmen, was geschieht. Sie legen die Rangordnung ihrer Bedürfnisse fest.

Die interprofessionelle Zusammenarbeit der verschiedenen Berufsgruppen lässt sich gut durch ein Uhrwerk symbolisieren: Ein Uhrwerk funktioniert durch die enge Verbindung von verschieden großen Zahnrädern. Jedes einzelne dieser Zahnräder, auch das kleinste, ist für das Funktionieren des gesamten Werkes maßgeblich. Nur wenn die einzelnen Zahnräder ineinander greifen, also eng und überschneidend zusammenarbeiten, kann das Uhrwerk seine Funktion erfüllen. Arbeiten die einzelnen Zahnräder, um bei diesem Bild zu bleiben, ohne oder nur mit geringer gegenseitiger Berührung, können sich die einzelnen Räder sehr schnell und mit großem Energieaufwand drehen, werden aber ihrer Aufgabe, dem ganzen Werk zu dienen, trotz großer Anstrengung kaum gerecht werden können.

Eine gelingende interprofessionelle Zusammenarbeit verlangt also eine enge, überschneidende Zusammenarbeit der beteiligten Professionen.

Anregung

> Haben Sie selbst schon Erfahrungen hinsichtlich der Zusammenarbeit verschiedener Berufsgruppen machen können? Wie wurde dort gearbeitet – war es tatsächlich eine interprofessionelle Zusammenarbeit?

Bei interprofessioneller Zusammenarbeit greifen die Zahnräder ineinander und bringen das ganze Werk in Bewegung: Die verschiedenen Berufsgruppen – Medizin, Pflege, Psychologie, Physiotherapie, Seelsorge und Sozialarbeit – arbeiten dabei eigenständig, weitgehend gleichberechtigt, aber auch sehr eng zusammen.

1.3.2 Das interdisziplinäre/interprofessionelle Team

Ein Team ist eine Gruppe von Personen mit der gemeinsamen Absicht, zusammenzuarbeiten. Es geht nicht nur darum, am gleichen Strang zu ziehen, sondern am selben Ende desselben Strangs (vgl. Metz/Heimerl 2002, S. 303–304).

Palliative-Care-Teams zeichnen sich durch eine enge Zusammenarbeit folgender Professionen aus:

- Medizin
- Pflege
- Physiotherapie
- Ergotherapie
- Logopädie
- Diätdienste
- Psychotherapie
- Seelsorge unterschiedlicher Konfessionen
- Sozialarbeit

Es zählen im weiteren Sinne auch noch folgende Personengruppen dazu:

- alle ehrenamtlich in Hospizen Tätigen ohne spezielle Berufsausbildung im Gesundheitsbereich. Allerdings werden alle ehrenamtlich Tätigen in der Hospizbewegung durch eine spezielle Ausbildung für ihre Aufgabe geschult.
- Stationshilfsdienste/Reinigungspersonal: Es ist wesentlich, dass diese Personengruppe bewusst ins Team integriert wird, da sie ebenso mit den PatientInnen und ihren Angehörigen in Kontakt tritt und viel zum Wohlbefinden der Kranken beitragen kann.

1.3.3 Wesentliche Punkte für eine gute Zusammenarbeit

Jede Berufsgruppe ist im gleichen Ausmaß wertvoll

Grundsätzlich muss sich jede Berufsgruppe selbst des Wertes ihrer eigenen Profession bewusst sein, um sich gegenüber anderen Berufsgruppen sinnvoll abgrenzen und Verantwortungsbereiche festlegen zu können.

Eine fruchtbringende Zusammenarbeit ist nur zu erreichen, wenn jeder Berufsgruppe das Recht zugestanden wird, sich einzubringen, Vorschläge zu machen und gehört zu werden. Verborgene Hierarchien („Der Arzt ist Chef und hat das alleinige Sagen in allen Belangen"), oft aus der geschichtlichen Entwicklung erklärbar, sowie Vorurteile und verfestigte Denkmuster gegenüber bestimmten Berufsgruppen im Sinne einer negativen Aus- oder Abgrenzung („typisch Ärzte" oder „die" Schwestern) erschweren die Zusammenarbeit. Es geht darum, sich solcher Denkmuster bewusst zu werden und sie zu verändern.

In der Betreuung schwer kranker Menschen gibt es immer wieder besonders schwierige Situationen. Es ist ein Merkmal guter interprofessioneller Zusammenarbeit, wenn es gelingt, solche oft unlösbaren Situationen gemeinsam auszuhalten, ohne die Notwendigkeit zu verspüren, dafür einen Verantwortlichen oder eine Verantwortliche finden zu müssen.

Interprofessionalität in der Palliative Care im Sinne einer „Orchestrierung des Lebensendes" bedeutet auch: Es gibt prinzipiell keine Leitdisziplin und Leitwissenschaft (Loewy 2000).

Wertschätzung und Anerkennung äußern

Das bedeutet:

- die Leistungen jeder Berufsgruppe (be-)achten;
- nach Meinungen und Einschätzungen anderer fragen und diese in die Entscheidung mit einbeziehen.

Eigenverantwortliches Handeln

Die jeweiligen Professionen müssen ihre eigenen *Kompetenz-* und Aufgabenbereiche erkennen und nach ihnen handeln sowie die daraus resultierende Verantwortung wahrnehmen. Erst wenn diese Kriterien erfüllt sind, entsteht echter Handlungsspielraum im interprofessionellen Team. Zudem ist dies die Voraussetzung, um zu entscheiden, ab wann welche Berufsgruppe in den Betreuungsprozess miteingebunden werden soll.

Kompetenz
Vermögen, Fähigkeit, Zuständigkeit, Befugnis, Können. Wer auf einem bestimmten Gebiet kompetent ist, beherrscht dieses Gebiet. Er oder sie hat genügend Kenntnisse, um die anvertrauten Aufgaben zu meistern.

Um den Bedürfnissen der PatientInnen im interprofessionellen Team entsprechen zu können, müssen Informationen, auf die die anderen Berufsgruppen ebenso angewiesen sind, weitergegeben werden (z. B. regelmäßige interprofessionelle Fallbesprechungen und Übergaben). Das setzt die Bereitschaft voraus, andere Professionen an der Betreuung teilhaben zu lassen und über ihren Aufgabenbereich Bescheid zu wissen.

Jeder Blickwinkel ist richtig und wichtig

Es ist notwendig, auch die Sicht anderer Berufsgruppen auf eine Fragestellung oder ein Problem zuzulassen, d. h. auch mit Kritik konstruktiv umgehen zu können. Das schützt vor „blinden Flecken" im eigenen Arbeitsbereich und birgt neue Chancen, sich mit dem Handeln der eigenen Berufsgruppe immer wieder unter bestimmten Gesichtspunkten auseinanderzusetzen, es laufend auf seine Sinnhaftigkeit zu überprüfen. Im Übrigen können die unterschiedlichen Betrachtungsweisen aus mehreren Berufssparten zu einem wesentlich besseren Verständnis der Gesamtsituation eines Patienten oder einer Patientin beitragen und mehr kreative Lösungen ermöglichen, denn gemeinsam wissen wir mehr.

Kernaussage

Voraussetzung für eine gute interdisziplinäre Zusammenarbeit ist eine horizontale Kommunikationsebene zwischen den Berufsgruppen. Damit ist gemeint, dass sich alle Berufssparten in der interprofessionellen Zusammenarbeit auf derselben hierarchischen Stufe befinden. Alle tragen dazu bei, als Fachkräfte in ihrem Bereich wertvolle Aspekte mit einzubringen, die diskutiert und gewichtet werden, wenn beispielsweise eine Entscheidung zu treffen ist.

Beispiel

Eine indische Parabel erzählt Folgendes: Fünf Blinde hatten den Auftrag, einen Elefanten zu beschreiben. Der erste ergriff den Rüssel und sagte: „Ein Elefant ist ein beweglicher, faltiger Schlauch!" Der zweite fasste an ein Ohr und sagte: „Ein Elefant ist groß und sehr flach. Er wackelt heftig, wenn ich ihn angreife." Der dritte umarmte ein Bein und sagte: „Ein Elefant ist eine feste Säule." Der vierte ertastete den Bauch und meinte: „Ein Elefant ist eine dicke Kugel." Der fünfte schließlich nahm den Schwanz des Elefanten und sagte: „Ein Elefant ist eine dünne Schnur mit einem Büschel Haare am Ende."

Die Parabel zeigt: Ein jeder hatte den Elefanten auf seine persönliche Weise wahrgenommen, alle haben Recht, und doch beschreibt keiner den Elefanten, wie er wirklich ist.

(Parabel, Schäfer 1998)

Die Situation lässt sich auch auf die unterschiedlichen Blickwinkel der verschiedenen Berufsgruppen übertragen. Jede Profession erkennt einen spezifischen Teil der Gesamtsituation und zeichnet davon ein Bild, das ihr als Handlungsgrundlage dient. Das Ziel ist, das eigene Bild durch andere Sichtweisen zu erweitern und zu ergänzen.

Untereinander verständlich bleiben

Jede Berufsgruppe entwickelt sich weiter und zeichnet sich durch zunehmende Spezialisierung aus. Es ist wichtig, trotz dieses zunehmenden Wissens für andere Berufsgruppen verständlich zu bleiben und sie nicht durch Fachtermini über einen zumutbaren Rahmen hinaus zu belasten. Das dient bestenfalls dem Ego der eigenen Berufsgruppe, nicht aber dem Bemühen um eine gemeinsame interprofessionelle Basis.

Gemeinsame Ziele festlegen

Die Festlegung eines gemeinsamen Zieles, zusammen mit dem Patienten oder der Patientin, ist unerlässlich. Die gemeinsame Arbeit, die zu diesem Ziel führen soll, braucht klare Arbeitsaufträge und Strukturen. Es muss für alle transparent sein, worauf Wert gelegt wird, wer welche Aufgaben oder Rollen unter Berücksichtigung der fachlichen Qualifikation, persönlicher Stärken und Erfahrungen der einzelnen Personen übernimmt. Dabei ist es wesentlich, sich immer wieder zu vergewissern, dass die einzelnen Berufsgruppen noch immer dasselbe Ziel verfolgen. Sonst kann es z. B. geschehen, dass die ÄrztInnen die Behandlung einer Infektion als Ziel verfolgen, die Pflege hat die Versorgung der Wunde im Fokus, die Angehörigen möchten, dass die Patientin endlich wieder essen kann, und das Ziel der Patientin ist es, einmal wieder eine Nacht lang durchschlafen zu können. Das sind höchst unterschiedliche Ziele, und nur, wenn wir ein gemeinsames Ziel definieren, werden wir den aktuellen Bedürfnissen der Patientin gerecht werden können.

Auf gute Rahmenbedingungen und klare Regeln achten

Bestimmte Rahmenbedingungen sind notwendig, um als interprofessionelles Team gut arbeiten zu können. An Räumlichkeiten für interprofessionelle Teamsitzungen mangelt es kaum, schwieriger ist das Zeitmanagement, um alle Berufsgruppen an einem Tisch zu versammeln. Dabei gilt: Zeit, die für die Kommunikation innerhalb des professionellen Teams investiert wird, lohnt sich vielfach. Das Einsparen von Kommunikationszeiten rächt sich durch Erschwernisse in den Arbeitsabläufen und braucht so letztlich mehr Zeit, als eine regelmäßige Besprechung erfordert hätte. Stationäre Einrichtungen haben diesbezüglich Vorteile gegenüber ambulanten Organisationen.

Wesentlich ist auch, dass bestimmte Freiräume im Tagesablauf zugelassen werden können (z. B. den Arbeitstag nicht mit fixen Routinearbeiten „vollpflastern“), um sich nötige Zeitressourcen für interprofessionelle Angelegenheiten zu schaffen.

Für eine gute Zusammenarbeit ist auch wichtig, dass sich alle Beteiligten an die zuvor gemeinsam festgelegten Arbeitsregeln halten und verteilte Arbeitsaufträge verlässlich und zeitgerecht erfüllen.

1.3.4 Teamfähigkeit

Persönliche Voraussetzungen für gute Teamfähigkeit

Neben vielen anderen Voraussetzungen seien folgende wesentlichen Aspekte angeführt:

- fachliche Kompetenz
- eine grundsätzlich respektvolle Haltung den anderen beteiligten Berufsgruppen gegenüber
- soziale/kommunikative Kompetenz: die Fähigkeit, Kritik zu ertragen und *konstruktive Kritik* einbringen zu können, Feedback geben und annehmen zu können, Konfliktfähigkeit
- realistisches Einschätzen der eigenen Möglichkeiten und Grenzen
- Lernbereitschaft und das Interesse, von anderen etwas zu lernen
- Disziplin, gemeinsame Regeln zu tragen
- Sinn für Humor!
- geistige Vitalität und Kreativität

konstruktive Kritik

Die Beurteilung/Bewertung wird in einer Art und Weise geäußert, die Möglichkeiten zur Verbesserung aufzeigt, aufbauend und nicht zerstörerisch ist.

Störende Faktoren in der Teamarbeit

- zu wenig Anerkennung bzw. Feedback für geleistete Arbeit
- Abwertung einzelner Personen oder Berufsgruppen
- zu großer Zeitaufwand bei Entscheidungsfindungen
- Gruppendruck und Rollenstereotypisierungen

1.3.5 Inhalt der interprofessionellen Zusammenarbeit

Grundsätzlich sollen folgende Aspekte inhaltlich beachtet werden (angelehnt an Born/Eiselin 1996):

- die bisherigen Leistungen (Erfolgreiches und Fehlschläge) thematisieren und Anerkennung aussprechen
- inhaltlich an das letzte Zusammentreffen anknüpfen und damit Kontinuität gewährleisten
- Problemlösen und Planen der jeweiligen Maßnahmen unter Bedachtnahme auf folgende drei Fragen:
  1. Was muss getan werden?
  2. Wer ist bereit, was zu tun?
  3. Welche Mittel werden dazu benötigt?
- Lern- und Entwicklungsmöglichkeiten anbieten
- allgemeine Verlautbarungen

Aufnahmen und Entlassungen

Die Art und Weise, wie Entscheidungen über Aufnahmen und Entlassungen erfolgen, ist ein wichtiger Eckpfeiler für die Zusammenarbeit. In den meisten Institutionen entscheiden die ÄrztInnen über die Aufnahme und die Entlassung von PatientInnen. Bei Pflegenden kann dadurch der Eindruck entstehen, dass andere Stellen entscheiden, sie aber letztlich die Last (der Pflege) tragen, ohne ein Mitspracherecht zu haben. Das kann Unmut erzeugen.

Es ist hingegen hilfreich, wenn die Pflegenden über den Zeitpunkt einer (geplanten) Aufnahme mitentscheiden können. So kann gewährleistet werden, dass die Aufnahme eines Patienten oder einer Patientin in Ruhe und mit ausreichend Aufmerksamkeit erfolgen kann.

Die PatientInnenbesprechung

Regelmäßige interprofessionelle Besprechungen über die aktuellen Probleme und Belastungen der PatientInnen haben sich sehr bewährt. Das ist auch der Rahmen, in dem neue Ziele und Strategien festgelegt werden. Diese Besprechungen können auch ein Forum für Fragen und Diskussionen, die die Behandlung und Betreuung der PatientInnen und die Unterstützung der Angehörigen betreffen, darstellen. Dabei ist es wichtig, dass Entscheidungen und Handlungen hinterfragt werden dürfen und dass besondere Belastungen und Befürchtungen der BetreuerInnen geäußert werden können. Diese Besprechungen gewährleisten zum einen die lückenlose Information innerhalb des Teams und auch die Festlegung gemeinsamer Betreuungsziele, und sie sind zum anderen eine gute Möglichkeit, voneinander zu lernen und sich als Team weiterzuentwickeln.

Die Error-Runde

Einen besonderen Stellenwert im Rahmen der interprofessionellen Besprechung hat die Analyse von Fehlern. Es zeigt von einer hohen Teamkultur, Fehler, die wir gemacht haben, innerhalb des Teams anzusprechen und zu reflektieren. Dabei kann es stets nur um die eigenen Fehler gehen, es ist nicht zulässig, die Fehler anderer zu erörtern. Es ist eine Tatsache, dass immer wieder Fehler passieren, und es hat einen besonderen Wert, zu analysieren, wie es zu diesen Fehlern gekommen ist und welche Möglichkeiten der Verbesserung bestehen. Dabei geht es nicht darum, Kritik zu üben, aber es ist eine gute Möglichkeit, voneinander zu lernen und künftige Fehler vielleicht zu vermeiden. Letztlich geht es um die Sicherheit unserer Patienten und Patientinnen.

Kernaussage

> Regelmäßige Besprechungen aller beteiligten Personen und Berufsgruppen verhindern, dass Informationslücken entstehen, und ermöglichen es, gemeinsam Betreuungsziele festzulegen.

Vertiefung des Lernstoffes

Zusammenfassung

Die Hospiz- und Palliativbewegung setzt sich für eine menschenwürdige Begleitung und Betreuung unheilbar erkrankter Menschen in ihrer letzten Lebensphase sowie für die Begleitung und Betreuung ihrer Bezugspersonen ein. Das Angebot erfolgt stationär, ambulant oder in Form einer Tagesbetreuung. In der Palliative Care ist die gelingende Zusammenarbeit aller betreuenden Berufsgruppen eine wesentliche Voraussetzung, um auf die vielfältigen Wünsche und Bedürfnisse der kranken Menschen eingehen zu können.

Zum Üben

1. Auf welche Zielgruppe ist Palliative Care ausgerichtet?
2. Woher stammt das Wort Hospiz und wermaßgeblich an der Entwicklung der modernen Hospizbewegung beteiligt?
3. Welche Organisationsformen palliativer Betreuungseinrichtungen sind Ihnen bekannt?
4. Welches gemeinsame, vorrangige Ziel verfolgen alle Berufsgruppen?
5. Was benötigt eine gute interprofessionelle Zusammenarbeit?

Zum Nachlesen

Hospiz Österreich (2003): Die letzten Schritte des Weges: Ansichten, Einsichten, Aussichten. Hospiz- und Palliativbetreuung in Österreich. Arbeitspapier. http://www.hospiz.at/pdf_dl/Die_letzten_Schritte_des_Weges.pdf

Das Arbeitspapier beschreibt die Organisationsstruktur der Palliative Care in Österreich und nennt wichtige Inhalte, Ziele und Visionen.

Husebö S., Klaschik E. (2009): Palliativmedizin, 5. Auflage. Springer, Wien.

Ein Standardwerk in der 5. Auflage. Sie erhalten einen guten Gesamtüberblick hinsichtlich der geschichtlichen Entwicklung, des Standes der Palliative Care in Europa sowie ihrer Organisationsformen und lernen auch ein wenig über das Gesundheitswesen in Entwicklungsländern wie Sub-Sahara-Afrika, in Lateinamerika und Südostasien.

Nemeth C. (2004) im Auftrag des Österreichischen Bundesinstituts für Gesundheit: Abgestufte Hospiz- und Palliativversorgung 2004. http://www.bmg.gv.at/cms/home/attachments/3/6/7/CH1071/CMS1103710970340/bericht_abgestufte_hospiz-_und_palliativversorgung.pdf.

Sie finden hier das Konzept der abgestuften Hospiz- und Palliativver-

Zum Nachlesen

sorgung in Österreich erklärt. In dem Beitrag sind auch Leitlinien für einen koordinierten Ausbau der Palliative Care in Österreich festgehalten.

Pleschberger S., Heimerl K., Wild M. (2002): Palliativpflege. Grundlagen für Praxis und Unterricht. Facultas, Wien.

In diesem Buch finden Sie im Kapitel „Herausforderung Multiprofessionalität und Interprofessionalität" noch mehr Information zum Thema Team, multiprofessionelle Zusammenarbeit und Ehrenamtlichkeit.

Seul M. (2009): Hospizarbeit und Palliativbetreuung. Für einen Abschied in Würde. Knaur, München.

Die Autorin geht in ihrem leicht verständlich geschriebenen Buch u. a. auf die Organisationsstrukturen der Hospizarbeit sehr praxisnah und anhand von verschiedenen Fallbeispielen ein.

Seeger Ch. (2009): Multidisziplinäres Arbeiten im Team – Grundlagen für die Vernetzung von Palliative Care. In: Kränzle S. et al.: Palliative Care. Handbuch für Pflege und Begleitung, Springer, Berlin, S. 184–195.

Die Autorin beschreibt den Schwerpunkt der Ehrenamtlichkeit im palliativen Team und gibt Hinweise, wie die ehrenamtliche Arbeit im palliativen Team gut gelingen kann.

Heller A., Heimerl K., Husebö S. (2007): Wenn nichts mehr zu machen ist, ist noch viel zu tun: Wie alte Menschen würdig sterben können. Lambertus, Freiburg im Breisgau.

Die AutorInnen vermitteln die entsprechende Haltung und das erforderliche Wissen dafür, wie alte Menschen in ihrer letzten Lebensphase betreut werden können. Sie stellen Modelle vor, wie Trägerorganisationen betroffenenorientiert ihre Versorgungsleistungen entwickeln können.

de Ridder M. (2010): Wie wollen wir sterben? Ein ärztliches Plädoyer für eine neue Sterbekultur in Zeiten der Hochleistungsmedizin. Deutsche Verlags-Anstalt, München.

Michael de Ridder befasst sich in diesem Buch kritisch mit lebensverlängernden Maßnahmen angesichts terminaler Krankheitssituationen und Todesnähe. Er stellt gängige Lebenserhaltung um jeden Preis infrage und stellt das Recht auf Selbstbestimmung der PatientInnen in den Mittelpunkt. In Situationsbeschreibungen werden das Dilemma der betreuenden ÄrztInnen und auch die oft verzweifelte Situation der betroffenen PatientInnen und Angehörigen deutlich.

Michael Stolberg (2011): Die Geschichte der Palliativmedizin. Medizinische Sterbebegleitung von 1500 bis heute. Mabuse, Frankfurt am Main.

Ein gut recherchiertes Buch, das die Entwicklung eindrucksvoll schildert.

2 Der Sterbeprozess

Lernziel

Nach dem Studium dieses Kapitels sollten Sie ...

... verstehen, dass Sterben ein Bestandteil des Lebens ist.

... wissen, welche typischen Symptome in der Terminalphase eines Patienten oder einer Patientin auftreten können.

... wissen, dass ein sterbender Mensch, auch wenn er keine oder wenig Reaktionen zeigt, trotzdem noch wahrnehmen kann.

... das Sterbephasenmodell nach E. Kübler-Ross kennen und um die Grenzen dieses Modells wissen.

... den Sterbeprozess nach Renz bzw. Jonen-Thielemann kennen.

2.1 Sterben ist ein Teil des Lebens

Es ist zuallererst wichtig, den Tod und das Sterben voneinander zu unterscheiden. Sie sind zwei verschiedene Dinge: Der Tod steht am Ende des Sterbeprozesses, er ist abstrakt, er ist das Ende des Lebens. Das Sterben ist ein Teil des Lebens, sterbende Menschen leben, und der Prozess des Sterbens gehört ins Leben. Im Gegensatz zum Sterben ist der Tod kein Bestandteil des Lebens (des Verstorbenen), wohl aber der Hinterbliebenen – seien es die Angehörigen oder die „überlebende" Gesellschaft (Wittkowksi 1990, S. 117).

Wittkowski hat das Sterben einmal als „dritten Zustand" beschrieben, nicht mehr zu leben, aber auch noch nicht tot zu sein. Wir können dem nicht zustimmen. Sterben ist ganz eindeutig **leben**, sterbende Menschen leben, und sie leben oft in einer einzigartigen Intensität. Das Sterben kann sich auch über einen längeren Zeitraum, über Wochen und Monate erstrecken.

Kernaussage

> Sterben bedeutet immer einen mehr oder weniger lang andauernden Prozess, den „Augenblick des Sterbens" gibt es nicht.

2.1.1 Wann beginnt der Sterbeprozess?

Wissenschaftliche Betrachtung

Die Frage, wann das Sterben beginnt, hat einen fast schon philosophischen Charakter. Es gibt nur sehr vage formulierte Definitionen dieses Prozesses und es liegt kaum Grundlagenforschung dazu vor. Das ist umso erstaunlicher, wenn man weiß, wie viel z. B. über den Hirntod, über Nahtoderfahrungen oder über Veränderungen beim Absterben einer Zelle geforscht und geschrieben wurde.

Für die Medizin beginnt das Sterben dann, wenn die elementaren Körperfunktionen unaufhaltsam versagen und medizinische Maßnahmen keinen Erfolg mehr versprechen. Für die Medizin mit ihrer Ausrichtung auf Heilen, auf Wiederherstellen, ist es oft schwierig zu akzeptieren, dass der Prozess des Sterbens begonnen hat.

Aus biologischer Sicht beginnt das Sterben durch das stete Absterben von Zellen bereits mit der Geburt. Wir nähern uns also mit jedem Tag in unserem Leben dem Tod.

Psychologisch ist ein Mensch dann als Sterbender zu bezeichnen, wenn er objektiv vom Tod bedroht ist und er sich dieser Todesbedrohung so weit bewusst ist, dass sie sein Erleben und Verhalten bestimmt (vgl. Seel 2001).

Aus der Sicht der Praxis

Man spricht häufig von der sogenannten *Terminalphase*, wenn ein Patient oder eine Patientin als sterbend erkannt wird. Dabei ist es von Bedeutung, dass das Betreuungsteam gemeinsam entscheidet, welche Maßnahmen nun lindernd für die PatientInnen sind und welche eher belastenden Maßnahmen zu vermeiden sind.

terminal

von lat. *terminus* = Grenze, Ende, Schluss, die Grenze, das Ende betreffend. Der Begriff „Terminalphase" bezieht sich auf den Zeitraum von einigen Wochen, selten auch von wenigen Monaten vor dem Tod des Patienten/der Patientin (vgl. F. Nauck, zit. nach Knipping, S. 221).

Aufgrund fehlender explizit definierter Anhaltspunkte über den Beginn der Terminalphase ist der therapeutische Handlungsspielraum sehr groß. Es würden mit Sicherheit so manche Therapieentscheidungen anders ausfallen, wenn klar wäre, dass das Sterben bereits begonnen hat. Medizinische, diagnostische und pflegerische Maßnahmen würden dann auf das Notwendige beschränkt werden, um den Sterbenden nicht zu belasten!

2.1.2 Die Terminalphase

Die Terminalphase beschreibt die Zeitspanne von einigen Wochen vor dem Versterben. Die PatientInnen sind jetzt durch die Erkrankung weitgehend eingeschränkt und zumeist auch pflegebedürftig, und diese Phase markiert oft auch den Beginn des Sterbeprozesses. Wir haben keine eindeutigen sprachlichen Begriffe, um zu beschreiben, dass der Sterbeprozess eines Menschen begonnen hat. Wie teilen ÄrztInnen und Pflegende ihren KollegInnen mit, dass ein Patient oder eine Patientin sterbend ist?

Häufig sagen wir bei den Dienstübergaben: „Frau A. geht es schlecht", oder: „Herr B. hat sich deutlich verschlechtert". Wenn wir dann nachfragen, was sich denn verschlechtert hat, ob die Schmerzen zugenommen haben, ob die Übelkeit oder das Erbrechen stärker geworden sind, dann wird das verneint. Genau genommen ist der Patient oder die Patientin oft in einem entspannteren, gelösteren Zustand als zuvor, aber der Tod ist deutlich näher gerückt. Das bezeichnen wir als Verschlechterung. Aber ist es tatsächlich eine Verschlechterung?

Dass wir für diese Veränderungen keine Worte in unserer Sprache haben, resultiert aus unserer Scheu davor, uns mit diesem Bereich des Lebens näher zu beschäftigen.

Allerdings gibt es bislang auch keine sichere Definition, wann der Sterbeprozess endet. Es ist ja keineswegs so, dass das Sterben mit dem letzten Atemzug endet. Mehrere Organ- und Körperfunktionen bleiben noch Stunden bis Tage danach aufrecht.

Es setzt eine gewisse Erfahrung im Umgang mit Sterbenden voraus, um die Veränderungen im beginnenden Terminalstadium zu erkennen. Dabei haben Pflegende aufgrund ihrer oft intensiven Nähe zu den PatientInnen eine besonders sensible Wahrnehmung, und häufig ist es die Pflege, die den Beginn des Sterbeprozesses als Erste erkennt.

Die Finalphase

Als Finalphase werden die letzten Tage und Stunden im Leben eines Menschen bezeichnet. Sie umschreibt den Sterbeprozess im engeren Sinne. Jetzt ist es besonders wichtig, dass die Pflege sich ganz an den Bedürfnissen des Sterbenden orientiert. Alle pflegerischen Interventionen sollten jetzt mit besonderer Achtsamkeit und Behutsamkeit erfolgen, und die Belastungen durch diagnostische Maßnahmen müssen kritisch überdacht werden.

Liverpool Care Pathway

Zur Verbesserung der Betreuung Sterbender wurde Ende 1990 der sogenannte Liverpool Care Pathway (LCP) als Leitfaden entwickelt. Das Palliative-Care-Team des Royal Liverpool and Broadgreen University Hospitals hat dieses Konzept gemeinsam mit MitarbeiterInnen des Marie Curie Hospice in Liverpool erarbeitet. Die Übersetzung ins Deutsche erfolgte von MitarbeiterInnen des Palliativzentrums im Kantonsspital in St.Gallen (s. Ellershaw et al. 2003).

Der Liverpool Care Pathway umfasst 20 Ziele, die ersten elf Ziele beziehen sich auf die Betreuung Sterbender, die restlichen auf die Betreuung nach dem Tod. Sobald ein oder zwei Teammitglieder feststellen, dass bei einem Patienten oder einer Patientin der Sterbeprozess bereits begonnen hat, gelten folgende Leitlinien:

- Aktuelle Medikation ist erfasst und Unnötiges abgesetzt, keine orale Gabe von Medikamenten mehr, Umstellung auf subkutane oder intravenöse Gabe.
- Reservemedikamente für plötzlich auftretende Symptome wie Schmerz, Atemnot, Übelkeit etc. sind verordnet.
- Inadäquate Planungen und Maßnahmen sind gestoppt.
- Angehörige sind verständigt, verständliche Kommunikation ist sichergestellt.
- Selbsteinschätzung der PatientInnen betreffend ihres Zustandes ist beurteilt.

- Religiöse und spirituelle Bedürfnisse sind erfasst.
- Wie Angehörige über den bevorstehenden Tod informiert werden, ist geklärt.
- Unterstützung für die Angehörigen ist abgeklärt und in die Wege geleitet.
- Der Hausarzt oder die Hausärtzin ist über den Zustand des Patienten oder der Patientin informiert.
- Vorgehensweise ist mit den PatientInnen und Angehörigen diskutiert.
- Die Angehörigen bestätigen, dass sie den Betreuungsplan verstanden haben.

(vgl. Elleshaw 2003)

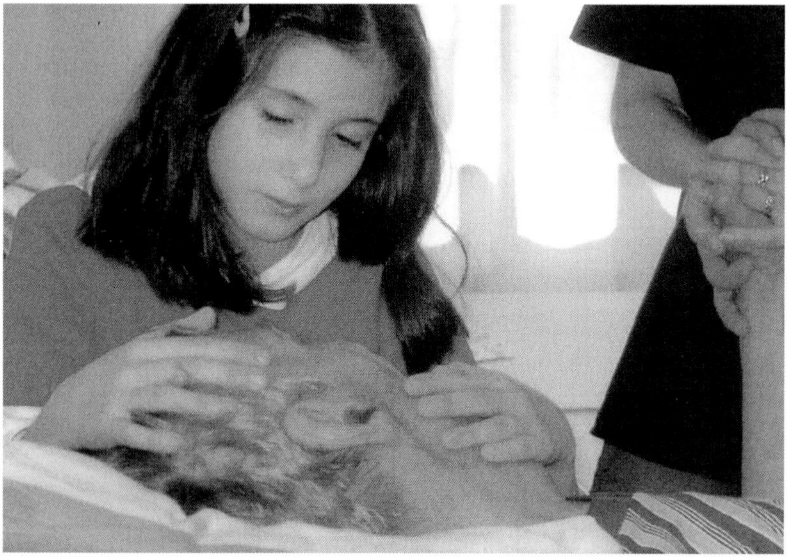

Foto: Angelika Feichtner

Verstärkter Rückzug nach innen

Am Beginn des Sterbens ist oft eine Art innerer Rückzug des kranken Menschen zu bemerken, eine ganz auffallende Veränderung in gewohnten Verhaltensweisen. Dinge, die diesen Menschen zuvor sehr interessiert haben, verlieren zunehmend an Bedeutung, und die verbalen Äußerungen reduzieren sich allmählich auf das Notwendigste.

Es scheint eine Verlagerung der Interessen von außen nach innen stattzufinden. Auch wenn die kranken Menschen dabei manchmal passiv und uninteressiert wirken, ist diese Innenschau ein höchst aktives Geschehen. Die PatientInnen vermitteln den Eindruck, ganz bei sich zu sein.

Medizin und Pflege haben jetzt auch die Aufgabe, dieses Bei-sich-sein-Können zu unterstützen. Wir müssen dafür sorgen, dass die sterbenden PatientInnen nicht durch Symptome wie etwa Atemnot oder

Schmerzen gestört werden. Schmerzen z. B. verhindern die Konzentration auf sich selbst sehr stark. Der Ausdruck „vor Schmerz außer sich sein" ist bezeichnend dafür.

Die Pflege orientiert sich jetzt ganz an den Bedürfnissen des Patienten, der Patientin. So sind z. B. Ganzkörperwäschen in dieser Phase zu belastend für die PatientInnen, und die Körperpflege erfolgt in kleinen Etappen. So werden vielleicht nur Hände und Gesicht gewaschen, bei einem späteren Lagewechsel dann etwa der Intimbereich. Alle pflegerischen Interventionen bedeuten jetzt nicht nur Wohlbefinden für die PatientInnen, sondern zugleich auch Belastung.

Für die Angehörigen ist die Situation des Rückzugs oft schwer zu akzeptieren, sie versuchen häufig, den Kranken bzw. die Kranke zu bestimmten Handlungen zu aktivieren, ihn bzw. sie zu motivieren, gewisse Angewohnheiten beizubehalten. Es ist für sie nicht einfach, diesen inneren Rückzug zu akzeptieren. Behutsame Information und Unterstützung der Angehörigen sind in dieser Phase sehr wichtig.

Zunehmende Bewusstseinstrübung

Im weiteren Verlauf des Sterbens nimmt die Bewusstseinstrübung zu und es gelingt immer weniger, den Menschen aufzuwecken. Die PatientInnen befinden sich in einem Zustand zwischen Wachsein und Schlaf. Auf plötzliches Berühren oder laute Geräusche reagieren sie häufig mit Erschrecken. Die Kontaktaufnahme, etwa vor pflegerischen Handlungen, muss also sehr behutsam erfolgen, am besten mit einer Initialberührung.

Das Schmerz- und Symptomassessment erfolgt jetzt nach den Kriterien für eingeschränkt kommunikationsfähige PatientInnen (siehe Kapitel 7.1.7, Schmerzassessment). Das Assessment orientiert sich also weitgehend an nicht verbalen Äußerungen.

Die Bewusstseinstrübung ist selten gleichbleibend, sie schwankt ständig. Menschen, die seit Tagen im Koma liegen, werden manchmal für kurze Zeit wieder wach und sind fähig, ein paar Worte zu sagen.

Oft reagieren die Kranken in dieser Phase nur mehr auf die Stimme von ihnen sehr nahe stehenden Menschen. Es kann aber auch vorkommen, dass sie Bezugspersonen gar nicht mehr erkennen.

In diesem Zustand ist es manchmal hilfreich, wenn Angehörige oder den Kranken vertraute Menschen in der Nähe sind. Unruhe im Zimmer, häufiges Kommen und Gehen, kann jetzt besonders stören. Es ist auch günstig, die Sterbenden immer wieder für eine Zeit alleine zu lassen. Wichtig ist aber, zuvor Bescheid zu geben, also zu sagen: „Ich gehe jetzt und in einer halben Stunde komme ich wieder."

Auch wenn die Betreffenden nicht mehr in der Lage sind zu sprechen, können sie dennoch hören. Sterbende benötigen aber mehr Zeit, um Worte ankommen zu lassen. Es ist daher notwendig, sich den Sterbenden gegenüber langsam und in einfachen Worten auszudrücken, um ihnen das Aufnehmen des Gesagten zu erleichtern und ihnen immer zu erklären, welche Pflegemaßnahmen oder sonstigen Handlungen durchgeführt werden.

Kernaussage

> Wenn die PatientInnen auf nichts mehr reagieren, dürfen wir nicht daraus schließen, dass sie nichts mehr wahrnehmen! In jedem Fall gebühren Menschen mit vermindertem Bewusstsein und Menschen im Koma jene Würde und jener Respekt, die ihnen auch im wachen Zustand zuteil würden.

Veränderungen der Atmung

Stunden bis Minuten vor dem Tod kommt es meist zu typischen Veränderungen des Atemmusters. Die *Cheyne-Stokes-Atmung* tritt durch die Schädigung des Atemzentrums auf. Sie ist oft ein Vorzeichen der Schnappatmung, die kurz vor dem Tod einsetzen kann. Die Schnappatmung äußert sich durch einzelne schnappende Atemzüge, zwischen denen lange Pausen liegen können.

Cheyne-Stokes-Atmung
rhythmisch wechselnde Atmung mit zu- und wieder abnehmender Atemfrequenz und -tiefe und dazwischen liegenden Atempausen

Hilfe für Angehörige

Die Aufgabe des Palliative-Care-Teams liegt auch darin, den Angehörigen diese Veränderungen zu erklären. Vor allem die Information, dass der innere Rückzug kein Zeichen von Ablehnung bedeutet, sondern vielmehr für die Sterbenden langsam der Bezug zur „Realität" (in unserem Sinne) verloren geht, kann Entlastung bringen. Es wird auch als entlastend wahrgenommen, wenn Angehörige über die veränderte Atmung, wie Atempausen oder eine Schnapp-Atmung, informiert werden. Entscheidend dabei ist der Hinweis, dass diese veränderte Atmung vom Patienten, der Patientin nicht als Belastung empfunden wird, weil das Bewusstsein jetzt schon sehr deutlich eingeschränkt ist. Ein Hinweis auf den zumeist entspannten Gesichtsausdruck des Patienten, der Patientin kann für die Angehörigen erleichternd sein.

Angehörige müssen unbedingt darauf hingewiesen werden, dass das Hörvermögen von Sterbenden deutlich länger bestehen bleibt, als es ihnen gelingt, sich selbst zu äußern, und dass sie daher noch immer **„ansprechbar"** sind. Oft möchten Angehörige noch sehr wesentliche Dinge aussprechen, die von den Sterbenden gehört werden sollen.

2.2 Stadien des Sterbens

2.2.1 Das Sterbephasenmodell nach Kübler-Ross

Die Psychiaterin Dr. Elisabeth Kübler-Ross brachte die Probleme und Aspekte des Sterbens Mitte der 80er-Jahre in die breite Öffentlichkeit. Mithilfe von mehr als 200 PatientInneninterviews hat sie versucht, den

Prozess der bewussten Auseinandersetzung mit dem Sterben in einem Phasenmodell darzustellen.

Die fünf Phasen sind durch die wechselnde seelische Verfassung der Sterbenden geprägt. Eine Phase steht für mögliche emotionale Reaktionen und Verarbeitungsweisen, die unterschiedlich intensiv sein können. Kübler-Ross ging davon aus, dass die Betroffenen diese Phasen nicht unbedingt linear (in der Reihenfolge Phase 1 bis Phase 5) durchleben, sondern auch zirkulär, die Phasen können sich wiederholen und sich in ihrer Intensität unterscheiden.

Die fünf Phasen

Nicht wahrhaben wollen/leugnen: Die Betroffenen versuchen, die Erkenntnis von sich abzuwehren: „Nein, ich doch nicht." Sie können die gesamte Tragweite der Situation für sich nicht wahrnehmen, die Antwort ist (vorerst) eine Verdrängungsreaktion. Es ist möglich, dass Betroffene sogar an eine Fehldiagnose oder an eine Verwechslung ihrer Untersuchungsbefunde glauben.
Verhalten der Pflegeperson:

- Gesprächsbereitschaft signalisieren
- die Abwehr der Betroffenen als Bewältigungsstrategie akzeptieren und auch respektieren
- ihnen keine Informationen aufzwingen

Zorn: Die Betroffenen sind erfüllt von Groll, Wut und Neid: „Warum gerade ich?" Wut und Zorn liegen häufig darin begründet, dass alle Pläne und Aktivitäten ein Ende haben sollen. Der Neid richtet sich auf diejenigen, die das Leben ungestört genießen können. Die Aggression kann gegen sich selbst gerichtet sein oder gegen die Umwelt, z. B. direkt gegen einzelne Personen (auch Pflegepersonen). Das ist mitunter für diese Personen schwer auszuhalten. Der betreffende Mensch äußert in der Betreuung Unzufriedenheit, z. B. die Mahlzeiten, das Zimmer, die Personen des Betreuungsteams, die Angehörigen etc. betreffend.

Verhalten der Pflegeperson:

- negative Gefühle zulassen können
- dem oder der Betroffenen die Möglichkeit geben, die eigene Unzufriedenheit ausdrücken zu dürfen
- den Zorn des/oder der Betroffenen nicht persönlich nehmen, keine Bewertung vornehmen
- Grenzen setzen können, sich abgrenzen lernen

Verhandeln: Die Betroffenen versuchen durch Verhandlungen einen Aufschub, also Mehr an Lebenszeit zu erlangen. Sie glauben, durch ein besonderes Zutun ihrerseits noch etwas bewirken zu können. Das Bitten um weitere Therapiemöglichkeiten mit dem Versprechen, alle Verordnungen genau einzuhalten, sowie das Ablegen diverser Gelübde oder sonstiger Verpflichtungen können Ausdruck für dieses Verhandeln sein. Häufig basieren diese Versprechungen auf persönlichen Schuldgefühlen.

Verhalten der Pflegeperson:

- übersteigerte Hoffnungen nicht nehmen, aber auch nicht nähren
- aktiv zuhören, keine Bewertungen vornehmen

Depression: Es taucht die Frage auf: „Was bedeutet das für mich?“ Die Betroffenen verlieren alles, was ihnen ein sinnerfülltes Dasein und Freude bereitet hat. Sie nehmen innerlich von vielen Plänen, Zielen, Träumen, Menschen, Plätzen etc. Abschied. Dieses Abschiednehmen verursacht eine tiefe Traurigkeit, ermöglicht aber eine Auseinandersetzung mit dem eigenen Tod und bietet die Chance, noch Wichtiges mit nahestehenden Menschen zu klären. Dieses schrittweise Abschiednehmen kann zu einem inneren Rückzug der Betreffenden führen. Sie beginnen sich von ihren Bindungen zu lösen. Für nahestehende Personen kann dieser Rückzug sehr schmerzlich sein, weil sie nicht nur unter dem drohenden Verlust leiden, sondern diesen Rückzug vielleicht auch als Distanzierung ihnen gegenüber empfinden.

Verhalten der Pflegeperson:

- Traurigkeit zulassen, aushalten können
- Gespräche ermöglichen
- unterstützende Maßnahmen einleiten, wenn die Betreffenden Hilfe bei der Erledigung ihrer letzten Dinge benötigen
- Unterstützung der Angehörigen in dieser für sie oft besonders schwierigen Phase

Zustimmung: Der nahe bevorstehende Tod kann von den Betreffenden, oft nach einer intensiven Auseinandersetzung mit ihren Emotionen, akzeptiert werden. Der betreffende Mensch schläft in dieser Phase viel und hat ein gesteigertes Ruhebedürfnis. Die Kommunikation mit der Außenwelt beschränkt sich meist auf Gesten bzw. wenige Worte.

Verhalten der Pflegeperson:

- den Rückzug akzeptieren
- die Betreffenden möglichst wenig stören
- Ruhe ermöglichen

Das Ziel der Pflegenden in diesen fünf Phasen ist es, den Sterbenden Hilfe und Beistand zu bieten.

Zu beachten

Im Erklärungsmodell von Elisabeth Kübler-Ross sind vor allem Personen mit einer unheilbaren, malignen Erkrankung erfasst.

Obwohl wir heute nicht mehr davon ausgehen, dass diese Phasen in allen Einzelheiten für alle Menschen zutreffen, können sie dazu beitragen, momentane Stimmungen, Äußerungen oder Handlungen der einzelnen Menschen besser zu verstehen. Sie helfen uns, den Gefühlen der PatientInnen wie Zorn, Ablehnung und Aggression Raum zu geben und unrealistisch scheinende Pläne eher nachvollziehen zu können (vgl. Arndt 2002, S. 60).

Kernaussage

Sterben ist immer ein höchst aktives, intimes und emotionales Geschehen.

2.2.2 Die drei Stadien im Sterbeprozess von Renz

Monika Renz ist Musik- und Psychotherapeutin und hat Erfahrung in der therapeutisch-spirituellen Sterbebegleitung. Sie hat eine Untersuchung mit 80 betroffenen PatientInnen und deren Angehörigen durchgeführt, um zu analysieren, wie diese den Sterbeprozess wahrnehmen und ausdrücken. Renz sieht das Sterben als eine letzte Reifung des Menschen, in der das Ich radikal losgelassen werden muss und darüber hinaus ein tiefer Wandlungsprozess vollzogen wird, der durch ein starkes emotionales Erleben gekennzeichnet ist.

Renz unterscheidet drei Stadien im Sterbeprozess, in denen sich Sterbende im Übergang zum Tod befinden. Diesen Übergang versteht sie als ein Hin und Her zwischen „zwei Welten", als bewusstseinsnähere und -fernere Befindlichkeiten.

Davor

Der oder die Sterbende ist geistig anwesend im Hier und Jetzt. Häufig ist dieser Zustand verbunden mit der Angst, sich ins Ungewisse hinein loszulassen.

Hindurch

Hier kann es notwendig werden, grundlegende Ängste durchzustehen. Es geht dabei vor allem um jene Ängste, die für uns real schwer nachzuvollziehen sind, wie z. B. um die Angst, nackt, minderwertig oder ausgesetzt zu sein. Renz geht davon aus, dass in Todesnähe sichtbar wird, mit welchen Ängsten ein Mensch in seinem Leben konfrontiert war. Einige Sterbende drücken ihre Ängste in Worten aus, andere beschreiben sie eher symbolisch (z. B. befinden sie sich in Tunneln, Röhren u. Ä.).

Auf körperlicher Ebene besteht häufig extreme Unruhe, die sich auch in Form eines Durch-, Ab- oder Wegstoßens mit Beinen und Armen äußern kann. Aussagen wie „Ich falle" oder „Ich war ganz leicht" drücken Veränderungen im Gefühl der Leiblichkeit und der Schwerkraft aus.

Häufig wollen Sterbende für sie Unerledigtes, Unsauberes aus der Vergangenheit bereinigen. Sie sprechen dann z. B. von Schmutz, Spinnen und dgl. und haben unter Umständen das Bedürfnis, sauber zu machen, zu wischen oder zu waschen. Auch innere Kämpfe gegen bedrohliche Wesen oder Läuterungsszenarien (Feuer, höllische Hitze u. Ä.) können Ausdruck für dieses Hindurch-Stadium sein. Es treten dabei mitunter plötzliche körperliche Reaktionen wie Schweißausbrüche und Zittern auf. Renz betont, dass es für die Sterbenden wichtig ist, durch dieses „Hindurch-Stadium" zu gehen und betont: „Angst ist nicht das Letzte".

Danach

Nach dem Hindurch folgt eine Auflösung. Obwohl medizinisch noch nicht tot, befinden sich Sterbende dabei wie „innerlich drüben" (jenseits der Bewusstseinsschwelle). Diese Zustände werden häufig als Befindlichkeiten des Ursprungs erfahren, als „Sein" ohne jede Angst. Einige Sterbende können sich dazu äußern, z. B. sprechen sie mitunter von Heimkehr oder von einer Höhle als „gutem Sein", von einem „heiligen Raum" u. Ä. Bei anderen erkennt man lediglich veränderte Gesichtszüge, die friedlich, verzückt oder erfüllt auf uns wirken.

Auch Renz geht davon aus, dass jeder Mensch das Sterben anders erlebt. Manche sterben ohne für uns sichtbare Hinweise auf das Hindurch, bei anderen erstreckt sich das Hin und Her über Wochen. Bei Menschen, die nicht sterben können, steht häufig noch Unerledigtes dazwischen.

Kernaussage

Für die Pflegepraxis sollen die Erkenntnisse von Monika Renz dazu dienen, psychisch-spirituelle Vorgänge während des Sterbeprozesses besser zu verstehen und sensibel auf Ängste sowie auf *verbale* und *nonverbale Äußerungen* zu reagieren.

2.2.3 Die vier Phasen nach Jonen-Thielemann

Jonen-Thielemann (1997) beschreibt vier Phasen im Sterbeprozess. Diese orientieren sich an:

- den noch möglichen Aktivitäten;
- der geschätzten noch verbleibenden Lebenszeit. Die Zeitdauer bis zum Tod eines unheilbar kranken Menschen kann nicht sicher vorhergesagt werden, weil das Lebenspotenzial des betroffenen Menschen nicht wirklich berechenbar ist.

verbale Kommunikation

Aussagen, die mithilfe der Sprache gemacht werden

nonverbal

Aussagen, die ohne sprachliche Hilfsmittel über Körpersprache, Gesten, Gesichtsausdruck, Berührungen etc. vermittelt werden. Jede Form der verbalen Kommunikation hat auch einen nonverbalen Anteil.

Tabelle 3
Die vier Phasen nach Jonen-Thielemann

Phase	Zeitraum	Aktivität	Schwerpunkte
1. Rehabilitationsphase	Die letzten Monate bis Jahre	Weitgehend normale Teilnahme am gesellschaftlichen Leben trotz fortgeschrittener Krankheit	Palliativstationen
2. Präterminalphase	Die letzten Wochen bis Monate	Eingeschränkte Möglichkeiten des aktiven Lebens	
3. Terminalphase	Die letzten Tage: wenige Tage bis Wochen	Bettlägerigkeit, innerer Rückzug oder Ruhelosigkeit; die Aktivität ist deutlich beeinträchtigt	Symptome können rasch wechseln
4. Sterbephase	Die letzten Stunden: einige Stunden bis 1 Tag	Der Mensch „liegt im Sterben"; das Bewusstsein ist nicht auf die Außenwelt gerichtet	

Die Orientierung an Phasenmodellen für den Sterbeprozess muss mit aller gebotenen Zurückhaltung erfolgen. Zugleich kann das Wissen um die Entwicklungen im Sterben hilfreich sein und das Verständnis für die Veränderungen, denen sterbende PatientInnen ausgesetzt sind, erleichtern. In allen diesen Phasenmodellen wird deutlich, dass sterbende Menschen ihr Interesse zunehmend von außen nach innen richten. Auch wenn der Eindruck von Passivität entstehen kann, so ist dies vermutlich ein höchst aktives Geschehen. Die Menschen sind ganz mit sich selbst beschäftigt, sie sind ganz „bei sich". Die Pflege in dieser Zeit muss dafür sorgen, dass dieses „Bei-sich-sein-Können" nicht gestört wird.

Vertiefung des Lernstoffes

Zusammenfassung

Der Beginn des Sterbeprozesses kann nicht genau festgelegt werden. Die Endphase des Lebens (= Terminalphase) ist u. a. durch vermehrten Rückzug, zunehmende Bewusstseinstrübung, durch den Verlust des Interesses an Essen und Trinken und im weiteren Verlauf auch durch eine veränderte Atmung gekennzeichnet.

Ein Sterbephasenmodell kann grobe Anhaltspunkte hinsichtlich der Verhaltensweisen von Sterbenden geben. Das Sterben ist aber immer ein sehr persönliches Geschehen, das dementsprechend unterschiedlich erlebt und ausgedrückt wird.

Zum Üben

1. Wie verhalten Sie sich einem sterbenden Menschen gegenüber, dessen Bewusstsein getrübt ist?
2. Was versteht man unter der Terminalphase?
3. Welche Phasen beschreibt Kübler-Ross in ihrem Sterbemodell?
4. Wie lauten die vier Phasen des Sterbeprozesses nach Jonen-Thielemann 1997?
5. Welche Stadien beschreibt Renz im Sterbeprozess?

Zum Nachlesen

Jonen-Thielemann I. (2007): Sterbephase in der Palliativmedizin. Terminalphase. In: Aulbert E. et al (2007): Lehrbuch der Palliativmedizin, 2. Auflage. Schattauer, Stuttgart, S. 1019–1029.

Die Autorin beschreibt in diesem Buch die vier Sterbephasen sowie die daraus resultierenden Maßnahmen vorwiegend aus dem medizinischen Blickwinkel.

Kostrzewa S., Kutzner M. (2002): Was wir noch tun können. Huber, Bern.

Dieses Buch enthält Anregungen zur Betreuung sterbender Menschen anhand des Konzepts der basalen Stimulation®. Es ist darin ein Angebot an speziellen Maßnahmen zu finden, die Sterbende als wohltuend und unterstützend erleben können. Zum besseren Verständnis sind auch Praxisbeispiele angeführt.

Renz M. (2008): Zeugnisse Sterbender. Todesnähe als Wandlung und letzte Reifung. Junfermann, Paderborn.

Die Autorin schildert eindrucksvoll und anhand zahlreicher Fallbeispiele ihre Erfahrungen in der spirituellen Begleitung sterbender Menschen. Sie vermittelt einen Einblick, wie sich der Sterbeprozess eines Menschen darstellt, wie er spürbar werden kann.

Rest F. (2006): Sterbebeistand, Sterbebegleitung, Sterbegeleit. Handbuch für den stationären Bereich, 5. Auflage. Kohlhammer, Stuttgart.

Hier finden Sie vertiefende Hintergrundinformationen zum Thema Bewusstseinsebenen des Sterbenden, Sinnlichkeit des Sterbens sowie einen Einblick in den Ablauf des Sterbens.

Terzani T. (2007): Noch eine Runde auf dem Karussell: Vom Leben und Sterben. Knaur, München.

Der Journalist und Buchautor Terzani beschreibt eindrucksvoll seinen Prozess hin zur Akzeptanz seiner Tumorerkrankung, seine Suche nach Heilung und wie er letztlich mit dem Ende seines Lebens einverstanden sein kann.

3 Bedürfnisse Sterbender

Lernziel

Nach dem Studium dieses Kapitels sollten Sie ...

... häufige körperliche Bedürfnisse Sterbender kennen.

... Bedürfnisse sterbender Menschen aufgrund der veränderten Sinneswahrnehmung kennen.

... die Sterbenden in ihren religiösen/spirituellen Anliegen unterstützen können.

... Basiskenntnisse über den Umgang mit Tod und Sterben in anderen Kulturen haben.

... sensible Bereiche in der religiösen/spirituellen Begleitung sterbender Menschen kennen.

... erkennen, dass der Eintritt des Todes nicht eindeutig definiert werden kann.

... Maßnahmen einleiten können, wenn ein Mensch verstirbt.

... wissen, wie wichtig es ist, Angehörige in die Betreuungsmaßnahmen bei Verstorbenen einzubeziehen, und danach handeln können.

... eine würdevolle Abschiedssituation gestalten können und sich der Wichtigkeit dieser Maßnahme bewusst sein.

Für eine optimale Betreuung sterbender Menschen ist es von besonderer Bedeutung, ihre individuellen Bedürfnisse und Wünsche zu erfassen und im Rahmen der Pflegeplanung darauf einzugehen. Das Einbeziehen von Angehörigen kann wertvolle Informationen zur Einschätzung der individuellen Pflegesituation bieten.

3.1 Alltagsbedürfnisse

3.1.1 Körperliche Bedürfnisse

Ausreichende Nahrungs- und Flüssigkeitsaufnahme

Schwer kranke Menschen verlieren zunehmend das Interesse am Essen. Meist sind es nur noch einzelne Lieblingsspeisen, die sie – oft nur in sehr geringen Mengen – zu sich nehmen. Besonders bewährt hat sich Vanille- oder Zitroneneis. Menschen, die oft gar nichts mehr essen können oder wollen, empfinden kleine Mengen Vanilleeis als wohltuend.

Für die Angehörigen kann die zunehmende Ablehnung von Nahrung enorm belastend sein. Es entstehen Ängste, der Patient oder die Patientin könnte verhungern und verdursten. Jemanden zu ernähren bedeutet auch, ihn am Leben zu erhalten, und Ernähren ist eine ganz unmittelbare Art der Fürsorge und Hilfe. Bei schwerer Erkrankung und ganz besonders in der Sterbephase kann Ernährung für die PatientInnen aber eine zusätzliche Belastung darstellen. Die Verdauungsarbeit erfordert Energie, und Nahrungsaufnahme kann damit die schwer kranken PatientInnen erheblich belasten. Zugleich ist die Verdauung die erste Körperfunktion, die im Sterben versagt. Das Essen weitgehend einzuschränken ist daher eine schützende und sinnvolle Reaktion der PatientInnen im Sterbeprozess. Es ist jedoch ganz wesentlich, den Angehörigen diese Vorgänge zu erklären, damit sie nicht versuchen, den Kranken oder die Kranke zum Essen zu drängen.

Es ist hilfreich, wenn Pflegende den Angehörigen Vorschläge machen, was sie für den Patienten oder die Patientin tun können, wenn ernähren nicht mehr möglich ist. Das kann eine sanfte Massage der Hände und der Füße sein. Auch behutsames Streichen über die Stirn wird oft als wohltuend empfunden. In dieser Phase des Sterbens ist jedoch das einfache Danebensitzen, die stille Präsenz besonders unterstützend.

Bei unzureichender Flüssigkeitszufuhr wird besonders das ständige Feuchthalten der Mundschleimhaut zu einem großen Bedürfnis der sterbenden PatientInnen (→ Kapitel 6, Symptomkontrolle).

Erhöhtes Ruhebedürfnis

Die schwer kranken Menschen haben ein erhöhtes Ruhe- und Schlafbedürfnis. Störungen im Schlaf-Wach-Rhythmus sind häufig zu beobachten, und der Bezug zur Zeit kann verloren gehen. Es ist wichtig, darauf zu achten, dass dem sterbenden Menschen ausreichend Ruhezeiten ermöglicht werden. Meistens benötigen Sterbende nicht rund um die Uhr jemanden an ihrer Seite, sondern Zeiten der Anwesenheit und Nähe sowie Zeiten des Alleinseins und der Distanz.

Der Zeitpunkt von Pflegehandlungen muss sich vorrangig nach den Bedürfnissen der sterbenden Menschen richten und nicht umgekehrt. Die Durchführung pflegerischer Maßnahmen im finalen Stadium soll höchstens jeweils 30 Minuten dauern, da es die PatientInnen ansonsten belasten könnte (vgl. Stapel 2003).

Unerwünschte Besuche

Es gibt Besuche, die den Kranken gut tun, sie stärken und unterstützen. Andere Besuche sind möglicherweise belastend. Den Kranken ist es aber oft nicht möglich, von sich aus diese Besuche zu verhindern. Ein Schild an der Türe: „Wir bitten BesucherInnen, sich vor dem Betreten des Zimmers beim Pflegepersonal zu melden" kann eine gute Unterstützung bieten. Wir können die PatientInnen fragen, ob sie möchten, dass Herr X oder Frau Y zu Besuch kommt. Es ist sehr viel leichter für schwer kranke Menschen, den Besuch uns gegenüber abzulehnen als gegenüber den BesucherInnen selbst.

Regelrechte Ausscheidung

Durch eine verminderte Flüssigkeitszufuhr nimmt die Harnmenge ab. Auf diese Weise wird die Belastung durch pflegerische Maßnahmen reduziert, und meist ist das Legen eines Dauerkatheters nicht erforderlich. Geschlossene Inkontinenzsysteme sind unangenehm und in dieser Phase nicht angebracht.

Die erste Körperfunktion, die im Sterbeprozess versagt, ist die Verdauung. Abführmittel und Einläufe sind in dieser Situation meist nicht mehr angemessen, da sie für den sterbenden Menschen eine große Belastung darstellen können. Vor allem die Gabe von Quellmitteln kann den Patienten oder die Patientin belasten: Aufgrund der zunehmenden Schwäche sind sterbende Menschen nicht mehr in der Lage, eine Bauchpresse einzusetzen, und es ist leicht vorstellbar, wie unangenehm ein starker Stuhldrang in dieser Situation sein kann. Sollte aber der Eindruck entstehen, dass der Bauch gespannt und druckempfindlich ist und dass der Patient oder die Patientin unter der Obstipation leidet, kann ein behutsamer Einlauf Erleichterung bringen.

Gleichzeitig ist aber zu bedenken, dass sterbende Menschen durch eine mögliche Obstipation belastet sind, wenn der Stuhlgang über einen längeren Zeitraum hinweg ausbleibt. Zu entscheiden, ob ein Abführen den Schwerkranken mehr Erleichterung bringt oder sie zusätzlich belastet, ist eine Gratwanderung. Das entscheidende Kriterium ist zum einen, inwieweit die Schwerkranken durch das Abführen belastet werden, zum anderen der Tastbefund des Abdomens (weich oder hart). Wenn die Entscheidung für eine Laxanziengabe gefallen ist, dann sollen möglichst sanfte Mittel eingesetzt werden.

Andere körperliche Bedürfnisse

Diese sind in Kapitel 6, Symptomkontrolle, näher beschrieben. Sehr häufige körperliche Bedürfnisse sind noch:

- Schmerzfreiheit/Schmerzlinderung (→ Kapitel 7, Das Symptom Schmerz)
- das Aufrechterhalten einer schmerzfreien und ausreichenden Atmung

3.1.2 Bedürfnisse aufgrund von veränderten Sinneswahrnehmungen

Sterbende Menschen haben meist eine intensivere Sinneswahrnehmung, da der Sterbeprozess mit einem vermehrten inneren Rückzug, einer Konzentration auf das Innere verknüpft ist. Möglicherweise werden Sinneswahrnehmungen in dieser Phase auch intensiver erlebt. So gibt es Hinweise darauf, dass Geräusche lauter empfunden, Gerüche intensiver wahrgenommen werden und dass helles Licht greller empfunden wird.

Berührung/Tastsinn

Sterbende Menschen reagieren empfindsamer auf äußere Reize. Die Zuwendung über die Haut spielt eine besonders große Rolle. Es besteht häufig ein erhöhtes Bedürfnis nach Hautkontakt, danach, an der Hand oder in den Armen gehalten zu werden sowie nach Umarmungen (auch Kapitel 4.2.2, Nonverbale Kommunikation in Form von Berührung).

„Berührung ist immer gegenseitig.
Wir können sehen, ohne gesehen zu werden,
und so mit allen Sinnen.
Aber niemand kann berühren, ohne berührt zu werden.
Daher die Ehrfurcht, die echter, wacher, dankbarer Berührung bedarf. “
(David Steindl-Rast)

Die Berührung der Haut erreicht den kranken Menschen in allen Seinsebenen. Gezielte Berührungen wie einfaches Eincremen – am besten durch leicht angewärmte Lotionen oder Öle –, rhythmische und atemstimulierende Einreibungen sind geeignete Maßnahmen, um das subjektive Wohlbefinden zu fördern und Entspannung zu erzielen. Eine pflegerische Handlung ist immer als Angebot zu verstehen, das dem kranken Menschen gemacht wird. Es ist dabei wesentlich, dass die Berührungen behutsam und achtsam erfolgen.

Kernaussage

Schwerkranke nehmen sehr sensibel wahr, ob wir bewusst berühren oder ob wir mit unseren Gedanken woanders sind.

Es gilt dabei zu beachten, dass Berührung zeitweise auch als unangenehm erlebt werden kann. Es kann sein, dass Berührungen, die zuvor als angenehm empfunden wurden (z. B. Massagen, Einreibungen), in der Terminalphase als belastend wahrgenommen werden. Zu erkennen, was der sterbende Mensch zum jeweiligen Zeitpunkt braucht, setzt großes Einfühlungsvermögen voraus.

- Berührungen sollen in der Pflege ganz bewusst ausgeführt werden. Das vermittelt das Gefühl von Schutz und menschlicher Wärme.
- Berührungen und Bewegungen müssen dem oder der Kranken selbstverständlich vorab erklärt werden.
- Es ist wichtig, nonverbale Signale der PatientInnen zu erkennen, um entsprechend darauf reagieren zu können.

Durch die Bewegungslosigkeit und die Unfähigkeit, die eigene Position zu verändern, verlieren Sterbende ihr **Körpergefühl**. Sie wissen dann nicht mehr, wie groß und wie breit ihr Körper ist, wo er beginnt und wo er endet. Sie nehmen die Lage ihrer Füße nicht mehr wahr. Beim Lagewechsel ist es hilfreich, z. B. die Arme und Beine zunächst einmal nur zu berühren, damit sie dem Patienten oder der Patientin wieder bewusst werden.

Anregung

> Üben Sie, Berührungen bewusst wahrzunehmen. Wie reagieren Ihnen vertraute Menschen auf Ihre Berührung? Wie fühlen sich Berührungen von anderen Menschen für Sie an? Versuchen Sie, sich ganz bewusst auf die Qualität der Berührung zu konzentrieren, wenn Sie jemanden berühren oder von jemandem berührt werden.

Geschmacks- und Geruchssinn

Diese Sinne sind bei Sterbenden meist stärker ausgeprägt. Duftstoffe (für uns kaum wahrnehmbar) können höchsten Widerwillen und Unbehagen auslösen.

Wenn Pflegende Parfüms und Rasierwasser benützen, kann das durch die Intensivierung der Geruchswahrnehmungen bei den Kranken Übelkeit hervorrufen (Vorsicht auch mit den eigenen Parfüms der PatientInnen).

Dasselbe gilt für Zigarettenrauch. Es kann belastend für sterbende Menschen sein, wenn die Kleidung und/oder der Atem der Pflegenden nach Zigarettenrauch riechen. Es liegt in unserer Verantwortung, die sterbenden Menschen nicht durch unachtsames Verhalten zusätzlich zu belasten.

Säurehaltige Obstsäfte können in der Geschmacksintensität als zu intensiv empfunden werden. Das ist bei der Mundpflege zu berücksichtigen.

Auch mit der Anwendung von Aromatherapie ist Vorsicht geboten, wenn sich der sterbende Mensch dazu nicht mehr äußern kann! Ätherische Öle sollen nur verwendet werden, wenn der Patient oder die Patientin in der Lage ist, die gewünschte Duftrichtung auszuwählen und diesbezüglich Rückmeldungen zu geben. Ansonsten: Weniger ist mehr! Viele PatientInnen empfinden es als erfrischend, wenn eine frisch aufgeschnittene Zitrone oder Orange in ihrer Nähe aufgestellt wird.

Sehen

KunsttherapeutInnen, die mit sterbenden Menschen gearbeitet haben, berichten, dass offenbar auch die Farbwahrnehmung intensiviert sein kann. Farben, die wir gerade noch sehen können, werden von Sterbenden manchmal als sehr kräftig empfunden.

In der Pflege ist es deshalb wichtig, auf ein angenehmes Licht zu achten und darauf, dass die Dinge, die die Kranken sehen, von ihnen nicht als störend empfunden werden. Häufig ist zu grelles Licht den Sterbenden unangenehm. Bei direkter Sonneneinstrahlung ist es von Vorteil, den Vorhang zuzuziehen und insgesamt für eine eher gedämpfte Beleuchtung zu sorgen. Im Blickfeld der Kranken sollten (persönliche) Dinge stehen, die den Sterbenden wichtig sind und ihnen gut tun.

Beispiel

Ich erinnere mich an eine Station, die in den Zimmern gemalte Bilder von Clowns aufgehängt hatte. Eigentlich waren es heitere Bilder, aber von den Schwerkranken wurden sie oft als bedrohlich wahrgenommen und mussten entfernt werden.

Wärmeempfinden

Das Wärmeempfinden verändert sich bei Sterbenden. Es fehlt ihnen die Kraft, eigene Wärme zu produzieren, aufgrund mangelnder Blutzirkulation bekommen sie leichter kalte Hände und Füße. Allerdings scheinen die Kranken dieses Auskühlen der Hände und Füße meist nicht wahrzunehmen.

Wärme wird assoziiert mit dem Gefühl von Geborgenheit und Sicherheit, und daher kann es von sterbenden Menschen als sehr angenehm empfunden werden, wenn wir für Wärmezufuhr von außen sorgen. Zusätzliche Bettdecken werden aber meist als zu schwer empfunden. Die Kranken sind oft nicht mehr in der Lage, die Decken selbst zurückzuschieben. Hilfreich sind alle Formen von Nest-Lagerungen; dazu können Stillkissen und echte Schaffelle verwendet werden. Sie vermitteln Wärme und Geborgenheit. Auch Wärmeflaschen oder warme Socken aus Schafwolle können geeignete Hilfsmittel sein.

Hören

Sterbende Menschen **hören** sehr gut. Sie nehmen Geräusche überdeutlich wahr. Selbst Menschen, die zuvor schwerhörig waren, reagieren jetzt sogar auf leises Sprechen oder Flüstern. Deshalb ist es wichtig, laute und plötzliche Geräusche zu vermeiden.

Vorsicht auch mit Musik!

Die frühere Lieblingsmusik der Kranken kann jetzt durch die Bewegungsunfähigkeit und durch das gesteigerte Hörvermögen belastend sein. Oft wird eher „fließende“, leise Musik ohne Rhythmen bevorzugt.

Beispiel

Sehr gute Erfahrungen gibt es mit Klängen eines Monochords und Musik von Entspannungs-CDs für Babys. Einige Schwerkranke empfinden Naturgeräusche wie Wasserrauschen, Vogelgezwitscher, Wellengeräusche oder auch Töne von Klangschalen als wohltuend.

3.1.3 Seelisch-spirituelle Bedürfnisse

Was bedeutet Spiritualität?

Spiritualität meint die innere Einstellung, den inneren Geist (lat. spiritus), mit dem ein Mensch auf die Fährnisse des Lebens reagiert, auf sie persönlich zu antworten versucht. Spiritualität ist das ganz persönliche Ringen um Sinngebung und die innere Lebenseinstellung, mit der ein Mensch der existenziellen Herausforderung begegnet. Diese Suche nach Sinn begleitet den Menschen ein Leben lang, wird aber besonders aktuell in Krisensituationen wie jener am Lebensende (vgl. Weiher 2007, S. 439).

Heller versteht Spiritualität als eine bestimmte, individuelle Haltung gegenüber dem Leben und dem Tod. Diese Haltung ist geprägt von

- der Art der Sinngebung;
- der spezifischen Weise, wie sich ein Mensch zu seiner Mitwelt in Beziehung setzt und diese Beziehungen lebt.

Weiher unterscheidet eine Alltagsspiritualität von der Glaubensspiritualität. Die Alltagsspiritualität umfasst die Beziehungsgeschichte eines Menschen mit den Dingen und Ereignissen des Lebens, der alltäglichen Lebensgestaltung, z. B. die Liebe zum Garten, zur Musik etc. Wenn diese Verbundenheit einem alles umfassenden Sinngrund, wie Gott, zugeschrieben wird, entsteht aus dieser Alltagsspiritualität die Glaubensspiritualität (vgl. Weiher 2007, S. 444).

Spirituell-religiöse Bedürfnisse werden geprägt durch (vgl. Heller 2007, S. 434):

- die persönliche Einstellung zu Leben und Tod
- die Vorstellung vom „Danach"
- Überzeugungen bezüglich Ernährung und Körperpflege
- religiöse Observanzen in der letzten Lebensphase
- Sterbe- und Totenrituale
- Verlust und Trauer

spirituell
geistig, geistlich

Spiritualität ist Teil des menschlichen Lebens. Besonders in einer Krisensituation können *spirituelle* Bedürfnisse für die Betreffenden große Bedeutung haben und viel Raum einnehmen. Die Pflegenden werden häufig mit spirituellen Bedürfnissen der PatientInnen konfrontiert. Nachdem gerade die Pflegephilosophie von einem ganzheitlichen Menschenbild ausgeht, ist es ihre Aufgabe, den Menschen auch in seinen spirituellen Belangen wahrzunehmen. Im Folgenden werden einige wichtige spirituelle Bedürfnisse beschrieben.

Menschliche Zuwendung und Liebe

Sterbende verlangen oft nach Beistand und Nähe, danach, dass Angehörige ihnen sagen: „Ich bin bei dir!" Es ist für den sterbenden Menschen wesentlich, von anderen angenommen und anerkannt zu werden als der Mensch, der er ist, damit sein Gefühl der Selbstachtung positiv unterstützt wird.

In der Pflege können wir dahingehend wirken, dass den Sterbenden die Möglichkeit eingeräumt wird, so weit wie möglich selbstständig Entscheidungen zu treffen, nach denen wir unser Handeln ausrichten.

Gefühle und Ängste ausdrücken können

Manche PatientInnen haben mit großen Ängsten zu kämpfen. Sie bringt der Gedanke an einen nahen Tod in eine schwere innere Krise, der sie sich nicht gewachsen fühlen. Manche haben Schuldgefühle und Angst vor Strafe oder befürchten, dass ihr Leben in wichtigen Punkten gescheitert ist und jetzt nicht mehr in Ordnung gebracht werden kann. Andere bewältigen ihre Angst im Gedanken an ihre Geborgenheit in Gott.

Letzte Dinge für sich regeln können

Das Ordnen der Hinterlassenschaften (z. B. Testament) sowie klärende Gespräche mit Personen, die den Sterbenden wichtig sind, sind hier von Bedeutung. Zwischenmenschliche Konflikte und Schuldgefühle können für sterbende Menschen sehr bedrückend sein. Es könnte in diesem Zusammenhang sehr wichtig sein, dass die Möglichkeit zu einer Aussöhnung besteht.

Sinnfragen stellen können

Das Sterben eines Menschen, sein Abschied vom Leben, stellt in besonderer Weise die Sinnfrage: War mein Leben so, wie ich es mir gewünscht habe? War mein Bemühen umsonst? Was bleibt von meinem Leben? Für wen war es wichtig, dass ich gelebt habe? Solche Fragen stellen sich besonders in Zusammenhang mit wichtigen Beziehungen wie jener zum/zur EhepartnerIn oder zu den Kindern.

Spirituelle Rituale

Die Begleitung durch religiöse Rituale kann für Sterbende eine große Unterstützung sein. Ein Kreuzzeichen, das man den PatientInnen auf die Stirn zeichnet, kann sehr viel tröstende Kraft geben. In einer Situation, in welcher der Patient oder die Patientin oft nicht mehr in der Lage ist, anspruchsvolle Texte zu verstehen und nachzuvollziehen, sind gerade solche rituellen Handlungen hilfreich. Selbstverständlich müssen solche Handlungen mit allem gebotenen Respekt vor der spirituellen Einstellung der Kranken erfolgen.

Besonders gilt das auch für die Krankensalbung, die freilich oft als „letzte Ölung" verstanden und dann vielleicht gefürchtet wird. Es ist daher von Bedeutung, dass das Sakrament empfangen wird, wenn der oder die Sterbende noch in der Lage ist, dieses Ritual bewusst und frei zu erbitten sowie entsprechend innerlich zu vollziehen.

Auch den Angehörigen ist es wichtig, sich zu verabschieden. Die Verarbeitung der Trauer kann sehr erschwert werden, wenn die Trennung nicht in Frieden geschehen konnte, wenn das Gefühl bleibt, man habe nicht alles getan, was möglich und nötig war. Deshalb ist etwa der Empfang der Krankensalbung oft ein dringender Wunsch der Angehörigen. Gerade auch für die Hinterbliebenen können religiöse Riten für die Trauerbewältigung wichtig sein.

Kernaussage

> Es ist wichtig, dass Pflegepersonen die Bedeutung erkennen, die spirituelle Bedürfnisse für PatientInnen und ihre Angehörigen haben. Der individuellen Haltung der Kranken soll prinzipiell mit Achtung begegnet werden.

Die Pflegeperson als spirituelles Wesen

Auch Sie als Pflegeperson haben Ihre persönliche Spiritualität. Diese hat Auswirkungen auf das berufliche Handeln, weil Spiritualität die inneren Werte eines Menschen beeinflusst und daher ethische Entscheidungen durch sie mitbestimmt werden (vgl. Weiher 2007, S. 438). In diesem Zusammenhang ist es wünschenswert, wenn Pflegepersonen ihre eigene Spiritualität reflektiert wahrnehmen, weil persönliche Haltungen und Handlungen dann besser nachvollziehbar werden.

3.2 Religiöse Begleitung Sterbender

Unter Religion versteht man ein getragenes Sinngebungssystem einer Gemeinschaft, das helfen soll, sich mit einem höchsten Prinzip, z. B. Gott, in Beziehung zu setzen. Spezifische Symbole und Praktiken sind dabei unterstützend und bedeutend (vgl. Weiher 2007, S. 440).

3.2.1 Sinn des Lebens, Tod und Religion

Wir leben heute in einer Gesellschaft, in der viele unterschiedliche Kulturen und Religionen nebeneinander existieren. Gerade deshalb ist es notwendig, sich über verschiedene Rituale, Gebräuche und Einstellungen hinsichtlich Tod und Sterben Gedanken zu machen.

Religionen beruhen auf jahrtausendealten Wurzeln, die bis heute große Bedeutung für die Menschheit haben. Daraus haben sich Rituale entwickelt, die dem Menschen Sicherheit, Zugehörigkeit und Sinnhaftigkeit im eigenen Leben, im Sterben und im Tod geben, ihn hoffen und vertrauen lassen, ihn nähren.

Es wäre vermessen, würde man behaupten, man könne im Rahmen dieses Lehrbuchs den Inhalt der Religionen erklären. Ganz im Gegenteil, es besteht sogar die Gefahr, mit ein paar zusammenfassenden Aussagen eine Religion auf diese wenigen Aussagen zu reduzieren und erst recht für Missverständnisse zu sorgen.

Die folgende Zusammenstellung zum Thema „Tod und Religion" hat dankenswerterweise der Theologe Univ.-Prof. Dr. Hans Rotter für unser Buch verfasst:

Religionen geben dem Sterben die Ausrichtung auf einen Sinn. *„Wer ein Warum zu leben hat, erträgt fast jedes Wie"* (F. Nietzsche). Wenn man einem Geschehen einen Sinn zusprechen kann, ist es weit leichter zu verkraften, als wenn es völlig sinnlos erscheint. Das darf freilich nicht so verstanden werden, als ob der Glaube das Sterben immer leicht machen würde. Das geistige Bestehen des Sterbeprozesses, die Angst vor dem Ende sowie das Ja zum Abschiednehmen brauchen ausreichend Zeit, besonders wenn man sich in gesünderen Tagen nicht damit auseinandergesetzt hat. Das Sterben ist in der Tradition oft auch als *ars moriendi* verstanden worden, die man einüben und ein Stück weit lernen kann. Aber auch in dieser geistigen Auseinandersetzung mit dem Tod stellt sich immer wieder die Frage, ob damit alles aus ist oder ob es ein Weiterleben gibt. Gibt es eine Gerechtigkeit, in welcher der Mensch für seine Leiden und für das Gute in seinem Leben einen Lohn findet, oder ist letztlich auch das irdische Leben schon sinnlos, weil das, wonach sich der Mensch im Innersten sehnt, nur Schein und Trug ist? Auf solche quälenden Fragen geben die verschiedenen Religionen auf verschiedene Weise eine Antwort: Sie sprechen von Gericht, von Auferweckung des Menschen, oft auch in seiner leiblichen Gestalt, vom Wiedersehen, von ewigem Leben, von Lohn und Strafe.

Ars moriendi
Bezeichnung für die Kunst des Sterbens, kleines Sterbe- und Trostbuch des Mittelalters, siehe auch Kap. 1.1.1, Der Tod in früheren Zeiten

Im Folgenden sollen einige Antworten kurz zusammengefasst werden:

Antworten des Christentums

Für das Christentum ist die Vorstellung von einem personalen Gott entscheidend, dem der Mensch im Tod begegnet. Die Bestimmung des Lebens und seine letzte Erfüllung werden als liebende Begegnung mit diesem Gott verstanden. Der letzte Sinn liegt also in der personalen Liebe zwischen Gott und Mensch, die der Mensch oft nur sehr unvollkommen im irdischen Leben erfährt und nach deren vollkommener Gestalt er sich sehnt. Im Eingehen in die Ewigkeit wird ihm, im Angesicht Gottes, diese Unvollkommenheit und damit seine schmerzhafte Schuld bewusst. Hier erfährt er aber auch Gottes Vergebung und das Geschenk des ewigen Lebens.

Der Mensch wird im Tod nicht ausgelöscht, sondern er geht mit seiner ganzen Lebensgeschichte, die ja sein Ich ausmacht, in einen neuen

Zustand ein, in dem die ganze irdische Vergangenheit zu einer unvergänglichen, aber verklärten und beglückenden Gegenwart wird.

Antworten des Judentums

Das Judentum hat keine eindeutige, verpflichtende Vorstellung von Tod und Jenseits. Man glaubt zwar an ein Leben nach dem Tod, aber im Alten Testament stellt man sich das Jenseits meist als eine dunkle Unterwelt vor, in der die Toten Gott nicht mehr preisen können. Es gibt auch verschiedene Auffassungen, ob zunächst nur die Seele weiterlebt oder ob es nach dem Tod eine „Auferstehung der Toten" (mit Leib und Seele) gibt. Diese beiden Auffassungen haben sich später vereinigt zu dem Glauben, dass zunächst nur die Seele den Tod überdauert, aber dass sie sich später in der Zeit des Messias wieder mit dem Körper vereinigen und dann leiblich auferstehen wird. Den Menschen erwarten im Jenseits Lohn oder Strafe, durch die die offenkundigen Ungerechtigkeiten des irdischen Lebens ausgeglichen werden.

Antworten des Islam

Der Prophet Mohammed (7. Jh. n. Christus) verkündet, ausgehend vom Christentum, wie er es kennengelernt hatte, eine neue Interpretation, die sich zu einer eigenen Religion entwickelt.

Auf den Tod des oder der Gläubigen folgt der Tag der Wiedererweckung und des Gerichtes. Wer an Gott und seinen Gesandten glaubt, geht in das Paradies mit seinen Gärten und Bächen ein. Dort gibt es weder Krankheit und Schmerzen noch Trauer und Tod.

Die Ungläubigen werden hingegen in das Höllenfeuer eingetaucht. Es gibt für sie keine Gelegenheit, auf die Erde zurückzukehren und den wahren Glauben anzunehmen. „Wahrlich, jene, die ungläubig sind und im Unglauben sterben – niemals wird von ihnen eine Erde voll Gold angenommen werden, auch wenn sie sich damit loskaufen wollten. Diese haben eine schmerzhafte Strafe und sie werden keine Helfer haben" (Koran 3,91).

„Wenn jemand im Unglauben stirbt, wird er nicht die Gelegenheit bekommen, nochmals zu dieser Welt zurückzukehren, um zu glauben. Und wenn du nur sehen könntest, wie sie vor das Feuer gestellt werden! Dann werden sie sagen: ‚Ach, würden wir doch zurückgebracht! Wir würden dann die Zeichen unseres Herrn nicht für Lüge erklären, und wir würden zu den Gläubigen zählen'" (Koran 6,27).

Antworten des Hinduismus und Buddhismus

Die Todesvorstellung des Hinduismus und des Buddhismus ist entscheidend geprägt durch die Vorstellung einer Wiedergeburt. Entsprechend dem Zustand der Seele (dem „Karma") bedarf der Mensch im Tod meist noch einer Reinigung, die erst in einem weiteren irdischen Leben geschehen kann. Dazu wird der Mensch wiedergeboren, und zwar, je nach der Art seiner verbliebenen Unvollkommenheit, im Buddhismus als Titan, Mensch, Tier oder Hungergeist, im Hinduismus zusätzlich auch als Pflanze.

Der Glaube an eine Wiedergeburt wird nicht als befreiend empfunden, sondern im Gegenteil als belastend. Dadurch vervielfältigt sich für den einzelnen Menschen das Leid des irdischen Daseins. Das Leid des Menschen im irdischen Leben trägt zu der Reinigung bei, die schließlich aus dem Kreislauf der Wiedergeburten heraus- und in das Nirwana hineinführt. Die Sehnsucht des Menschen gilt deshalb der Befreiung aus dem Kreislauf des Lebens und dem Eingehen in das Nirwana, wo der Mensch als individuelles, personales Wesen völlig ausgelöscht wird und in einem überindividuellen Zustand oder auch in einem persönlichen Gott aufgeht.

Religiöse Riten

Die Religionen institutionalisieren ihre Antworten in verschiedenen *Riten*. Riten haben zwei wichtige Funktionen:

1. das Bewusstsein eines symbolischen Sinns wachzuhalten und zu repräsentieren;
2. wieder Kontinuität herzustellen, wenn ein Ereignis (z. B. Tod) den Ablauf der Alltagswelt stört.

Ritus
der lebendige Ausdruck von Glaubensüberzeugungen einer soziale Gruppe (vgl. Nassehi/Weber 1989, S. 54). Ritus meint auch den religiösen (Fest-)Brauch in Worten, Gesten und Handlungen sowie das Vorgehen nach einer festgelegten Ordnung, das Zeremoniell.

Man denke an die Begräbniszeremonien, die den Hinterbliebenen helfen, Abschied zu nehmen; an das Grab, das einerseits dazu dient, das Andenken an die Verstorbenen zu bewahren, andererseits aber auch, im Glauben an ihr Weiterleben Trost zu finden. Ähnlich kann auch das Gebet der Gemeinde an bestimmten Tagen und bei bestimmten Gelegenheiten den Trauernden Stütze und Trost geben.

3.2.2 Sensible Bereiche in der religiösen Begleitung Sterbender

Die verschiedenen Religionen haben bestimmte gemeinsame Bereiche, die einer besonderen Aufmerksamkeit durch uns Pflegende bedürfen, da sie sehr sensible und zugleich zentrale Themen in der jeweiligen religiösen Anschauung darstellen.

Folgende Punkte darf man bei der religiösen Begleitung Sterbender nie außer Acht lassen:

1. Gläubige einer Religionsgemeinschaft leben ihren Glauben gänzlich unterschiedlich. Manche messen den Ritualen der eigenen Religion eine hohe Bedeutung bei und praktizieren sie streng, während andere diese Handlungen entweder gar nicht oder in sehr unterschiedlicher Art und Weise durchführen.
2. Es ist wichtig, sich darüber im Klaren zu sein, dass man allein aufgrund der Religionszugehörigkeit eines Menschen noch nichts über seine spirituelle Lebensart weiß. Es käme einer groben Vorverurteilung gleich, würde man allein aufgrund der angegebenen

Religion Rückschlüsse auf das praktizierte spirituelle Verhalten eines Menschen ziehen.

3. Religiöse Rituale lassen oft nur im Zusammenhang mit ihrem jeweiligen Ursprung ihren Wert und ihre Sinnhaftigkeit erkennen. Für Menschen mit anderen Glaubensvorstellungen mag manche Handlung nur schwer nachzuvollziehen sein.

Ernährung

Fleischverzehr: In einigen Religionen werden bestimmte **Fleischsorten** sowie einzelne Fischarten nicht gegessen. Beispielsweise verzichten viele MuslimInnen und JüdInnen auf Schweinefleisch, Hindus essen kein Rindfleisch. Die meisten BuddhistInnen sind VegetarierInnen und verzichten gänzlich auf Fleischprodukte.

Das den Regeln entsprechende **Schlachten** von Tieren stellt ebenso einen sensiblen Punkt dar und kann der Grund dafür sein, dass Fleisch im Krankenhaus nicht verzehrt wird.

In manchen Religionen und Kulturen existieren Vorschriften für das **Zubereiten** von Speisen. So kann es sein, dass z. B. jüdisch Gläubige nicht dasselbe Messer nacheinander für Schinken und Gemüse verwenden oder Milch und Fleisch nur im Abstand von sechs Stunden essen bzw. nicht im selben Kühlschrank lagern.

Fasten: Das Fasten zu bestimmten Zeiten oder an gewissen Wochentagen (islamischer Fastenmonat Ramadan oder die Karwoche im Christentum) spielt in vielen Religionen eine große Rolle.

Problematisch kann die Situation werden, wenn kranke Menschen mit schlechtem Allgemeinzustand am Fasten festhalten möchten. Es kann z. B. sein, dass muslimische PatientInnen im islamischen Fastenmonat Ramadan in der Zeit von Sonnenauf- bis Sonnenuntergang keine Mahlzeit und auch keine Medikamente einnehmen wollen. Der Ramadan berührt viele MuslimInnen emotional besonders stark, da es für sie die letzte Gelegenheit bedeutet, ihre Angelegenheiten ins „Reine“ zu bringen.

Körperpflege

Normen
allgemein anerkannte, als verbindlich geltende Regeln. Sie sind auch Richtschnur für das Zusammenleben von Menschen.

Schamgefühl: Das Schamgefühl hängt von kulturellen *Normen* und auch maßgeblich von der einzelnen Person ab. In Kulturen, wo üblicherweise die Haut (und ev. auch das Haupt) ganz mit Kleidung bedeckt wird, wo sich Frauen selbst in der Nacht vollständig bekleiden, kann Nacktheit ein sehr großes Problem bedeuten. Es kann für sie demnach schwierig bis unmöglich sein, sich für bestimmte pflegerische und medizinische Handlungen entkleiden zu müssen. Oft wird bei einer Untersuchung der Frau das Beisein ihres Mannes gewünscht.

Für manche Menschen (z. B. manche Hindus) kann es auch schwierig sein, über diverse Beschwerden im Bereich der Geschlechtsorgane, des Harntraktes oder Verdauungsapparates zu sprechen, daher äußern sie sich dazu nicht.

In vielen Kulturen wird es generell als angenehmer empfunden, wenn die Pflege (vor allem bei Pflegeverrichtungen wie beispielsweise bei der Intimwaschung) von gleichgeschlechtlichen Personen durchgeführt werden kann. Dies gilt es in jedem Fall zu erfragen.

Reinigungsrituale: Die Körperhygiene ist in vielen Religionen deshalb ein sehr sensibler Bereich, weil Waschungen nicht nur zur Reinigung des Körpers dienen, sondern als rituelle Waschungen auch einen Ausdruck von innerer, seelischer Reinheit bedeuten. Das Ermöglichen spezieller Reinigungszeremonien kann einen wertvollen Beitrag zum Wohlbefinden der PatientInnen leisten.

Der Zeitpunkt der Waschung kann für die Pflegeplanung von besonderer Wichtigkeit sein.

Mögliche gewünschte Zeitpunkte können sein:

- vor dem Beten: z. B. beten MuslimInnen häufig fünf Mal am Tag;
- vor den Mahlzeiten: z. B. Hände waschen und Ausspülen des Mundes;
- nach dem Toilettengang: Für manche Personen ist es wichtig, die Geschlechtsteile danach mit fließendem Wasser zu reinigen.

Fließendes Wasser: Häufig wird fließendes Wasser zur Waschung bevorzugt, weil Bäder mitunter als unhygienisch oder gar ekelerregend angesehen werden.

Für viele Personen ist es von großer Bedeutung, dass alles, was mit Exkrementen in Berührung gekommen ist, äußerst sorgfältig gereinigt wird.

Gebete

Das Beten oder Meditieren zählt für viele Menschen unterschiedlicher Glaubensrichtungen zu einem wesentlichen Bestandteil ihrer Religionsausübung.

Zum Beispiel könnten viele MuslimInnen das Verlangen haben, fünf Gebetszeiten am Tag einhalten zu können und dazu eine vorherige rituelle Waschung durchzuführen: Die Körperteile Gesicht, Ohren, Stirn, die Füße bis zu den Knöcheln sowie Hände und Arme bis zu den Ellenbogen werden unter fließendem Wasser gereinigt. Die Reinigung der Nase erfolgt durch das Hochziehen von Wasser, und der Mund wird ausgespült. Das Gebet erfolgt meist in Blickrichtung *Mekka*. Häufig wird beim Beten das Haupt bedeckt, die Betenden ziehen die Schuhe aus und verwenden einen Gebetsteppich. Das Gebet wird von bestimmten Bewegungen begleitet, etwa niederknien oder den Boden mit der Stirn berühren.

Mekka

Geburtsort Mohammeds, des Propheten des Islam und Ort der Offenbarung des Koran (heiliges Gebetsbuch des Islam). Mekka liegt in Saudi-Arabien (in südöstlicher Himmelsrichtung).

Religiöse Gegenstände: Viele Religionen verwenden spezielle Gegenstände zur Ausübung von Riten:

- Figuren, Bilder von Göttern, Gebetsperlen, Glücksbringer, Talismane, Amulette, Blumen (z. B. Hindus)
- Rosenkranz, Kreuz (z. B. ChristInnen)

Begleitung der Sterbenden

Manchmal wünschen sich sterbende Menschen den Beistand eines Priesters ihres Glaubenskreises (Rabbiner, Imam, Brahmane etc.). Meist sorgen die Angehörigen selbst dafür; wenn nicht, ist es unsere Aufgabe, das zu organisieren.

Mantra
ein religiöser, als wirkungskräftig geltender Spruch, die poetischen Verse der Veden. Magische Formel der Inder.

Hindus werden während des Sterbeprozesses oft *Mantras* aus den Veden (den heiligen Schriften des Hinduismus) und Gebete, besonders die Gottesnamen, ins Ohr geflüstert.

Für **MuslimInnen** bedarf ein friedvoller Sterbeprozess vor allem der Begleitung durch Angehörige. Für viele MuslimInnen ist es wichtig, dabei in Blickrichtung Mekka zu sitzen oder zu liegen. Es wird im heiligen Buch, dem Koran, gelesen und das Glaubensbekenntnis für den Sterbenden oder die Sterbende gebetet: *„Es gibt keinen Gott außer Allah, und Muhammad ist sein Prophet.“* Für viele MuslimInnen ist es ein großes Anliegen, diese Worte zuletzt auszusprechen.

BuddhistInnen werden von Mönchen, Nonnen oder anderen BuddhistInnen begleitet, die ihnen meditative Texte, Gebetstexte vorlesen und Sutren (buddhistische Lehren) vorsingen, um die Angst zu mindern und den Geist zu beruhigen. Beim Sterben sind oft keine Angehörigen anwesend, da sie durch ihren Trennungsschmerz die Sterbenden zu sehr ablenken und sie noch zu sehr an das irdische Dasein binden könnten. So nehmen BuddhistInnen oft schon vor Eintritt ihres Todes bewusst von ihren Angehörigen Abschied. Für viele ist es wichtig, bei vollem Bewusstsein sterben zu können, weshalb die Schmerztherapie in diesem Fall gut darauf abgestimmt werden muss. Das „tibetische Totenbuch“ dient als Anleitung, um gut zu sterben. Die Meditation ist für viele sterbende BuddhistInnen sehr wichtig.

Im **Judentum** wird häufig vom Familienkreis oder der Glaubensgemeinschaft z. B. die erste Zeile des Gebetes „Schma Israel“ für einen sterbenden Menschen auf Hebräisch gesprochen: *„Höre, Israel, der Herr ist unser Gott, der Ewige ist einzig! Liebe den Ewigen, deinen Gott mit ganzem Herzen, mit deiner ganzen Seele und mit deiner ganzen Kraft …“* Die Sterbenden segnen ihre Kinder und Enkelkinder.

Umgang mit dem toten Körper

Berührung kann unerwünscht sein: Die Berührung eines toten Menschen kann unter Umständen problematisch sein. Gerade bei MuslimInnen kann es absolut unerwünscht sein, dass der tote Mensch von Nicht-MuslimInnen berührt wird. Lässt sich eine Berührung nicht vermeiden, so ist das Tragen von Handschuhen unbedingt anzuraten. BuddhistInnen warten mit dem Berühren bzw. Bewegen des toten Menschen eine Zeitlang, da sie davon ausgehen, dass das Bewusstsein nicht sofort nach dem Tod erlischt. Jüdisch Gläubige berühren den toten Körper an einem *Sabbat* oder Feiertag unter Umständen nicht.

Sabbat
der jüdische Ruhe- und Feiertag, der 7. Tag der Woche (Samstag)

Hier kann es hilfreich sein, die Verstorbenen bis zur Abholung in die Aufbahrungskapelle zu verlegen. Die Angehörigen halten Totenwache, das heißt, dass der Leichnam nicht allein gelassen wird.

Spezielle Lagerungen: Viele MuslimInnen wünschen, dass der Kopf des Verstorbenen in Richtung Mekka gedreht und die Hände seitlich an den Körper gelegt werden sowie dass die beiden großen Zehen mit einem Faden zusammengebunden werden. Bei einer toten Frau werden die Hände über der Brust, beim Mann über dem Bauch gefaltet.

Nach jüdischem Ritual wird einem verstorbenen Menschen acht Minuten lang eine Feder über Mund und Nase gelegt, um das endgültige Aussetzen der Atemtätigkeit festzustellen. Danach ist es die Aufgabe des Sohnes bzw. des nächsten Verwandten, die Augen des toten Menschen zu schließen. Vor allem orthodoxe JüdInnen beauftragen die Chewra Kadischah – „die heilige Gemeinschaft"– mit der Versorgung des/oder der Verstorbenen. Der Leichnam wird mit den Füßen in Richtung Tür auf den Boden gelegt oder, alternativ, das Bett so gestellt, dass die Beine in Richtung Tür zeigen. Der tote Mensch wird mit einem Laken bedeckt, die Arme werden ausgestreckt neben den Rumpf gelegt. Neben dem Kopf wird eine Kerze angezündet. Der Leichnam wird während der Totenwache nie allein gelassen.

Rituelle Waschungen: In einigen Religionen (z. B. Judentum und Islam) wird der Leichnam nicht nur mit rituellen Gebeten begleitet, sondern auch einer rituellen Waschung unterzogen. Es ist deshalb ratsam, den verstorbenen Menschen vorerst nur mit einem sauberen, weißen Tuch zu bedecken, um mit den Angehörigen abzuklären (falls noch nicht erfolgt), wie sie die rituelle Waschung organisieren möchten.

Im orthodoxen Judentum findet einige Stunden nach dem Tod die sog. Tahara, die Reinigung des Leichnams statt. Der tote Körper wird mit lauwarmem Wasser gewaschen, beginnend mit dem Kopf, die Füße zuletzt. Der Leichnam wird dabei nie zur Gänze entblößt und nicht auf den Bauch gedreht. Dem toten Menschen wird anschließend ein weißleinenes Sterbekleid angezogen.

Beim Islam wird eine rituelle Waschung ausschließlich durch den Imam oder einen anderen unterwiesenen Muslim durchgeführt. Ist das vor Ort nicht möglich, da für diese Waschungen größere Mengen fließenden Wassers erforderlich sind, wird der Leichnam vorerst versorgt und die rituelle Reinigung im Nachhinein durchgeführt. Der tote Körper wird mit fließendem Wasser gewaschen und zur Bekleidung werden saubere, weiße Baumwollkleider, unter anderem ein nahtloses Hemd, verwendet.

BuddhistInnen hüllen den toten Körper in ein Laken ein, das kein *Emblem* haben darf.

Emblem

Kennzeichen, etwa das Logo des Krankenhauses oder Pflegeheims, Hoheitszeichen, Sinnbild

Bestattung

Die Bestattungsart richtet sich nach den religiösen Vorstellungen nach dem Tod. So ist es im Islam und Judentum üblich, die Verstorbenen oft innerhalb von 24 Stunden zu beerdigen. Im Hinduismus wird die Feuerbestattung bevorzugt, BuddhistInnen wählen ihre Bestattungsform frei.

Obduktion

Für manche Religionen ist der unversehrte Körper von hohem Wert, weshalb eine Obduktion ein großes Problem darstellen kann. Eine Obduktion kann auch als Respektlosigkeit gegenüber dem Toten und seiner Familie empfunden werden.

Trauer/Rituale der Hinterbliebenen

In den verschiedenen Kulturen und Religionen wird Trauer auf unterschiedliche Art und Weise ausgedrückt. Einige Beispiele:

- Im Judentum reißen Trauernde z. B. einen Kleidersaum auf.
- Hindus zeigen Trauer offen und mit Gesten; es wird viel körperliche Nähe zugelassen.
- Bei den Hindus sind auch Opfergaben über einen bestimmten Zeitraum in Form von Speisen und Getränken üblich.
- Beim Islam begleiten Verwandte und FreundInnen die Trauerfamilie in der ersten Zeit und übernehmen viele alltägliche Aufgaben. In den ersten paar Tagen vernachlässigen die Angehörigen der Verstorbenen die eigene Körperpflege (waschen und kämmen sich nicht, wechseln ihre Kleidung nicht etc.). Die Familie hält sich eine bestimmte Zeit an gewisse Einschränkungen (z. B. verzichtet die Witwe auf Schmuck und verlässt das Haus nur, wenn unbedingt notwendig).

Es kann leicht zu Missverständnissen führen, wenn wir ohne zu fragen vorwegnehmen, welche Voraussetzungen muslimische, jüdische oder buddhistische PatientInnen für die Praxis ihrer Religion brauchen. Es ist Aufgabe der Pflegepersonen, die PatientInnen oder ihre Angehörigen zu fragen, was ihnen wichtig ist und was sie benötigen.

3.2.3 Haltung der Pflegepersonen

Die Herausforderung für Pflegepersonen besteht nun darin, dass sie mit für sie fremden Kulturen und Religionen und deren Verhaltensweisen und Ritualen in Berührung kommen, aus denen lediglich die jeweiligen Handlungen sichtbar sind.

Die eigentliche Motivation, an solchen Handlungen teilhaben zu wollen, kann von Personen mit anderer religiöser Zugehörigkeit in der Regel oft nicht oder nur unzureichend nachvollzogen werden. Die Gefahr besteht dann vor allem darin, dass die Wertigkeit, die eine bestimmte Handlung für die Betroffenen hat, unterschätzt oder erst gar nicht (an-)erkannt wird. So gilt es zunächst, sich bewusst zu machen, dass Menschen mit anderer Religionszugehörigkeit unter Umständen auch ein für sich anderes Wertesystem vertreten und bestimmte Handlungen für sie eine große Bedeutung haben.

Kernaussage

> Aufgabe der Pflegepersonen ist es, die PatientInnen in ihren religiösen Wertvorstellungen anzunehmen und sie so weit wie möglich und vertretbar dahingehend zu unterstützen, dass sie diese Werte leben können.

Das erfordert von den Pflegepersonen die Bereitschaft, einen anderen Blickwinkel zuzulassen, auch wenn er gar nicht in das eigene Lebenskonzept passt oder zu passen scheint.

3.3 Der Umgang mit dem verstorbenen Menschen

3.3.1 Sichere und unsichere Todeszeichen

Ab wann ist ein Mensch tot? Diese Frage kann man nicht eindeutig und nur unter Berücksichtigung der folgenden Unterscheidungen beantworten: Mit der Definition des „klinischen Todes“ entsteht der Eindruck, dass wir genau feststellen könnten, wann der Tod eingetreten ist. Es ist aber keineswegs so, dass der Sterbeprozess mit dem klinisch feststellbaren Tod beendet ist.

Der „klinische“ Tod

Ein Mensch ist innerhalb von drei Minuten nach Herz- und Atemstillstand klinisch tot. Der klinische Tod ist von den sogenannten unsicheren Todeszeichen (s. u.) begleitet. Unsicher nennt man sie deshalb, weil eine Reanimation den Tod möglicherweise noch einmal verhindern kann.

Der Hirntod

Das ist der irreversible und vollständige Funktionsausfall des Gesamthirns (Großhirn und Hirnstamm). Der Hirntod bedeutet auch rechtlich den Tod des Menschen. Die Feststellung des vollständigen und irreversiblen Zusammenbruchs aller Gehirnfunktionen ist an einen umfangreichen Kriterienkatalog gebunden (vgl. Frowein 1999).

Diese Hirntod-Definition spielt im Zusammenhang mit der Organtransplantation eine große Rolle. Die vitalen Funktionen hirntoter Menschen werden durch spezielle Maßnahmen (Beatmung) künstlich aufrechterhalten, damit die Organe für den/oder die EmpfängerIn funktionsfähig bleiben.

Der biologische Tod

Es erlöschen sämtliche Organfunktionen, was mit einer Veränderung einhergeht, die als sichere Todeszeichen (s. u.) verstanden werden. Der Körper erkaltet langsam (jede Stunde um ungefähr 1° Celsius).

Abbildung 1
Der biologische Tod

Biologisch leben Zellen noch nach dem Hirntod weiter:	
Herz	15–30 Min.
Leber	30–35 Min.
Lunge	bis zu 2 Std.
Muskeln	über 8 Std.
Magen, Darm	arbeiten noch bis zu 24 Std. weiter
Schweißdrüsen	arbeiten noch über 30 Std.
Spermien	leben noch bis mehrere Tage nach dem Tod

Mit dem Eintreten des Todes finden markante Veränderungen am Körper des toten Menschen statt. Beim Erkennen des Todes wird zwischen sicheren und unsicheren Zeichen oder Merkmalen unterschieden.

Sichere Todeszeichen

- **Totenflecke** (Livor mortis) an der Haut. Sie haben eine rotviolette Farbe und entstehen durch das Absinken des Blutes an die tiefsten Körperstellen. Sie bilden sich eine bis mehrere Stunden nach dem Tod.
- **Rigor mortis**: Sie ist die Folge einer *Kontraktion* der Muskulatur. Ursache ist der durch den Stillstand des Stoffwechsels bedingte Mangel an Adenosintriphosphat (ATP). Fehlt ATP, so verharren die Muskelproteine Aktin und Myosin in einer festen Bindung zueinander und der Muskel wird starr. Die muskuläre Erstarrung erfolgt von kranial nach kaudal. Sie beginnt ein bis zwei Stunden nach dem Tod an den Augenlidern, nach zwei bis vier Stunden in den Kaumuskeln, schreitet über Schultergürtel und Arme fort und breitet sich schließlich am ganzen Körper aus. Die Starre löst sich nach etwa zwei bis drei Tagen, abhängig von der Todesart und Temperatur.

Kontraktion
von lat. *contrahere* = zusammenziehen

- **Fäulnis- und Auflösungsprozesse** sowie der Verwesungsgeruch entstehen durch die Bildung von Gasen wie Ammoniak, Kohlendioxid, Schwefelwasserstoff und Stickstoff. Dieser Prozess beginnt fast immer im Darmtrakt.

Unsichere Todeszeichen

Folgende Todeszeichen werden als unsicher bezeichnet, weil ihr Vorhandensein noch nicht zwingend den Tod des Menschen bedeuten muss. Diese Symptome können auch bei einem lebenden Menschen auftreten, z. B. bei Menschen, die sich im weit fortgeschrittenen Sterbeprozess befinden:

- Eintritt von Bewusstlosigkeit
- Atemstillstand
- kein Puls tastbar, fehlender Blutdruck
- schlaffe Muskulatur
- fehlende Reflexe

In jedem Fall muss der Tod eines Menschen durch einen Arzt oder eine Ärztin festgestellt werden. ÄrztInnen sind verpflichtet, den verstorbenen Menschen zu untersuchen und die Todesanzeige auszufüllen, in der Angaben zur Person, zum Todeszeitpunkt, zur Todesart, Angaben im Falle übertragbarer Krankheiten sowie Angaben zur Todesursache natürlicher oder unnatürlicher (= Gewalt, Unfälle, Verletzung, Selbstmord, Vergiftung) Art festgehalten werden.

Die Krankenhausverwaltung und die Angehörigen der Verstorbenen müssen, den hausinternen Richtlinien folgend, benachrichtigt werden.

Pflegepersonen müssen den Arzt oder die Ärztin und ihre Stationsleitung vom Tod eines Patienten oder einer Patientin sofort verständigen.

Wenn ein Mensch zu Hause stirbt, führen die zuständigen HausärztInnen bzw. SprengelärztInnen die Todesfeststellung durch und stellen die Todesanzeige aus.

3.3.2 Pflegemaßnahmen für den verstorbenen Menschen

Die innere Haltung von Pflegepersonen

Die Maßnahmen, die wir für einen verstorbenen Menschen ergreifen, sind die allerletzte Tat, ein Akt der Mitmenschlichkeit, den wir einem Menschen zukommen lassen können. Wie unterschiedlich auch immer sich die jeweilige Situation darstellen mag, vergessen wir nie, dass unsere Handlungen vordergründig zur Wahrung der Personenwürde des toten Menschen und für seine Angehörigen gesetzt werden.

Ein würdevoller Umgang drückt sich durch überlegtes und bewusstes Handeln bezogen auf den verstorbenen Menschen und seine Angehörigen aus, nicht aber durch ein mechanistisches Abarbeiten einer Maßnahmenliste. Werden die Tätigkeiten in Gedanken an die Person und an das, was wir von ihrem Leben erfahren konnten und durften, verrichtet, können sich daraus Möglichkeiten zu einer sehr persönlichen Gestaltung des Abschiednehmens ergeben. Es sind die kleinen Dinge und Aufmerksamkeiten, die in einer solchen Situation große Wirkung haben und ihr die nötige Würde geben.

Es sei an dieser Stelle auch an unsere berufsethische Verantwortung nach dem grundlegenden Prinzip „Der Wert des Lebens“ nach M. Arndt erinnert, die auch die Wahrung der Personenwürde eines verstorbenen Menschen miteinschließt.

Von der Wichtigkeit des letzten Anblickes

Der letzte Anblick eines Verstorbenen prägt sich in der Regel tief in das Gedächtnis der Angehörigen ein. Noch Jahre später sind sie in der Lage, sich dieses Bild jederzeit in allen Einzelheiten in Erinnerung zu rufen. Von daher kann die Bedeutung dieses Augenblicks gar nicht hoch genug eingeschätzt werden. Den Pflegepersonen kommt hier die besondere Aufgabe zu, eine würdevolle Situation zu schaffen, damit die Erinnerung an diesen letzten Anblick eine entlastende und gute Erinnerung für die Angehörigen sein und bleiben kann. Ausdruck dafür, wie wichtig diese letzte Erinnerung sein kann, ist die Tatsache, dass manche Angehörige ein Foto des oder der Verstorbenen machen möchten: Es ist ihnen ein Anliegen, diesen gelösten und friedlichen Eindruck festzuhalten.

Manche Angehörigen befürchten eine übermäßige emotionale Belastung oder äußern Angst beim Gedanken, ihre Verstorbenen noch einmal zu sehen. Es ist wichtig, die Betreffenden keinesfalls zu drängen, aber wir sollten die Angehörigen dazu ermutigen, sich von ihren verstorbenen Lieben zu verabschieden.

Hilfreich ist es, wenn Pflegende anbieten, mit ihnen in das Zimmer der Verstorbenen zu gehen, sie dabei gleichsam an die Hand nehmen. Die Erfahrung zeigt, dass die Angehörigen, die diesen Schritt trotz ihrer Angst gewagt haben, immer große Erleichterung darüber empfinden, dass der Anblick der Verstorbenen nichts „Schreckliches“ für sie darstellt. Aber selbstverständlich gilt auch in dieser Situation, die Entscheidung der Angehörigen, ob sie die Verstorbenen noch einmal sehen möchten oder nicht, zu respektieren!

Kernaussage

> Bei allen Maßnahmen, die am verstorbenen Menschen ergriffen werden, gilt grundsätzlich: Es gibt keinen Grund zur Eile oder Hektik! Verrichten Sie Ihre Tätigkeiten in Ruhe.

Körperpflege

Die Körperpflege der Verstorbenen ist nicht eine verpflichtende Hygienemaßnahme, sondern dient ausschließlich der Gestaltung einer würdevollen Abschiedssituation. Daher ist es nicht zwingend notwendig, dem toten Menschen eine Ganzkörperwaschung zukommen zu lassen, es sei denn, Angehörige oder die Pflegepersonen selbst verspüren dieses Bedürfnis im Sinne einer letzten Zuwendungshandlung für die Verstorbenen.

Bei Todeseintritt **kann** es vorkommen, dass aufgrund der Erschlaffung der *Sphinkter* Exkremente aus dem Körper gelangen. Es empfiehlt sich deshalb, eine saugfähige Unterlage einzubetten und gegebenenfalls eine Waschung an verschmutzten Körperstellen durchzuführen. Wunden sollen frisch verbunden werden, speziell bei übelriechenden Wunden ist geruchsdichtes Verbandsmaterial (z. B. Folie) erforderlich, damit die Angehörigen beim Abschiednehmen nicht zusätzlich belastet werden. Im Falle eines Stomas wird der Stomabeutel gewechselt.

Sphinkter
Schließmuskel

Gekämmte Haare und eine Rasur tragen ebenso zur Pflege des toten Menschen bei wie das Einsetzen der Prothesen, sofern diese dem Patienten oder der Patientin noch passen. Die Augen werden sanft geschlossen. Sollten sich die Augenlider nicht schließen lassen und der Anblick deshalb für die Angehörigen belastend sein, dann hilft es, für kurze Zeit feuchte Wattepads aufzulegen.

Hygiene

Es bestehen dieselben Richtlinien wie bei lebenden Menschen. Das PatientInnenzimmer bedarf keiner besonderen hygienischen Nachbereitung, sofern keine infektiöse Erkrankung bestand. Verstorbene können ohne Handschuhe berührt werden, die Gefahr einer Vergiftung durch Eiweißfäulnisprodukte besteht nicht. Es ist bemerkenswert, dass Pflegende, die eine Patientin oder einen Patienten kurz zuvor noch ohne Scheu ohne Handschuhe berührt haben, sich wenige Minuten später, nach Eintritt des Todes, mit Handschuhen schützen möchten. Es drängt sich die Frage auf, wovor wir uns schützen möchten. Ist es nicht noch immer dieselbe Frau oder derselbe Mann, die wir kurz zuvor noch ohne Angst berührt haben?

Das Betten des verstorbenen Menschen

Die Lagerung eines verstorbenen Menschen ist einerseits wichtig für das Gesamtbild, andererseits ist eine entsprechende Lage für das anschließende Einbetten in den Sarg von Bedeutung. Aufgrund der beginnenden Leichenstarre ist es wichtig, dass der tote Mensch mit dem Oberkörper nur leicht hochgelagert wird. Man kann eine kleine Rolle (zusammengerolltes Handtuch oder Zellstoffrolle) unter das Kinn legen, damit der Unterkiefer nicht herunterfällt. Vor allem wenn der offene Mund einen grotesken oder unästhetischen Eindruck vermittelt, ist diese Maßnahme angezeigt. Zudem können sich die Gesichtszüge des Leichnams innerhalb der ersten 24 Stunden noch verändern. Das Lächeln, das zum Zeitpunkt des Todes und in den ersten Stunden danach zu sehen war, kann sich wieder verlieren. Diese Veränderungen sind naturwissenschaftlich dadurch zu erklären, dass nach dem Tod Umbauprozesse in der Gesichtsmuskulatur erfolgen und Wasser aus der Haut verdunstet. Diese Erklärung kann für die trauernden Angehörigen wichtig sein.

Die Verstorbenen werden zugedeckt, die Hände werden über die Decke gegeben, zusammengelegt (ev. gefaltet), je nach individuellen Wünschen der Angehörigen kann man auch z. B. einen Rosenkranz oder Blumen darauf legen. Bei einer geplanten Obduktion ist es günstiger, die Arme parallel zur Körperachse zu legen. Sämtliche Sonden, Drainagen und Katheter dürfen bis nach der Totenbeschau durch den Arzt nur verschlossen, nicht aber entfernt werden.

Kernaussage

> Bei einer Lageveränderung des verstorbenen Menschen kann durch Entweichen von restlicher Luft aus der Lunge ein gut hörbares Geräusch entstehen. Es ist wichtig, das zu wissen, damit Sie in dieser Situation nicht erschrecken.

Gestaltung des Raumes

Im Idealfall findet das Abschiednehmen in dem Raum statt, in dem der oder die Verstorbene die letzten Tage verbracht hat, da alle Beteiligten zu diesem Raum großen Bezug haben.

Das Zimmer soll in erster Linie einen aufgeräumten und ordentlichen Eindruck machen. Decken und alle Lagerungshilfen sowie andere medizinische Hilfsmittel wie Absaug- oder Sauerstoffgerät werden entfernt. Die Verstorbenen werden mit einem Leintuch bis zur Brust zugedeckt. Die Heizung soll abgedreht und eventuell soll ein Fenster geöffnet werden.

Individuelle Gegenstände wie Bilder, Blumen, Kerzen (als Symbol eines Lebens nach dem Tod) und religiöse Gegenstände können für den persönlichen Rahmen sorgen.

Ist es aus diversen Gründen nicht möglich, im PatientInnenzimmer Abschied zu nehmen, muss auf spezielle Aufbahrungsräumlichkeiten oder auf einen Raum der Station zurückgegriffen werden, der „zweckentfremdet“ wird.

Es ist wichtig, dies *vorher* mit den Angehörigen zu besprechen, damit für sie nicht der Eindruck entsteht, der oder die Verstorbene werde in eine „Kammer abgeschoben“. Weiters ist darauf zu achten, dass dieses Zimmer in dieser Zeit nicht von anderen Personen betreten wird und die Gestaltung des Raumes so gut wie möglich dem Anlass gerecht wird. Aufbahrungsräume haben oft den Nachteil, dass sie ohne Tageslicht ausgestattet und sehr kühl sind.

Anregung

> Machen Sie sich selbst ein Bild von den Aufbahrungsmöglichkeiten in Ihrer Institution und lassen Sie die Atmosphäre dieses Raumes auf sich wirken.

3.3.3 Abschied nehmen

Ruthmarijke Smeding beschreibt ein Trauermodell, in dem uns Pflegenden in der ersten Phase, der Schleusenzeit, eine ganz besondere Bedeutung zukommt. Die Schleusenzeit ist die Zeit zwischen der Feststellung des Todes und der Bestattung. Diese Zeitspanne wird von den Angehörigen nur einmal durchlebt, was die Wichtigkeit einer gut gestalteten Abschiedssituation unterstreicht. Ausgebildete Personen (PflegerInnen, ÄrztInnen, SeelsorgerInnen, SozialarbeiterInnen, PsychologInnen), die die Betroffenen in diese Zeit hinein begleiten, bei ihnen sind, bezeichnet sie als Schleusenwächter. Wie Smeding beschreibt, können Pflegende durch ihre Unterstützung nach dem Versterben eines Patienten, einer Patientin gleichsam „Trittsteine" für die Bewältigung der nachfolgenden Trauer für die Angehörigen legen. Es ist also entscheidend, wie es gelingt, die Angehörigen in den Stunden nach dem Versterben von PatientInnen zu unterstützen und zu begleiten. Eine gut begleitete Schleusenzeit kann den Bedarf an Trauerbegleitung nach dem Tod des kranken Menschen verringern.

Die Hinterbliebenen sollen dazu ermutigt werden, ihren Abschied von der verstorbenen Person nach ihren individuellen Wünschen bewusst zu gestalten. Das unterstützt das Wahrnehmen auftretender Gefühle im Zusammenhang mit dem Verlust. Das Durchleben von Gefühlen, die eine Trauerreaktion auslösen, ist eine wichtige Aufgabe für die Hinterbliebenen zur Bewältigung des Trauerprozesses.

Der Abschied der Angehörigen

Für manche Angehörigen ist es eine Hilfe zur Bewältigung des Verlustes, wenn sie bei den pflegerischen Aufgaben mithelfen und die Abschiedssituation mitgestalten können. Es ist von enormer Wichtigkeit für Angehörige, sich individuell verabschieden zu können. Dabei brauchen sie Unterstützung durch uns Pflegende. Sie haben oft Scheu davor, ihren Impulsen und Wünschen in der Situation zu folgen. Unsere Hauptaufgabe liegt dann darin, die Angehörigen zu **ermutigen**, sich ganz persönlich, auf ihre Art und Weise, zu verabschieden. Manche Angehörigen nehmen das Angebot eines Fotos von ihrem aufgebahrten Verstorbenen an. Dies kann hilfreich für die Trauerverarbeitung sein und unterstützt die Erinnerung an die Verstorbenen noch Jahre später. Es kann auch für jene Angehörigen eine Hilfestellung bieten, die keine Möglichkeit hatten, sich persönlich von den Verstorbenen zu verabschieden. Ein wichtiger Hinweis: Verstorbene sollten von der Seite oder von oben fotografiert werden, nicht frontal, da durch den liegenden, zurückgeneigten Kopf ein eigenartiger Eindruck entstehen kann.

Berührungsängste: Berührungsängste sind keine Seltenheit. Es liegt an uns, den Angehörigen einen möglichst natürlichen Umgang mit dem oder der Verstorbenen zu zeigen: Oft wagen die Angehörigen erst, den toten Menschen zu berühren, nachdem wir Pflegepersonen ihn berühren, so, wie wir ihn wenige Minuten zuvor auch noch berührt haben.

Sich Zeit nehmen: Es ist wichtig, den Angehörigen zu vermitteln, dass die Zeit, in der der oder die Verstorbene noch da ist, besonders wichtig ist. Noch haben sie Gelegenheit, dem verstorbenen Menschen all das zu sagen, was während des Lebens ungesagt geblieben ist oder ihnen noch am Herzen liegt. Dazu kann es wichtig sein, dass alle Familienmitglieder auch die Gelegenheit haben, mit dem Verstorbenen alleine zu sein, wenn sie das wünschen. Angehörige benötigen ein unterschiedliches Maß an Zeit, um sich von ihrem oder ihrer Verstorbenen für immer zu verabschieden. Das kann unter Umständen Stunden bis Tage dauern. Die meisten Angehörigen werden aber innerhalb eines Tages dahin kommen, dass es jetzt „gut ist“ und sie den Verstorbenen zurücklassen können.

Eine Einschränkung bezüglich des Zeitrahmens für den Abschied kann der entstehende Fäulnisgeruch darstellen. Das Einsetzen des Fäulnisprozesses ist abhängig von der Grunderkrankung und von der Umgebungstemperatur. Es gilt daher, den Raum kühl zu halten und die Heizung abzustellen. Da die Fäulnis vom Darmtrakt ausgeht, kann eine Grünfärbung der Haut im Bereich des Appendix als erstes Zeichen dafür gewertet werden, dass eine rasche Kühlung des Leichnams erforderlich ist.

Kernaussage

Der Faktor Zeit ist beim Abschiednehmen der Angehörigen nicht zu unterschätzen. Die nachfolgende Trauer ist nachweislich besser zu bewältigen, wenn ausreichend Zeit und Raum für den Abschied ermöglicht wurde.

Gemeinsames Gebet: Ein gemeinsames Gebet kann für Angehörige sehr hilfreich sein. Es ist wichtig, dass wir Pflegepersonen keine Scheu davor haben, nachzufragen, ob der Wunsch zu beten besteht, und entsprechende Gebete auch vorschlagen können, sollten die Angehörigen Schwierigkeiten damit haben, selbst ein passendes Gebet zu finden.

Klären, wer sich sonst noch gern verabschieden möchte: Es ist hilfreich, wenn wir fragen, ob es noch jemanden gibt, für den oder die es wichtig sein kann, sich zu verabschieden. Oft werden FreundInnen oder gute Bekannte vergessen, und dieser Abschied ist in der Form nie mehr nachzuholen. Häufig denken die Angehörigen in dieser Situation nicht an die Kinder, für die es ebenso wichtig ist, sich verabschieden zu können. Gerade Kinder leiden darunter, wenn sie ausgeschlossen werden. Der Tod eines nahen Angehörigen bedeutet auch für sie Verlust und Trauer. Wie die Erwachsenen brauchen sie die Möglichkeit, sich verabschieden zu können, und dazu kann es hilfreich sein, den Verstorbenen oder die Verstorbene noch einmal sehen zu dürfen. Die Erfahrung zeigt, dass Kinder sehr gut in der Lage sind, selbst zu entscheiden, ob und wie lange sie im Zimmer bei dem oder der Verstorbenen bleiben möchten, sie haben eine gute Wahrnehmung für eigene Grenzen. Deshalb sollen sie die Möglichkeit haben, den Raum zu verlassen, wenn sie dies möchten, und ebenso, nach ihrer Entscheidung, wieder hineinzugehen, wenn sie das wünschen.

Kinder stellen viele Fragen, sie möchten wissen, warum die Oma die Augen nicht aufmacht oder warum der Papa jetzt so bleich ist. Viele Kinder möchten die Verstorbenen berühren, und mit der Erklärung, dass die Haut des Toten jetzt möglicherweise kühl ist, soll ihnen das erlaubt werden.

Grabbeigaben

Hilfreich für Angehörige kann die Anregung sein, zu überlegen, was sie ihren Verstorbenen in den Sarg mitgeben möchten.

Einige Beispiele dafür:

- Fotos der Familie;
- ein bestimmter Gegenstand, zu dem der oder die Verstorbene eine besondere Beziehung hatte;
- ein Brief an den oder die Verstorbene;
- ein Rosenkranz oder andere religiöse Symbole;
- die Mutter legt ihrer Tochter den Schmuck an, den sie gern getragen hatte;
- ein Ehemann legt seiner verstorbenen Frau den Hochzeitsschal um;
- ein Fünfjähriger legt seiner Oma eine Orange, die er mit Nelken bestückt hat, mit in den Sarg mit der Begründung, er tue dies, damit es im Sarg immer gut rieche;
- die zwölfjährige Tochter flicht für ihre verstorbene Mutter ein Freundschaftsbändchen und bindet es ihr um das Handgelenk;
- Kinder fertigen sehr gern Zeichnungen an, die sie mitgeben möchten, aber auch Spielzeugautos oder Teddybären werden von Kindern gern beigelegt;
- sehr oft werden Blumen mitgegeben;
- die Ehefrau gibt ihrem Mann einen Bildband über eine Reise mit, die sie geplant hatten, wenn er wieder gesund gewesen wäre;
- der Ehemann gibt seiner Frau die Hochzeitsschuhe mit.

Manchmal gibt es auch etwas, das Angehörige von den Verstorbenen behalten möchten. Eine Mutter schneidet ihrer verstorbenen Tochter eine Locke aus dem langen Haar ab. Sie erklärt der anwesenden Pflegeperson: „Wissen Sie, ich habe auch die erste Locke von ihr aufbewahrt."

Der Abschied der Pflegepersonen

Auch Pflegepersonen dürfen und sollen die Möglichkeit nutzen, sich von den PatientInnen zu verabschieden. Eine Pflegebeziehung kann nicht allein durch das Beenden einer Pflegedokumentation abgeschlossen werden. Es ist von großer Wichtigkeit, dass Pflegende für sich eine individuelle Form des Abschieds finden. Nur so können wir uns wirklich gut auf andere PatientInnen einlassen und ihnen auch gerecht werden.

Kernaussage

Pflegepersonen haben auch das Recht, Trauer zu empfinden und diese auszudrücken. Hinter jeder Professionalität steht der Mensch mit all seinen Gefühlen und Empfindungen. Und als solcher kann und darf er berührt sein vom Tod eines anderen Menschen. Trauer und Tränenspuren zeugen nicht von unzureichender psychischer Belastbarkeit oder von unprofessionellem Verhalten, sondern von Menschlichkeit im Pflegeberuf.

Wir müssen uns auch bewusst sein, dass Pflege eine Berufsgruppe ist, die mit vielen Verstorbenen zu tun hat, zu denen eine Beziehung bestand. Daher ist es unerlässlich, dass wir auch für uns individuelle und angemessene Formen des Abschiednehmens entwickeln.

Beispiel

Eine Intensivschwester hat Folgendes berichtet: „Nach einer erfolglosen Reanimation ziehen sich alle beteiligten Ärzte und KollegInnen zurück. Ich bleibe mit dem toten Menschen allein zurück. Ich habe für mich eine Form des Abschiedes gefunden, die mir hilft: Ganz bewusst und sehr behutsam entferne ich alle Schläuche, alle Spuren der Reanimation, und ich tue das im Bewusstsein, dass das der letzte Dienst an diesem Menschen und zugleich mein persönlicher Abschied von ihm ist."

Angehörige berichten oft tief berührt, wie wertvoll und unterstützend sie es empfunden haben, wenn ÄrztInnen und Pflegende ihre Gefühle gezeigt haben. Sie empfinden dies sehr unterstützend, als tiefe Mitmenschlichkeit und Mitgefühl.

Abschiedsrituale

Sie sind von großer Wichtigkeit für die Angehörigen und das Betreuungsteam. Sie unterstützen dabei, bewusst von verstorbenen PatientInnen Abschied zu nehmen, geben dabei das Gefühl von Sicherheit und laden dazu ein, der eigenen Trauer Raum zu geben und sie gemeinsam im Team zu tragen.

Die folgenden Abschiedsrituale sollen für Angehörige und das gesamte Betreuungsteam gleichermaßen eine Stütze für ihre Trauerarbeit sein. Sie kommen vorwiegend in Langzeiteinrichtungen zur Anwendung:

- Abschied nehmen von dem Verstorbenen im Zimmer;
- eine Abschiedskerze für den Verstorbenen anzünden (z. B. einen Platz beim Eingangsbereich oder Stützpunkt dafür einrichten, mit Blumen schmücken u. Ä.);
- auf das gereinigte und frisch überzogene Bett eine Zeitlang eine Rose legen;
- ein Totengebet, das Angehörige und das Betreuungsteam gemeinsam sprechen;
- in der Einrichtung eine Mappe gestalten (z. B. „Gedanken zum Abschied“), in die Fotos von den Verstorbenen eingeklebt werden und wo Personen aus dem Team kurze Biografien, bleibende Eindrücke aus der Zeit der Betreuung u. Ä. hineinschreiben können;
- ein Buch für Angehörige, in das sie ihre Gedanken hineinschreiben können;
- einen Erinnerungsstein gestalten. Im Hospiz München liegen bunt bemalte Flusssteine im Garten. Die Angehörigen werden gefragt, ob sie einen Erinnerungsstein für ihre/n Verstorbene/n gestalten möchten, der dann zu den anderen Steinen gelegt wird;
- ein Buch, in das sowohl Personen aus dem Betreuungsteam als auch Angehörige etwas hineinschreiben können;
- ein monatlich stattfindendes Verabschiedungsritual für das Team, in dem an alle in diesem Monat Verstorbenen gedacht wird. Es können zur Gestaltung Texte, Gebete, Fürbitten und Musik eingesetzt werden.

Beispiele

„Wir stellen eine Öllampe auf, wenn jemand verstorben ist, so als sichtbares Zeichen dafür. Das gibt den anderen PatientInnen die Möglichkeit zu fragen, wer gestorben ist, wenn sie das wollen, und es ist auch eines unserer Rituale für das Team. Die Lampe wird im Gang aufgestellt und bleibt so lange, wie der oder die Verstorbene auf der Station ist. Dazu gestaltet die jeweilige Pflegeperson eine Kerze mit dem Vornamen der Verstorbenen. Diese Kerze wird gleich nach Eintritt des Todes angezündet und sie wird dann später den Angehörigen mitgegeben. Diese Geste ist wohltuend für Angehörige, sie schätzen das sehr und für uns Pflegende ist es Teil unserer Verabschiedung.“

„Außerdem haben wir in der Pflegedokumentation eine Rubrik, in der sich alle vom Team eintragen können, wenn es ihnen wichtig ist, dass sie verständigt werden, wenn Herr/Frau XY verstorben ist. Manchmal kann es dann sehr gut sein, ev. auch an freien Tagen zu kommen, um sich persönlich zu verabschieden. Es verhindert auch, dass man nach einigen freien Tagen in den Dienst kommt und der Mensch, den man zuvor intensiv betreut hat, ist dann einfach nicht mehr da. Abschiede sind uns allen sehr wichtig, nicht bei allen PatientInnen gleich, aber ganz besonders bei den Menschen, zu denen einzelne von uns eine tiefere Beziehung hatten."

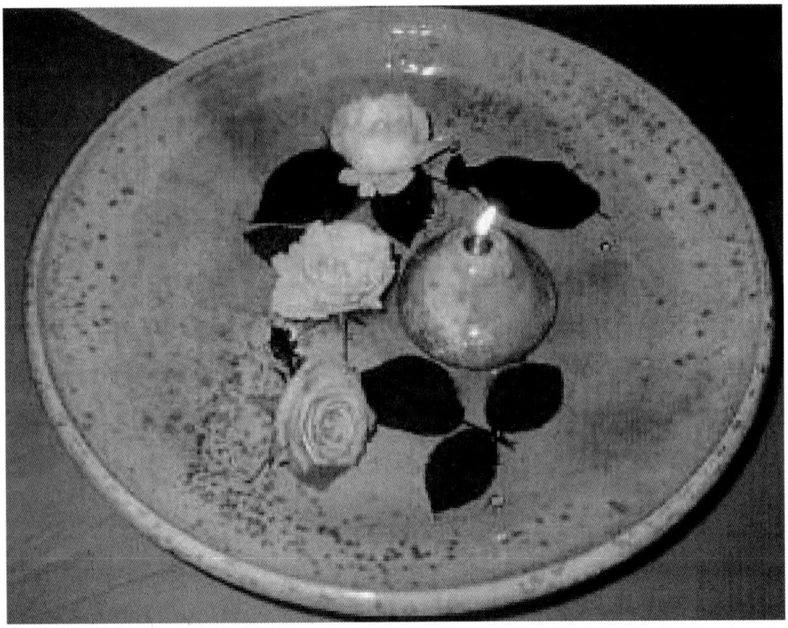

Eine Kerze, aufgestellt an einem allgemein zugänglichen Ort des Krankenhauses, Hospizes oder der Palliativstation, kann Teil des Abschiedsrituales sein.

„Ein weiteres Ritual ist, dass wir bei der Teambesprechung immer kurz auch an die Menschen denken, die im letzten Monat gestorben sind. Wir reflektieren kurz die Betreuung, wie sie gelaufen ist, was wir dabei gelernt und erlebt haben. Ich meine, das ist unerlässlich, wenn wir unsere Fähigkeit, uns immer wieder auf neue Menschen sehr einlassen zu können, aufrechterhalten wollen."

Vertiefung des Lernstoffes

Zusammenfassung

Es ergeben sich für den sterbenden Menschen meist eine Reihe an körperlichen, seelischen und sozialen Bedürfnissen. Diese gilt es zu erheben und im interprofessionellen Rahmen darauf einzugehen. Für die religiöse Begleitung ist es wichtig, sich sensibler Bereiche bewusst zu sein und wertschätzend damit umzugehen.

Beim Umgang mit dem toten Menschen ist eine respektvolle Haltung der verstorbenen Person gegenüber sehr wichtig.

Pflegepersonen haben mit der Gestaltung der Abschiedssituation größten Einfluss auf den letzten Augenblick für die Angehörigen und damit auch auf die Trauerverarbeitung.

Zum Üben

1. Worauf sollten Sie hinsichtlich Berührung bei sterbenden Menschen allgemein achten?
2. Welche seelischen/spirituellen Bedürfnisse können für sterbende Menschen von Bedeutung sein?
3. Welche Bereiche sind in der Begleitung sterbender Menschen unterschiedlicher Religionen besonders sensibel?
4. Was sind sichere/unsichere Todeszeichen?
5. Wie können Sie Angehörige beim Abschied vom verstorbenen Menschen unterstützen?
6. Wie nehmen Sie selbst von Verstorbenen Abschied?

Zum Nachlesen

Neuberger J. (2009): Die Pflege Sterbender unterschiedlicher Glaubensrichtungen. Ullstein Mosby, Wiesbaden.

Die Autorin vermittelt einen sehr guten Überblick hinsichtlich der speziellen Bedürfnisse von Menschen mit unterschiedlichen religiös-kulturellen Hintergründen. Dieses Wissen ist für die Praxis ein wertvoller Beitrag zum besseren Verständnis der unterschiedlichen Bedürfnisse von Menschen aus verschiedenen Glaubensrichtungen und Kulturen.

Specht-Tomann M., Tropper D. (2010): Zeit des Abschieds. Sterbe- und Trauerbegleitung, 7. Auflage. Patmos Verlag, Düsseldorf.

Ein leicht verständliches Grundlagenwerk für PflegeschülerInnen, das die Bedürfnisse sterbender Menschen sehr gut aufzeigt. Sie finden darin auch wertvolle Hinweise für die Kommunikation mit Schwerkranken, Sterbenden und ihren Angehörigen.

Zum Nachlesen

Weiher E. (2007): Spirituelle Begleitung in der palliativen Betreuung. In: Knipping C.: Lehrbuch der Palliative Care, 2. Auflage. Huber, Bern, S. 439–452.

Der Autor beschreibt in diesem sehr anschaulich gestalteten Kapitel, wie Pflegende spirituelle Begleitung anbieten können und sensibilisiert die LeserInnen für die Wahrnehmung von Spiritualität.

Heller B. (2007): Bedeutung religiös-kultureller Unterschiede in der Palliative Care. In: Knipping C.: Lehrbuch der Palliative Care, 2. Auflage. Huber, Bern.

Birgit Heller stellt die unterschiedlichen kulturellen und religiösen Haltungen in den Religionen für die überkonfessionelle Pflege und Betreuung sehr anschaulich dar.

4 Kommunikation in der Palliative Care

Lernziel

Nach dem Studium dieses Kapitels sollten Sie ...

... die Kommunikation als ein wichtiges Basiswerkzeug in der Betreuung sterbender Menschen verstehen.

... wesentliche Kommunikationsgrundlagen kennen.

... wissen, wie aktives Zuhören funktioniert und die Bedeutung für die Praxis verstehen.

... die Besonderheiten in der Sprache sterbender Menschen kennen.

... Basiskenntnisse über die Berührung als nonverbale Kommunikationsform in der Betreuung sterbender Menschen haben.

... wissen, welche Bedeutung allgemein Wahrheit und Wahrhaftigkeit für den schwer kranken Menschen und seine Angehörigen haben.

... die Bewusstseinskontexte nach Glaser und Strauss kennen.

... wissen, wie ein gutes Aufklärungsgespräch organisiert und gestaltet sein soll.

... pflegerische Aufgaben im Zusammenhang mit dem Thema Wahrheit/Aufklärung kennen.

Die *Kommunikation* ist das Hauptwerkzeug unserer beruflichen Tätigkeit. Die Qualität des Betreuungsprozesses und der Pflegebeziehung sowie die Lebensqualität der PatientInnen und ihrer Angehörigen hängen zum überwiegenden Teil vom Gelingen einer guten Kommunikation ab, sie ist die Grundvoraussetzung dafür.

Kommunikation

von lat. *communicatio* (= Mitteilung) und *communicare* (= miteinander machen, beraten, einander mitteilen). Kommunikation findet immer zwischen zwei oder mehr Menschen statt.

In der Palliative Care benötigen alle Teammitglieder eine hohe kommunikative Kompetenz, also den nötigen Sachverstand und die Fähigkeit, mit anderen in Verbindung zu treten. Die Basis dieser Kompetenz erwerben wir uns in unserer Ursprungsfamilie. Zusätzlich ist es durch Lernprozesse möglich, seine kommunikativen Fähigkeiten zu verbessern. Kenntnisse verschiedener methodischer Ansätze der Kommunikation sowie die Bereitschaft, sich in seinen kommunikativen Fähigkeiten durch ständige *Reflexion* in der praktischen Anwendung zu steigern, können diesen Lernprozess fördern. Damit verbunden ist auch eine Reifung der eigenen Persönlichkeit, was besonders in der Pflegetheorie nach Hildegard Peplau betont wird.

Reflexion

von lat. *reflexio* = Rückstrahlung. Reflexion meint vertieftes Nachdenken über etwas, im hier genannten Zusammenhang über sich selbst, seine eigenen Handlungen und Verhaltensweisen.

4.1 Kommunikationsgrundlagen

4.1.1 Kommunikationskanäle

Die Kommunikation erfolgt zum einen über die Sprache (= verbal) und zum anderen über körpersprachliche Signale (= nonverbal). Die Körpersprache drückt sich über die Körperhaltung und -bewegung, über Gesten, Mimik, Blickrichtung und Körperkontakt bzw. Nähe aus. Zu beachten ist, dass die Kommunikation zum überwiegenden Teil von nonverbalen Signalen bestimmt wird. Der nonverbalen Ausdrucksweise wird wesentlich mehr Bedeutung beigemessen, sie verrät (gewollt oder ungewollt) einiges über die Person selbst.

Beispiel

Sagt uns eine Patientin mit herunterhängenden Mundwinkeln oder gar Tränen in den Augen, dass sie sich heute ausgezeichnet fühle, werden wir ihre Worte anzweifeln.

kongruent
deckungsgleich. Sachinhalt und nonverbales Verhalten stimmen überein.

Für die Entwicklung einer guten Pflegebeziehung ist es ganz besonders bei sterbenden Menschen von Bedeutung, dass Pflegepersonen in ihrem Verhalten *kongruent* erscheinen, um für die PatientInnen vertrauenswürdig zu sein.

Gerade sterbende Menschen haben ein ausgeprägtes Gespür für Echtheit. Sie merken schnell, ob ihnen ein Mensch oder eine „menschliche Fassade“ gegenübersitzt. Sich jemandem als Mensch zu zeigen, bedeutet, Zugang zu seinen eigenen Gefühlen zu haben und sich selbst mit den eigenen Stärken und Schwächen annehmen zu können.

Paul Watzlawick hat folgende zwei Grundsätze (Axiome) definiert:

1. Man kann nicht nicht kommunizieren

Kommunikation findet in jeder Begegnung zwischen Menschen statt. Jede Pflegehandlung bedeutet auch Kommunikation, selbst wenn dabei nicht gesprochen wird. Auch ein Schweigen oder ein Nichthandeln haben Mitteilungscharakter. Es kommt wesentlich darauf an, wie sich die Pflegeperson dem Patienten oder der Patientin gegenüber gibt und verhält.

2. Jede Nachricht besteht aus Inhalts- und Beziehungsebene

Jede Nachricht vermittelt neben der sachlichen Information auch etwas über das persönliche Verhältnis zum Kommunikationspartner oder zur Kommunikationspartnerin. Es geht darin um Botschaften über die Beziehung, die „mitgesendet“ werden. Man kann sagen, je eindeutiger die Beziehung zum Kommunikationspartner oder zur Kommunikationspartnerin ist, desto eher kommt die Nachricht im Sinne des Senders oder der Senderin an.

Beispiel

Fr. Mair fragt Eva: *„Gefällt Ihnen dieser Beruf?“* In dieser Frage schwingen aber auch Aussagen über die Beziehung der beiden mit. So könnte die Schülerin diesen Aspekt wie folgt interpretieren:
Interesse: Fr. M. möchte von mir etwas Persönliches erfahren.
Kritik: Fr. M. hat den Eindruck, ich bin nicht geeignet für diesen Job.
Bewunderung: Fr. M. bewundert mein Engagement.
Bedürfnis: Fr. M. möchte sich mit mir unterhalten.

Je nachdem, wie sich die Beziehung zwischen Eva und Fr. Mair bisher gestaltet hat, wird Eva die Nachricht in die eine oder in die andere Richtung verstehen.

Kernaussage

Das Aufbauen einer aufrichtigen und einfühlsamen Pflegebeziehung erleichtert die Kommunikation erheblich. Sie beugt Missverständnissen vor.

Specht-Tomann und Tropper (2000) betonen zum Gelingen einer tragfähigen Beziehung zwei wesentliche Faktoren nach Tausch und Tausch:

1. **Wertschätzende Haltung**: Der Mensch soll als vollwertige, gleichberechtigte Person verstanden werden, der mit Achtung und Wohlwollen begegnet wird. Höflichkeit, Takt und freundliche Ermutigung sind Ausdruck dieser Wertschätzung. Die Art und Weise, wie man mit den anderen spricht, ihnen gegenübertritt, soll so passieren, wie man es für sich selbst ebenfalls wünschen würde. Mangelnde Wertschätzung erzeugt Gefühle wie sich ausgeliefert, abgeschoben oder unverstanden zu fühlen.

2. **Zulassen von Mitbestimmung und Entscheidungsfreiheit**: Ein hohes Maß an Lenkung und Kontrolle, ein reines Vorbringen von Anweisungen, Vorschriften und Verboten lassen ein Gefühl von Bevormundung entstehen, das bei dem oder der Betreffenden zunächst Widerstand, später auch Resignation und Verzweiflung auslöst. Die Möglichkeit, am eigenen Leben mitzugestalten, mitentscheiden zu dürfen, lindert Gefühle der Ohnmacht oder des Ausgeliefertseins. Daher ist es auch Aufgabe der Pflege, für die betreffenden PatientInnen nach Möglichkeiten zu suchen, wie er oder sie selbst Entscheidungen treffen kann. Das unterstützt einen menschenwürdigen Umgang.

Die vier Seiten einer Nachricht

Schulz von Thun hat die Axiome von Watzlawick auf die folgenden vier Aussagen erweitert. Jede Aussage enthält:

- einen sachlichen Inhalt: die Mitteilung des Inhalts
- eine Selbstoffenbarung: der oder die SprecherIn teilt damit etwas über sich mit
- eine Beziehungsebene: enthält eine Information über die Beziehung der jeweiligen KommunikationspartnerInnen
- einen Appell: darin ist enthalten, was die SprecherInnen mit ihrer Aussage erreichen möchten

Beispiel

Hr. Müller sagt zur Schülerin Elke: *„Meine Familie kommt mich so selten besuchen."*
sachlicher Inhalt: Meine Familie kommt mich so selten besuchen.
Selbstoffenbarung: Ich fühle mich einsam.
Beziehungsinhalt: Ihnen kann ich das anvertrauen.
Appell: z. B.: Bleiben Sie bei mir für ein Gespräch!

So wie jede Aussage vier Seiten enthält, kann der Empfänger oder die Empfängerin mit den vier darauf ausgerichteten „Empfangsohren" hören. Je nachdem, auf welchem Ohr Schülerin Elke diese Botschaft empfängt, wird ihre Reaktion dementsprechend unterschiedlich sein:

Beispiel

Hört Elke mit dem
Sachohr, wird ihre Reaktion folgende sein: Sie wird vor dem Hinausgehen noch sagen: „Ja, ich weiß. Sie sind ja alle berufstätig."
Selbstoffenbarungsohr, wird sie vielleicht sagen: „Sie machen auf mich den Eindruck, als ob Sie sich einsam fühlten."
Beziehungsohr, wird sie sich vielleicht denken: „Schön, dass Hr. Müller mit mir darüber sprechen möchte."
Appellohr: „Wissen Sie was, Hr. Müller, ich verräume noch schnell die Tabletts und werde Ihnen anschließend ein wenig Gesellschaft leisten, wenn Sie das möchten."

Kernaussage

Mit einer Nachricht wird wesentlich mehr transportiert als die reine Sachinformation. Unabhängig von dieser kann die Nachricht unterschiedlich verstanden werden, was die nachfolgende Reaktion und Handlung des Empfängers/der Empfängerin bestimmt.

Dieses Wissen kann helfen, die Absichten und Wünsche des Gegenübers besser zu ergründen und die eigene Reaktion bewusster zu steuern.

Es gibt darüber hinaus noch andere, sehr hilfreiche Kommunikationsmodelle (z. B. die Transaktionsanalyse nach E. Berne), auf die aber in diesem Rahmen nicht näher eingegangen werden kann.

4.1.2 Aktives Zuhören

Aktives Zuhören ist derjenige Teil der Kommunikation, den wir Pflegepersonen bei Problemsituationen der kranken Menschen am häufigsten einsetzen. Hier stehen die PatientInnen im Zentrum der Aufmerksamkeit, sie möchten uns etwas mitteilen, und wir hören „nur" zu. Das aktive Zuhören soll den betreffenden Menschen dabei helfen, sich ihrer eigenen Gefühle mehr bewusst zu werden, um dadurch mit ihrer Situation besser zurechtzukommen.

Kernaussage

> Gutes Zuhören ist Schwerstarbeit!

Zuhören ist nicht so einfach, wie man gern glauben möchte. Aktives Zuhören benötigt ein höchstes Maß an Aufmerksamkeit und Konzentration. Ein ablenkender Gedanke (über die gestrige Geburtstagsfeier z. B.) genügt, um diese notwendige Konzentration zu stören. Deshalb besteht die Voraussetzung dafür, uns bewusst auf aktives Zuhören einzustellen, darin, die PatientInnen ganz in den Mittelpunkt unserer Aufmerksamkeit zu rücken und sich die Welt aus ihren Blickwinkeln schildern zu lassen. Dabei geht es darum, den Menschen mit seinen persönlichen Erfahrungen und Sichtweisen als diesen anzunehmen und nicht zu bewerten, zu korrigieren oder mit Sofortlösungen aufzuwarten: sondern zum anderen *„Ja"* zu sagen als Mensch, der er ist.

Nonverbal wird das aktive Zuhören durch eine interessierte, dem Sprecher oder der Sprecherin zugewandte Körperhaltung, durch Kopfnicken und Blickkontakt unterstützt. Zudem ist es hilfreich, die Körpersprache und -haltung, den Tonfall, die Sprechgeschwindigkeit usw. beim Gegenüber genau zu beobachten, da diese nonverbalen Ausdrucksformen Gefühle oft deutlicher transportieren können als Worte. Es gilt dann, diesen gewonnenen Eindruck mitzuteilen.

Beispiel

Fr. Brecht erklärt, dass ihre Tochter sie nur selten besuchen kommt, wenn sie im Krankenhaus liegt. Während sie diesen Satz ausspricht, lehnt sie ihren Oberkörper zurück, überkreuzt ihre Oberarme vor der Brust und hält sich mit ihren Händen an ihren Oberarmen fest. Zudem wird ihre Stimme leiser, und ihr Kopf neigt sich während des Sprechens nach unten. Nach einer Pause antwortet die Pflegeperson: *„Fr. Brecht, ich habe den Eindruck, dass Sie das sehr, sehr traurig macht."* Oder: *„Das hört sich für mich so an, als ob Sie ihre Tochter gern öfter um sich haben würden."* Jetzt hat Fr. Brecht die Möglichkeit, darauf einzusteigen und mehr über die Beziehung zu ihrer Tochter bzw. ihre Gefühle, Wünsche, Ängste zu schildern.

Techniken beim aktiven Zuhören

Paraphrasieren: den gehörten Gesprächsinhalt in eigenen Worten sinngemäß wiedergeben. Das hat drei Wirkungen:

- Es lässt sich feststellen, ob man den Inhalt richtig verstanden hat.
- Für den Sprecher oder die Sprecherin kann das eine wertvolle Hilfe sein, das eigene Anliegen mit den Worten und aus dem Mund einer anderen Person wieder zu hören. Das hat eine völlig andere Wirkung.
- Es vermittelt der sprechenden Person gegenüber Verständnis, Wertschätzung und Nähe.

Verbalisieren: in Worten ausdrücken, was bei einem gefühlsmäßig „ankommt". Dadurch werden Einfühlungsvermögen und Menschlichkeit spürbar.

4.1.3 Bausteine für ein gutes Gespräch angelehnt an Specht-Tomann und Tropper (2000)

Zeit und Raum: Ein gutes Gespräch braucht eine Einladung um abzuklären, ob beide PartnerInnen überhaupt für ein Gespräch bereit sind. Für das Gespräch müssen ausreichend Zeit und ein geeigneter Raum zur Verfügung stehen. Gespräche, die zwischen Tür und Angel ablaufen, verhindern eine geeignete Atmosphäre und das Gespräch erfährt damit automatisch eine Abwertung. Selbstverständlich ist das im Stationsalltag nicht immer leicht umzusetzen. Für je wichtiger die Pflegeperson selbst eine geeignete Gesprächsatmosphäre hält, desto eher wird sie mittels kreativer Lösungen akzeptable Rahmenbedingungen für ein Gespräch schaffen können.

Haltung: Das Gespräch soll grundsätzlich getragen sein von Wertschätzung, Respekt und Akzeptanz gegenüber den GesprächspartnerInnen. Ziel ist es, den anderen als den Menschen zu akzeptieren, der er ist. Ebenso ist empathisches Verhalten – also die Situation aus dem Blickwinkel des betroffenen Menschen betrachten zu können – wesentlich für ein gelingendes Gespräch.

Blickkontakt: Ein offener, aufrichtiger Augenkontakt ist Grundlage für jedes Gespräch. Das zeugt von der eigenen Präsenz und dem Interesse, das den GesprächspartnerInnen entgegengebracht wird. Wann immer möglich, sollen sich die GesprächspartnerInnen in der gleichen Höhe befinden. Gespräche „von oben herab“ lassen beim betreffenden Menschen leicht ein Gefühl der Unterlegenheit entstehen.

Authentizität: Gute GesprächspartnerInnen transportieren Authentizität. Das bedeutet, dass das, was sie sagen, mit ihrer Körpersprache übereinstimmt. Das vermittelt im Gegenüber ein Gefühl von Echtheit und Wahrhaftigkeit. Das kann natürlich nur gelingen, wenn die Pflegeperson tatsächlich in ihrem Denken und Fühlen mit dem übereinstimmt, was sie sagt. Es ist z. B. nicht möglich, authentisch zu wirken, wenn die Pflegeperson so tun muss, als ob alles in Ordnung sei, während die lebensbedrohlich erkrankte Patientin über ihre Situation noch nicht aufgeklärt wurde.

Platz für Fragen: In einem guten Gespräch wird den GesprächspartnerInnen ausreichend Möglichkeit verschafft, Fragen stellen zu können.

Positiver Umgang mit negativen Reaktionen: Grundsätzlich fällt es nicht jedem Menschen leicht, mit Widerstand oder negativen Gefühlen wie Wut, Trauer, Ärger, Enttäuschung etc. eines anderen Menschen umzugehen. Menschen sind auch von unterschiedlichen Werten und Einstellungen geprägt. So kommt es vor, dass Menschen nicht dieselbe Meinung zu einem bestimmten Sachverhalt oder Problem haben. Je starrer ein Mensch seine eigenen Vorstellungen und Beurteilungen vertritt, je weniger er anderes in seinem Weltbild zulassen und integrieren kann, desto schlechter wird er sich als Gesprächspartner eignen. Die Entwicklung soll also in Richtung Aufgeschlossenheit gegenüber Andersartigkeit sowie der Akzeptanz von negativen Gefühlen gehen.

Schweigen lernen: In der Kommunikation mit schwer kranken Menschen entsteht häufig Stille, ein vorübergehendes Schweigen. Es ist notwendig, dies nicht als Versagen oder Peinlichkeit zu bewerten, denn Pausen sind oft wichtige Standortbestimmungen, Möglichkeiten, sich zu sammeln oder den roten Faden wiederzufinden. Schweigen kann auch Ausdruck dessen sein, dass es in einer bestimmten Situation nichts in Worte zu fassen gibt, dass Worte oft nicht mehr ausreichen. Dann ist es gut, einfach zu schweigen und trotzdem präsent zu sein, auch wenn es vielleicht anfangs etwas gewöhnungsbedürftig anmutet.

4.2 Kommunikation mit Sterbenden

4.2.1 Symbolhafte Ausdrucksform

Menschen, die dem Tod sehr nahe sind, drücken sich häufig über Andeutungen, Gleichnisse, Bilder, Märchen, Mythen und Symbole aus. Diese stellen für uns Menschen seit Jahrtausenden Energieträger und die bevorzugte Sprache des Unbewussten dar. Diese Ausdrucksform lässt Sterbenden mehr Möglichkeiten, innere Vorgänge zu beschreiben und nach außen zu bringen. Das bedeutet, Sterbende sprechen plötzlich „verschlüsselt“ und für uns oft auf den ersten Blick nicht nachvollziehbar. Es handelt sich bei diesen Mitteilungen um die spirituelle Dimension, in der sich uns ein Mensch mitteilen möchte. Die Grenze zwischen Leben und Tod wird nicht in Form einer scharf begrenzten Linie durchschritten, sondern mehr in Form eines prozesshaften Geschehens. Diese Erfahrungen können oft nur verschlüsselt transportiert werden.

Zum Beispiel kann ein Sterbender oder eine Sterbende mit folgendem Satz versuchen etwas anzudeuten: *„Ich glaube, ich habe es geschafft.“*

Solche Aussagen können ein Tor öffnen und dem Patienten oder der Patientin ein offenes Gespräch ermöglichen. Oft steht dahinter die Hoffnung, dass der oder die andere diese Botschaft aufnimmt und darauf entsprechend reagiert: z. B.: *„Wie soll ich das verstehen?“*, *„Was wollen Sie damit sagen?“*

Kernaussage

> Diese besondere Art der Kommunikation erfordert von den BetreuerInnen sehr viel Sensibilität und Fingerspitzengefühl, Zeit, echtes Interesse am jeweiligen Menschen und Mut sich einzulassen.

Häufig verwendete, klassische Symbole

Zeit und Raum: Sterbende Menschen bedienen sich häufig der Symbole und Bilder von Zeit und Raum. Hier spürt der sterbende Mensch, dass sich für ihn die Dimensionen Zeit und Raum zu verändern, sich aufzulösen beginnen. Aussagen wie: *„Meine Uhr geht nicht richtig“* oder *„Ich spüre eine andere Zeit“* können auf diese innere Veränderung hindeuten (vgl. Specht-Tomann/Tropper 2000, S. 145).

Sterbende haben ein anderes Gefühl für Raum und Zeit, sie erleben Gegenwärtiges viel intensiver. Eine unbequeme Lage oder eine erschwerte Atmung kann in dieser erlebten „Zeitlosigkeit“ als endlose Zeitspanne erlebt werden. Aus diesem Grund ist es wichtig, auf momentan belastende Symptome sofort zu reagieren!

Eine Reise machen: Der sterbende Mensch bereitet sich auf seine „letzte Reise“ vor und bringt diese in Form von Aussprüchen zum Ausdruck wie z. B.: *„Ich habe meinen Koffer gepackt“*, *„Ich habe meinen Reisepass vergessen“* oder: *„Ich versäume den Zug“*. Sterbende sprechen sehr häufig von größeren und kleineren Reisen. Sie sehnen sich oft auch nach bestimmten Orten zurück, an denen sie glücklich waren (vgl. Specht-Tomann/Tropper 2000, S. 144–145).

Beispiele für andere Metaphern: Heimat, nach Hause kommen, der Garten, der passende Schlüssel, das Haus umbauen oder neu bauen, irgendetwas reparieren müssen, die Feuerwehr rufen wollen.

Wie soll sich die Pflegeperson in dieser symbolhaften Art der Kommunikation verhalten?

- Die Pflegeperson lässt sich ein auf diese Art der Mitteilung, reagiert sensibel auf solche Äußerungen, tut dies nicht einfach als Verwirrtheit ab.
- Die Aussagen können nicht wörtlich genommen werden. Sie sind die zerbrechliche Hülle für einen tiefer dahinter stehenden Wortsinn.
- Die Botschaft des betreffenden Menschen wird so akzeptiert, wie sie ist, ohne sie verändern oder be*„richtigen"* zu wollen.
- Die symbolhaften Mitteilungen sollen wertschätzend berührt werden. Sie sollen nicht durch andere bewertet werden.
- Vorsicht vor Überinterpretationen! Es braucht Fingerspitzengefühl.

Beispiel

Fr. A. befindet sich seit zwei Tagen im terminalen Stadium. Sie reagiert kaum noch auf ihre Umwelt, und die Zeichen des herannahenden Todes werden zunehmend wahrnehmbar. Fr. A. taucht aus ihrer Bewusstseinseintrübung aber noch einmal auf und sagt zur Pflegeperson: *„Es hat noch nicht funktioniert mit dem Sterben. Ich hatte meinen Pass nicht dabei."*

Hier steht der Reisepass also symbolisch für das Überschreiten der Grenze von hier nach drüben. Die Pflegeperson sollte in diesem Fall nicht so reagieren, dass sie:

- Fr. A. zu erklären versucht, sie würde gar keinen Pass benötigen,
- die Aussage von Fr. A. lediglich ihrer „Verwirrtheit" zuschreibt und deshalb nicht näher darauf eingeht oder
- die Sache mit dem Pass als Lächerlichkeit abtut oder ironisch darauf reagiert.

Die Pflegeperson soll die Aussage von Fr. A. aufnehmen und sich für diese Ebene der Kommunikation gesprächsbereit zeigen. Einfühlsam gestellte Rückfragen können Fr. A. dazu einladen, über ihre Wahrnehmungen zu erzählen, z. B.: *„Darf ich Sie fragen, wie sich das für Sie anfühlt/wie das für Sie ist?"* Fr. A. hat in diesem Fall geantwortet, dass sie das nächste Mal den Pass dabeihaben wird. Kurz darauf starb sie.

Beachte: Es ist üblich, dass die Betreffenden von der symbolhaften Kommunikationsebene plötzlich und nahtlos zur gemeinsamen Realitätsebene übergehen. Dies kann befremdlich erscheinen, und es erschwert es manchmal, die jeweilig verwendete Ebene zu erkennen.

4.2.2 Nonverbale Kommunikation in Form von Berührung

Körperkontakt und Berührung sind ursprünglichste Formen der sozialen Kommunikation, sie finden ohne sprachliche Hilfsmittel, also nonverbal, statt. Wenn die Kommunikation z. B. aufgrund zunehmender Bewusstseinstrübung eingeschränkt ist, wird der direkte Körperkontakt zu einem sehr wesentlichen Kommunikationsmittel.

Forschungsarbeiten aus Kliniken beschreiben, dass Pflegepersonen Sterbende leider zunehmend weniger und flüchtiger berühren. Das kann mit der Scheu vor dem nahenden Tod begründet sein oder eine Antwort auf den Rückzug und den Abschied des oder der Sterbenden bedeuten (vgl. Jancke 2002, S. 98).

Die Qualität der Berührung

Es ist wesentlich zu wissen, dass die Art und Weise der Berührung (fest, flüchtig, hart, oberflächlich, kosend etc.) den PatientInnen indirekt immer etwas mitteilt, etwas „aussagt". Die Qualität der Berührung bestimmt das Wohlbefinden der PatientInnen entscheidend mit.

Anregung

> Versuchen Sie, sich verschiedener Berührungsqualitäten anhand eigener Erfahrungen bewusst zu werden.
>
> Erinnern Sie sich an eine Situation, in der eine bestimmte Berührung in Ihnen Wohlgefühl oder Missgefallen ausgelöst hat, und zwar abhängig davon, wer diese Handlung ausgeführt hat. Denken Sie dabei z. B. an einen Begrüßungshandschlag oder an eine Haarwäsche beim Frisör o. Ä. Können Sie nachvollziehen, wie wichtig die Art der Berührung ist? Stellen Sie sich weiter vor, Sie wären nicht in der Lage, ein Missempfinden, ausgelöst durch eine nicht angenehme Berührung, zu äußern.

In der Pflege läuft man aufgrund der gewonnenen Routine und Sicherheit bald Gefahr, Berührungen insgesamt schnell, kurz und zweckmäßig durchzuführen. Beobachtet man zwei Pflegepersonen beim Richten eines Bettes, so kann man sich dies gut bildhaft vorstellen.

Berühren wir einen Menschen, so ist es notwendig, das Augenmerk weg von der Zweckmäßigkeit hin zur Qualität der Berührung zu lenken. Weiters ist es wichtig, darüber nachzudenken, wer der Mensch ist, dem man eine Berührung zuteil werden lässt. Es wird von der jeweiligen Prägung und dem Kulturkreis abhängen, wie ein Mensch berührt werden möchte. Deshalb ist es hilfreich, wenn man schon vor dem Terminalstadium etwas über die individuellen Berührungsgewohnheiten und -wünsche des Patienten oder der Patientin weiß. Feinfühlige Pflegepersonen wissen binnen kurzer Zeit, welche Form von Berührung dem Patienten oder der Patientin Wohlbefinden bringt. Auch das hat etwas mit Professionalität zu tun.

Kernaussage

> Berührung ist im Umgang mit Sterbenden eine wichtige Kommunikationsform. Es ist wesentlich, Berührungen bewusst anzuwenden. Sie sollen menschliche Zuwendung ausdrücken und eine Steigerung des Wohlbefindens zum Ziel haben.

Wie werden Berührungen eingesetzt?

Gezielte Berührungen können subjektives Wohlbefinden fördern und Entspannung bringen. Zu diesen Berührungen gehören:

- die Hand halten
- Streicheln von Körperzonen, die nicht als Intimzone empfunden werden (z. B. Arme, Hand etc.)
- in den Arm nehmen
- wiegen
- Massagen an Händen, Füßen, Kopf, Nacken
- verbunden mit Pflegemaßnahmen wie z. B. Lagerungen, Waschungen, Anlegen von Wickeln, atemstimulierende Einreibungen etc.

Nonverbale Reaktionen auf Berührung

Kommt der Körperkontakt positiv bei dem Patienten oder der Patientin an, kann sich dies durch eine ruhige und regelmäßige Atmung sowie durch entspannte Muskeln ausdrücken. Im Gegensatz dazu wird bei unpassender Berührung die Atmung unruhiger und die Muskeln verspannen sich. Dies lässt sich oft auch am Gesichtsausdruck erkennen.

Was Berührung für die Pflegenden bedeutet

Einen anderen Menschen zu berühren, bedeutet immer ein sehr intimes Geschehen. In unserer Arbeit sind wir aufgefordert, Menschen in einer Art und Weise zu berühren, wie wir es unter anderen Umständen nicht tun würden. Besonders in der Anfangsphase des Pflegeberufes sind Berührungsängste nicht ungewöhnlich. Wichtig ist dabei, einerseits die eigenen Grenzen wahrzunehmen und zu respektieren sowie andererseits sensibel für die Bedürfnisse und Reaktionen der PatientInnen zu sein.

Gezielte Übungen im Unterricht (z. B. in Kommunikation, Ergonomie etc.) können dazu dienen, erste Berührungshemmnisse bei KlassenkameradInnen zu überwinden. Durch gegenseitiges Feedback erlangt man auch mehr Sicherheit im Geben und Nehmen von Berührung und lernt, seine eigenen Grenzen besser wahrzunehmen. Weiters ist es in der Regel wohltuend zu erfahren, dass auch andere Personen zum Thema Berührung Fragen haben oder über diesbezügliche Schwierigkeiten und Probleme diskutieren.

4.3 Von der Wahrheit am Krankenbett

4.3.1 Was bedeuten Wahrheit und Wirklichkeit?

Wahrheit bedeutet herkömmlich „die Übereinstimmung von Aussage und Wirklichkeit". Wirklichkeit wird dabei als etwas *Objektives* betrachtet, als eine Art Sachverhalt, welcher sich auf allgemeingültige Grundannahmen stützt. Dieser Ansatz findet insbesondere in den Naturwissenschaften (z. B. Medizin) Anwendung.

Bei näherer Betrachtung ergibt sich allerdings die Frage, inwieweit wir überhaupt etwas mit Gewissheit für „wahr" oder „wirklich" erklären können (vgl. Birkenbihl 2003, S. 199).

objektiv

von außen betrachtet, allgemein gültig, unabhängig von der persönlichen Wahrnehmung und von persönlichen Gefühlen

subjektiv

zu einer Person (einem Subjekt) gehörend, von persönlichen Gefühlen bestimmt, die eigene, persönliche Wirklichkeit und Wahrnehmung betreffend

rational

von lat. *ratio* = Vernunft. Etwas rein rational zu erfassen bedeutet, nur den der Vernunft und dem Verstand zugänglichen Inhalt zu begreifen und die Gefühlsebene dabei vollständig auszublenden.

Die subjektive Wirklichkeit

Wenn ein Mensch erfahren muss, dass er an einer nicht heilbaren Erkrankung leidet, und wenn sein Tod nahe bevorsteht, so wird deutlich, dass diese Wahrheit nicht allein auf *rationaler* Ebene in ihrer vollen Tragweite erfasst werden kann. Zu begreifen, dass das Ende des Lebens nahe bevorsteht, lässt sich nicht durch einen Willensakt bewerkstelligen, die Erkenntnis kann nur nach und nach in dem Patienten oder der Patientin heranwachsen. Um diese Bedrohung auch emotional, psychisch, also mit allen Gefühlen erfassen zu können, sie zu verarbeiten und die daraus folgenden Konsequenzen tragen zu können, ist ein Prozess notwendig. Erst durch diesen Prozess kann die Wahrheit für den Betreffenden zu seiner **subjektiven Wirklichkeit** werden.

Wesentlich für das Begreifen der Situation ist, wie sicher sich der oder die Betroffene sein kann, dass er oder sie gute Unterstützung und Begleitung aus dem sozialen Umfeld und dem professionellen Betreuungsteam erhält. Darin liegt für uns ein hohes Maß an Verantwortung.

4.3.2 Der Wunsch nach Wahrheit

Die Meinung, dass unheilbar Kranke aus verschiedenen Gründen die Wahrheit gar nicht wissen wollen, gilt heute als überholt und widerlegt. Jaspers (1954) vertrat die Ansicht, dass die Kranken ihre Krebsdiagnose nicht wirklich erfahren wollen. Falls sie das Gegenteil behaupteten, begehrten sie lediglich Beruhigung, nicht aber Wahrheit.

Aus einer Vielzahl von Befragungen geht inzwischen eindeutig hervor, dass sich die allermeisten PatientInnen Offenheit hinsichtlich der Diagnose, Therapie und Prognose ihrer Erkrankung wünschen (vgl. Husebö 2003, S. 128).

Andeutungen und Fragen im Hinblick auf die Diagnose müssen ernst genommen werden. Leider sind bis heute trotzdem noch nicht alle PatientInnen, die aufgrund einer unheilbaren Erkrankung in naher Zukunft sterben werden, ausreichend darüber aufgeklärt.

Das Recht auf Wahrheit und Information

Gesetzliche Situation: PatientInnen haben ein Recht darauf, vom behandelnden Arzt oder der Ärztin über ihren Gesundheitszustand umfassend aufgeklärt zu werden. Dies ist auch in den PatientInnenrechten im Österreichischen Krankenanstalten- und Kuranstaltengesetz festgehalten.

Der Wert der Autonomie: Aus ethischer Sicht ist die Aufklärung der PatientInnen deshalb zu befürworten, weil gerade in unserem Kulturkreis *Autonomie* und Selbstbestimmung einen sehr hohen Wert haben. Um selbstbestimmt handeln und über weitere Schritte mitentscheiden zu können, sind die PatientInnen auf Informationen, die ihren Gesundheitszustand betreffen, angewiesen. Werden also den PatientInnen diese Informationen vorenthalten, muss man sich bewusst sein, dass man sie in ihrer Selbstbestimmungsmöglichkeit erheblich einschränkt.

Autonomie
Selbstständigkeit, Unabhängigkeit

Vertrauen verlangt verantwortendes Handeln: Ehrlichkeit und die Achtung vor der Persönlichkeit sind die unabdingbaren Voraussetzungen, um ein Vertrauensverhältnis zwischen PatientInnen, Bezugspersonen und ÄrztInnen sowie dem Betreuungsteam aufzubauen bzw. zu erhalten. Lügen zerstören dieses Vertrauen nachhaltig.

Die Chance, persönliche Angelegenheiten zu regeln und zu ordnen: Wird den PatientInnen eine wahrheitsgemäße Aufklärung vorenthalten, werden sie damit auch um die einmalige Chance gebracht, die verbleibende Lebenszeit auf die persönlichen Bedürfnisse hin zu gestalten und Dinge in die Wege zu leiten, die sie in Anbetracht der Situation noch regeln möchten.

Recht auf Nichtwissen

Es gibt aber auch das Recht auf Nichtwissen. Wenn ein Patient oder eine Patientin für sich entscheidet, nichts über die Diagnose oder die Prognose des Krankheitsverlaufes wissen zu wollen, so ist das zu respektieren. Zugleich muss das Angebot bestehen bleiben, auf Fragen, wenn sie gestellt werden, ehrlich und umfassend zu antworten.

Kernaussage

> Letzten Endes bleibt die Tatsache, dass der oder die Betreffende die Wahrheit ohnehin erfahren wird. Niemand kann einen anderen Menschen vor dem Wissen um den nahenden Tod „schonen".

Befürchtungen beim Mitteilen der Wahrheit

Im Folgenden sollen zwei wesentliche Punkte angesprochen werden, die von MedizinerInnen bei der Diskussion um die „Wahrheit am Krankenbett" häufig genannt werden:

1. Der Patient oder die Patientin könne die Wahrheit psychisch nicht verkraften oder wolle sie gar nicht wirklich wissen.

Man muss sich gut überlegen, welcher Mensch (ob Angehörige oder Arzt bzw. Ärztin) eine Entscheidung darüber treffen darf oder kann, was für einen anderen Menschen „zumutbar" ist oder nicht. Vor allem muss man auch hinterfragen, ob die Situation nicht eher für einen selbst als unzumutbar empfunden wird und das eigene Schutzbedürfnis dazu führt, die Tatsache vor dem Menschen zu verleugnen, den sie eigentlich betreffen würde. Oft entsteht dieser *paternalistische* Ansatz aufgrund gut gemeinter und fürsorglicher Überlegungen. Doch die Kritik bleibt, dass der Patient oder die Patientin dadurch völlig entmündigt wird und dass eine große Gefahr der Fehleinschätzung besteht. Je ängstlicher und belasteter die Begleit- oder Helferperson selbst ist, desto weniger wird sie dem betroffenen Menschen den Wunsch, die Wahrheit zu erfahren, zutrauen können.

Paternalismus

das Bestreben (eines Staates), andere (Staaten) zu bevormunden, zu gängeln. Paternalismus ist hier die Haltung der Ärzte oder Ärztinnen und Pflegenden, die eine Entscheidung für einen Patienten oder eine Patientin treffen, weil sie meinen, aufgrund ihrer besseren Einsichten zu wissen, was in einer bestimmten Situation für diesen bzw. diese das Beste ist (vgl. Husebö 2003)

Suizid

Selbstmord

Häufig wird auch mit der Sorge vor einem möglichen *Suizid* argumentiert, wenn die PatientInnen ihre Diagnosen und Zukunftsaussichten erfahren. Die Gefahr eines Suizides allein aufgrund eines Aufklärungsgespräches darf aber als sehr gering eingestuft werden, wenn wesentliche Grundsätze im Gespräch berücksichtigt wurden (vgl. Husebö 2003, S. 139).

2. Es könnte die Hoffnung (auf Genesung oder Besserung) zerstört werden.

Von Hoff (1975) war der Meinung, dass durch die Diagnosemitteilung die letzte Hoffnung der Kranken zerstört würde, die zum Weiterleben so dringend erforderlich sei. Das Leiden würde sich mit der Mitteilung rapide verschlechtern.

Hoffnung ist tatsächlich eine wichtige emotional-menschliche Grundhaltung, da sie in erster Linie der Angstabwehr dient und sich immer auf eine Situation/ein Ziel in der Zukunft bezieht. Mit einer einfühlsamen Aufklärung kann man aber gewährleisten, dass der oder die Betroffene in jeder Phase der Erkrankung Hoffnung schöpfen kann. Niemand kann ohne Hoffnung leben, aber es muss eine realistische Hoffnung sein. Falsche Hoffnungen zerstören Vertrauen nachhaltig und belasten die kranken Menschen zusätzlich. Wenn es nicht mehr die Hoffnung auf das Wiedergesundwerden sein kann, dann ist es oft die Hoffnung auf eine Besserung der Symptome, die Hoffnung auf eine gute Nacht oder die Hoffnung, die Geburt des Enkelkindes noch zu erleben.

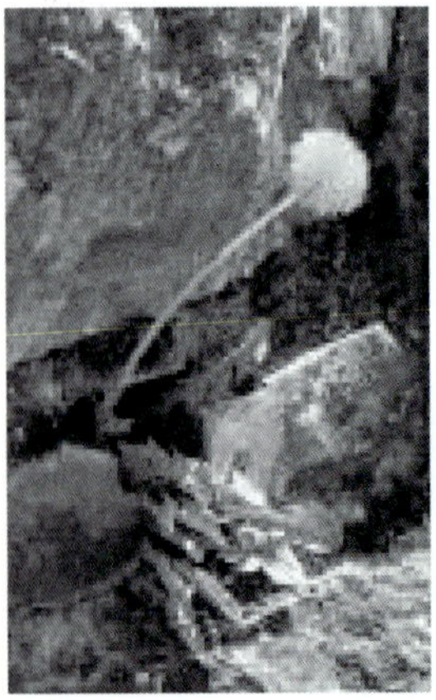

„Die Fähigkeit oder Unfähigkeit eines Arztes, mit seinen Patienten über seine Krankheit, Behandlung und Leben zu kommunizieren, macht nicht selten den Unterschied zwischen einem Leben in Verzweiflung und Angst und einem Leben mit Hoffnung und Zukunft aus."

(Husebö 2003, S. 128)

Werden Aufklärungsgespräche „patientInnengerecht“, d. h. für die betroffene Person gut und passend durchgeführt, kann das für sie eine neue Dimension an Hoffnung bedeuten.

4.3.3 Bewusstheitskontexte

Glaser und Strauss beobachteten die Verhaltensweisen, die abhängig davon auftreten, ob und wie PatientInnen über ihre Erkrankung bzw. das Sterbenmüssen aufgeklärt sind. Sie erstellten daraus eine Klassifikation, die sie „Bewusstheits*kontexte*“ nannten. Der jeweilige Bewusstheitskontext bestimmt sich durch den aktuellen Informationszustand aller Beteiligten (PatientIn, Betreuungsteam, Bezugspersonen).

Kontext
auf den Inhalt oder die Situation bezogener Zusammenhang, aus dem heraus eine Handlung oder Verhaltensweise verständlich wird

Jedes Verhalten richtet sich danach aus, ob und was die GesprächspartnerInnen wissen und wie sicher sie sich diesbezüglich sind. Aufgrund von Gesprächen und Begegnungen können sich die Bewusstheitskontexte verändern und in andere übergehen.

Der geschlossene Bewusstheitskontext

Ein schwer kranker Mensch weiß nicht, wie es um ihn steht, während das Betreuungsteam und oft auch Angehörige darüber aufgeklärt sind. Dies erfordert eine hohe Selbstkontrolle der Wissenden:

- Gegenüber dem Patienten oder der Patientin sind bewusste Täuschungen erforderlich.
- Eine zunehmende Verschlechterung des Allgemeinzustandes wird von ihnen geleugnet.
- Einzelne, positive Aspekte werden besonders hervorgehoben.
- Fragen werden ausweichend behandelt.
- Die Ärzte und Ärztinnen konzentrieren sich auf medizinische Fakten (Laborbefund etc.).
- Das Pflegepersonal signalisiert, nicht gesprächsbereit zu sein oder verweist auf den Arzt oder die Ärztin.

Meist gelingt es nicht, diesen Zustand der Täuschung gegenüber dem Patienten oder der Patientin aufrechtzuerhalten. In der Regel wissen nicht aufgeklärte PatientInnen (unbewusst oder bewusst) mehr, als es anderen scheint.

Menschen, die mit einer lebensbedrohlichen Erkrankung konfrontiert sind, entwickeln oft eine große Sensibilität für die Authentizität ihrer Mitmenschen. Besonders nonverbale Signale spielen in diesem Zusammenhang eine große Rolle. Weiters können die durchgeführte Therapie (Bestrahlung, Chemotherapie), Befundblätter oder auch eine zunehmende Verschlechterung des subjektiven Befindens dazu beitragen, eine gewisse Skepsis auszulösen und in den argwöhnischen Bewusstheitskontext überzuleiten.

Der argwöhnische Bewusstheitskontext

Die Betroffenen sind über ihre Gesundheitssituation nicht oder nur unzureichend aufgeklärt und hegen gleichzeitig den Verdacht, dass etwas verschwiegen wird. PsychologInnen berichten immer wieder, dass gerade jene Zeitspanne, in der sich PatientInnen im Ungewissen befinden, für sie die größte Belastung im gesamten Verlauf der Erkrankung darstellt.

Eine unzureichende Aufklärung wirkt sich ebenso belastend auf das Pflegepersonal aus, da PatientInnen ihre Fragen sehr häufig in erster Linie an diese Berufsgruppe richten. Hier kann sich für Pflegepersonen rasch ein moralisches *Dilemma* ergeben, weil sie sich im Spannungsfeld zwischen dem ethischen Grundsatz, sich den PatientInnen gegenüber wahrhaftig zu verhalten, und der gesetzlichen Situation, den PatientInnen keine Auskünfte über Diagnose und Zukunftsaussichten geben zu dürfen, befinden. Gerade hier wird der Grundsatz „man kann nicht nicht kommunizieren" besonders deutlich spürbar. In diesen Fällen ist es von vorrangiger Bedeutung, die ÄrztInnen über die Situation sofort zu informieren und so rasch wie möglich ein Gespräch herbeizuführen.

> *Dilemma*
>
> Zwangslage; sich in einer Situation befinden, in der man zwischen zwei – unangenehmen – Möglichkeiten wählen muss.

Das Ritual wechselseitiger Täuschung

Die PatientInnen selbst sowie ihre Bezugspersonen (inkl. Betreuungsteam) wissen um den nahen Tod, was aber niemand anspricht. Alle Beteiligten gehen davon aus, dass die jeweils andere Seite nicht in der Lage ist, ein Gespräch über die Situation und das Sterben zu führen. Folglich wird nach dem Ritual „als ob nichts wäre" gehandelt, was kostbare Zeit und Kraft kostet.

Der offene Bewusstheitskontext

Alle Beteiligten wissen um den nahen Tod des betroffenen Menschen. Es herrscht eine offene Gesprächssituation mit umfassender Aufklärung, soweit diese von den Beteiligten gewünscht wird.

Dies ist die einzige Form, in der das Selbstbestimmungsrecht der PatientInnen gewahrt wird und die Pflegepersonen der Aufgabe einer Begleitung in der letzten Lebensphase wirklich nachkommen können. In diesen Begegnungen können praktische Probleme angegangen, Missverständnisse ausgeräumt und das gegenseitige Vertrauen gestärkt werden (vgl. Husebö 2009).

Für die betroffenen PatientInnen und ihre Bezugspersonen kann diese offene Gesprächssituation wesentlich zu einer erhöhten Lebensqualität beitragen, da sie intensive und sehr bewusste Momente von Nähe und Liebe zueinander möglich machen kann.

Der offene Bewusstheitskontext ist zwar ein wünschenswerter Zustand, trotzdem kann man aber nicht davon ausgehen, dass ihn alle Betroffenen erreichen können. Familien, die in früheren Krisensituationen keine offene Gesprächskultur hatten, erreichen diese oft auch in der jetzigen Krise nicht. Es geht also nicht darum, als Pflegeperson „Bekehrungen" hin zu einer offenen Gesprächsbasis zu erzwingen, sondern diese Familien innerhalb ihrer kommunikativen Spielregeln und Möglichkeiten zu begleiten und sie keinesfalls zu etwas zu drängen.

Wissensstand innerhalb des Betreuungsteams

Es ist von großer Wichtigkeit, dass das gesamte Betreuungsteam über den aktuellen Informationsstand der PatientInnen und ihrer Bezugspersonen Bescheid weiß. Das trägt entscheidend dazu bei, Unsicherheiten im Verhalten gegenüber den PatientInnen zu vermeiden. Weiters kann dadurch verhindert werden, dass Personen aus dem Betreuungsteam unterschiedliche Informationen an die PatientInnen weitergeben, was das Vertrauen der PatientInnen zum Betreuungsteam nachhaltig stören würde.

Besonders Auszubildende in Pflegeberufen sind häufig mit dem Problem konfrontiert, dass sie über den derzeitigen Wissensstand der PatientInnen und ihrer Angehörigen unzureichend informiert sind. Daraus können für alle Beteiligten problematische und sehr belastende Situationen entstehen.

Kernaussage

> Fordern Sie die Informationen darüber ein, was der Patient oder die Patientin (und die Angehörigen) über die Krankheitsdiagnose und die Zukunftsaussichten wissen, wenn Sie selbst darüber nicht oder nur unzureichend informiert wurden.

4.4 Das Aufklärungsgespräch

Dieses Gespräch muss von dem behandelnden Arzt bzw. der behandelnden Ärztin geführt werden. Pflegepersonen dürfen keine Auskunft über Diagnose/*Prognose* geben, jedoch sind sie im Idealfall bei diesem Gespräch anwesend.

Prognose
Vorhersage einer zukünftigen Entwicklung, z. B. über den Verlauf einer Erkrankung und die Chancen einer Heilung

Ein Aufklärungsgespräch, in dem ein Arzt oder eine Ärztin einen Menschen und eventuell seine Bezugspersonen von der Unheilbarkeit der Erkrankung bzw. der daraus resultierenden Änderung des Therapieziels informieren sollen, zählt zu den intimsten und schwierigsten Aufgaben.

Die ÄrztInnen als „sozialisierte HeilerInnen" finden sich in der Rolle der ÜbermittlerInnen eines Todesurteils wieder. ÄrztInnen haben deshalb oft das Gefühl, die Überbringer einer „Hiobsbotschaft" und „Mitverursachende" von Leid zu sein. Das Wahrnehmen und Bearbeiten eigener Ängste und Befürchtungen (auch hinsichtlich der Auseinandersetzung mit dem eigenen Tod) gehört deshalb auch zu einer guten Aufklärungskompetenz.

Tabelle 4

Arzt/Ärztin und PatientIn befinden sich in verschiedenen Situationen

Quelle: Deutsches Ärzteblatt, Jahrgang 1997, Heft 46, November 2000 (in Anlehnung an Klusmann 2000)

	Arzt/Ärztin	**PatientIn**
Lebenssicht	Lebenssicht	Existenzielles Lebensgefühl
Wissen	Expertenwissen	Laienwissen
Rolle	Aktiv	Eher passiv
Bewusstsein	Wach	Absorbiert oder „gefesselt"
Gefühle	Kontrolliert	Gefühlschaos
Weltsicht	Mittendrin	„Am Rande" oder isoliert
Zeiterleben	Normalzeit	„Innere" Zeit

Aus dieser Tabelle wird die völlig unterschiedliche Ausgangssituation der an dem Aufklärungsgespräch Beteiligten deutlich.

Es ist wichtig, sich dieser Unterschiede bewusst zu sein, um die nötige Sensibilität für ein Aufklärungsgespräch entwickeln zu können und das eigene Verhalten auf die Ausgangssituation des Patienten oder der Patientin besser abzustimmen. Für Pflegepersonen ist dies insofern von Belang, als PatientInnen häufig nach einer ärztlichen Aufklärung ihre Situation mit Pflegepersonen besprechen und Fragen dazu stellen. Es ist hier wichtig, bei dieser Gratwanderung nicht den eigenen Kompetenzbereich zu überschreiten (das Mitteilen von Diagnose, Prognose, Therapien muss durch ÄrztInnen erfolgen) und trotzdem eine vertrauenswürdige Gesprächsperson für den Patienten oder die Patientin zu sein.

Bei der Aufklärung sind zwei Extreme zu vermeiden:

1. Die schonungslose Haltung

Eine rücksichtslose Information kann PatientInnen, besonders wenn sie sie unvorbereitet trifft, schockieren, die Hoffnung rauben und dadurch schwer belasten. Ein zu direktes Informationsgespräch ohne Feingefühl kann zu einer seelischen Grausamkeit werden.

2. Das Zurückhalten wesentlicher Informationen

Die grundlegenden Informationen dürfen nicht gegen den Willen der PatientInnen verschwiegen werden. Sie brauchen Informationen über die Diagnose, die Möglichkeiten der Behandlung und die Prognose, um für die Erkrankung und das weitere Leben die richtigen Entscheidungen treffen zu können. Die Verweigerung eines offenen Gespräches kann Angst auslösen und nimmt den PatientInnen den Mut, von sich aus offen zu sprechen. Die PatientInnen fühlen sich dann isoliert.

4.4.1 Grundsätze eines Aufklärungsgespräches

Schrittweise Aufklärung

Ein viel zitiertes Bild von Max Frisch kann die Grundhaltung in einem Aufklärungsgespräch versinnbildlichen: „Man soll dem Kranken die Wahrheit hinhalten wie einen Mantel, in den er hineinschlüpfen kann, und sie ihm nicht wie einen nassen Fetzen um die Ohren schlagen."

Es gilt, sich mit den PatientInnen auf die Suche nach einem passenden Mantel zu begeben, in einem Gespräch herauszufinden, wie dieser Mantel beschaffen sein soll, damit er als Kleidungsstück akzeptiert werden kann (vgl. Specht-Tomann/Tropper 1998).

Die Tatsache des nahe bevorstehenden Todes wird in einem Prozess verarbeitet. Es ist also oft nicht notwendig, alles sofort zu sagen, sondern man kann die Informationen schrittweise anbringen, allerdings nicht im Sinne von Zwecklügen. Die PatientInnen sollen jeweils nur so viel Informationen über ihren Zustand erhalten, wie sie selbst wünschen und verarbeiten können.

Im Idealfall erstreckt sich die Aufklärung „über mehrere Gespräche, in denen Arzt und Patient sich besser kennen lernen und der Patient stufenweise seine Situation, Diagnose, Therapiemöglichkeiten und Zukunft erfassen kann" (Husebö 2003, S. 159).

Ein bereits aufgebautes Vertrauensverhältnis zwischen Betreuungsteam und PatientIn ist hier von großem Wert.

Es kann auch vorkommen, dass PatientInnen im Anschluss an das Gespräch den Inhalt oder Teile daraus „vergessen" bzw. deutlich verharmlosen. Das ist eine erste Schutzreaktion. Eine schrittweise Aufklärung kann dieser Reaktion unter Umständen vorbeugen. Es sei an dieser Stelle noch betont, dass PatientInnen auch das Recht darauf haben, nicht gegen ihren Willen aufgeklärt zu werden. Es gilt, Aussagen der PatientInnen in diese Richtung ernst zu nehmen und ihrem Wunsch nachzukommen.

Aussagen über die zu erwartende Lebensdauer

Vorsicht ist bei Aussagen über die geschätzte, noch zu erwartende Lebensdauer geboten, im Sinne von: „Sie haben noch so und so lange zu leben." Einen Zeitraum bis zum Tod festzulegen ist insofern gefährlich, als solche Sätze vom Unbewussten schnell als unhinterfragte Glaubenssätze aufgenommen werden können.

Der Krankheitsverlauf kann nicht vorhergesagt werden, denn statistische Wahrscheinlichkeiten sagen nichts über den Einzelfall aus. „Wunder" sind selten, aber möglich.

Allerdings ist es für manche Menschen sehr wichtig, eine zeitliche Prognose zu erfahren. Sie müssen wissen, ob sie in Monaten oder in Wochenperspektiven denken sollen. Es gilt dann nachzufragen, warum das für diesen Patienten oder diese Patientin so besonders wichtig ist. Häufig ist es dann ein bestimmtes Datum, das von besonderer Bedeutung ist, z. B. die Geburt des ersten Enkelkindes, die Hochzeit der Tochter oder die Rückkehr des Sohnes nach einer langen Reise.

Emotionale Unterstützung geben

Die Aufklärung dient zwar vordergründig der Informationsvermittlung, dennoch ist nicht allein die dargebrachte Botschaft das Entscheidende, sondern auch die damit gleichzeitig vermittelte emotionale Unterstützung bei der Verarbeitung dieser Information.

Die Aufnahmefähigkeit der PatientInnen während eines Gesprächs ist nicht grenzenlos. Es ist daher wichtig, sie nicht mit einer Flut von Informationen zu überfallen. Das Gespräch soll vorerst beendet werden, wenn der Patient oder die Patientin den Informationen nicht mehr folgen kann. Es gilt in der jeweiligen Situation abzuklären, wie viel an Information aufgenommen werden kann.

„Die Qualität der Kommunikation zwischen Arzt und Patient hat einen größeren Einfluss auf die Lebensqualität, die Gesundheit und das Wohlergehen der Patienten als alle anderen Faktoren.“ (Husebö 2003, S. 128)

4.4.2 Spezielle Aspekte zur Vorgehensweise

Einen geeigneten Rahmen schaffen

Grundsätzlich sind ausreichend Zeit und ein ungestörter Raum für das Gespräch ein Muss. Des Weiteren soll dem Patienten oder der Patientin die Möglichkeit eingeräumt werden, eine oder mehrere Bezugspersonen beim Gespräch dabei zu haben. Bezugspersonen dürfen grundsätzlich nur mit Einverständnis der Betreffenden informiert werden!! Fast alle PatientInnen (vgl. Husebö 2003) wünschen auch nicht, dass der Arzt oder die Ärztin ohne sie selbst mit den Angehörigen ein Gespräch führt. Es soll in diesem Gespräch auch die Möglichkeit angeboten werden, Kontaktpersonen wie SeelsorgerInnen oder PsychoonkologInnen anzufordern.

Die PatientInnen dort abholen, wo sie sich befinden

Ziel ist es, den momentanen Wissenstand der PatientInnen und ihre aktuellen Befürchtungen zu erfahren, um mit weiteren Informationen auf diesem Wissen aufbauen zu können. Dazu ist es notwendig, zu erfragen, welche Kenntnisse die PatientInnen über ihre Situation bereits haben. Einfache offene Fragestellungen wie z. B.: „Was wissen/denken Sie über Ihre Erkrankung?“ oder: „Was haben Sie von unserem letzten Gespräch noch in Erinnerung?“ ermöglichen es, an der richtigen Stelle „anzuknüpfen“. Zudem sollen innere Bilder und Theorien zur Erkrankung – z. B. zur Krebserkrankung – angesprochen werden, die bei den PatientInnen aufgrund von Vorerfahrungen im Bekannten-/Verwandtenkreis entstanden sind.

Hinweise zur leichteren Verständigung

Fachsprache: In erster Linie ist auf einfache Erklärungen und Begriffe zu achten. Es sollen nur Wörter verwendet werden, die den PatientInnen auch verständlich sind. Eventuell kann es auch hilfreich sein, Vorgänge aufzuzeichnen.

Aufnahmefähigkeit der PatientInnen berücksichtigen: Es bleibt im Einzelfall zu entscheiden, wie viel an Information Betroffene in einem Gespräch aufnehmen können. Meistens ist es hilfreich, auch auf einen nächsten möglichen Gesprächstermin hinzuweisen, um einiges noch einmal aufgreifen zu können. Tief greifende Gespräche müssen erst „verdaut" werden. Es braucht Zeit, über das Gesagte nachzudenken.

Ebenso wichtig ist es, die PatientInnen nicht mit einer Flut von Informationen zu überschwemmen. Zum einen können bewusst gesetzte **Pausen** Gelegenheit geben, das Gesagte besser aufzunehmen, und zum anderen haben **Fragen**, die sich dem Patienten oder der Patientin akut aufdrängen, Vorrang.

Gehörtes zusammenfassen lassen: Um sicherzugehen, dass die Information richtig verstanden wurde, ist es hilfreich, das Gehörte in eigenen Worten noch einmal zusammenfassen zu lassen. Das signalisiert Wertschätzung und trägt dazu bei, Missverständnisse sofort auszuräumen.

4.4.3 Pflegerische Aufgaben im Umgang mit der Wahrheit

Persönliche Haltung

Das Prinzip der „Ehrlichkeit" als ein ethisches Grundprinzip ist gegenüber PatientInnen ein unverzichtbarer Grundpfeiler. Können wir diesem Anspruch nicht gerecht werden, sind eine gute Pflegebeziehung und ein Vertrauensaufbau nicht möglich.

Wesentlich ist auch, sich gegenüber den Fragen und Anliegen der PatientInnen nicht ausweichend zu verhalten, sondern ihnen die Sicherheit zu vermitteln, dass sie in ihrer Situation ernst genommen werden. Die Erfahrung hat gezeigt, dass Sterbende immer andeuten, ob, wie und mit wem sie über ihren bevorstehenden Tod sprechen wollen (vgl. Arndt 2002, S. 60).

Häufig befürchten Personen, die noch wenig Erfahrung in der Begleitung Sterbender haben, auf gewisse Fragen der Betroffenen keine passende Antwort parat zu haben. In sehr vielen Situationen reicht aber ein aufmerksames, aktives Zuhören als Unterstützung völlig aus.

Kernaussage

Im Zusammenhang mit dem Thema Wahrheit ist es von besonderer Wichtigkeit, PatientInnen gegenüber als Pflegeperson und als Mensch wahrhaftig zu bleiben.

Anwesenheit beim Aufklärungsgespräch

Es hat sich bewährt, dass die Bezugspflegeperson eines Patienten oder einer Patientin beim Aufklärungsgespräch anwesend ist. Sie erhält damit einen guten Einblick in den momentanen Wissenstand des oder der Betroffenen und kann sich über deren Ängste und Sorgen einen ersten Eindruck verschaffen. Diese Informationen sollen dokumentiert bzw. an das Betreuungsteam weitergegeben werden, damit alle auf demselben Informationsstand sind.

Sehr häufig wenden sich PatientInnen mit ihren Fragen und Befürchtungen direkt an Pflegepersonen. In diesem Fall ist es als Pflegeperson besonders wertvoll, zu wissen, was im Aufklärungsgespräch genau besprochen wurde.

Vermitteln von Gesprächen

Es fällt auch in den Aufgabenbereich der Pflegepersonen, herauszuhören, was den Patienten oder die Patientin beschäftigt und welche Personen auf die Fragen und Probleme am besten eingehen können. Es ist wichtig, die PatientInnen über die Gesprächsmöglichkeit mit SeelsorgerInnen, PsychologInnen, ÄrztInnen u.a. zu informieren und gegebenenfalls ein solches Gespräch zu organisieren.

Vertiefung des Lernstoffes

Zusammenfassung

Sterbende Menschen und ihre Angehörigen zu begleiten, erfordert ein hohes Maß an kommunikativer Kompetenz. Zur nonverbalen Verständigung werden Berührungen gezielt eingesetzt.

Die PatientInnen haben ein Recht auf Wahrheit und Aufklärung (ärztliche Aufklärungsgespräche) in einer einfühlenden Art und Weise.

Es entstehen problematische Situationen, wenn sich der Patient oder die Patientin, seine/ihre Angehörigen und das Betreuungspersonal auf unterschiedlichem Informationsstand bewegen (Bewusstheitskontexte).

Zum Üben

1. Wie können Sie sich ein hohes Maß an kommunikativer Kompetenz aneignen?
2. In welcher Art und Weise drücken sich sterbende Menschen oft aus?
3. Woran erkennen Sie über körpersprachliche Signale, wenn ein schwer kranker Mensch Ihre Berührung als nicht angenehm oder passend empfindet?
4. Wie soll ein einfühlsames Aufklärungsgespräch durch den Arzt oder die Ärztin erfolgen?
5. Welche Aufgaben hat das Pflegepersonal hinsichtlich der Aufklärungsgespräche?

Zum Nachlesen

Husebö S., Klaschik E. (2009): Palliativmedizin, 5. Auflage. Springer, Wien, S. 147–201.
In diesem fundierten Werk finden Sie zahlreiche wichtige Informationen zum Thema Kommunikation und Aufklärung mit schwerkranken Erwachsenen und Kindern. Es wird darin eine wünschenswerte ethische Grundhaltung zu dieser sensiblen Thematik transparent.

George U., George W. (2003): Angehörigenintegration in der Pflege. Reinhardt, München.
Sie finden dort konkrete Tipps sowie Grundlageninformationen zum Thema Gesprächsführung mit Angehörigen.

Kränzle S. (2010): Palliative Care. Handbuch für Pflege und Begleitung, 3. Auflage. Springer, Heidelberg.
In dem Kapitel über die Begegnung mit Sterbenden werden mithilfe von Fallbeispielen die Besonderheiten in der Kommunikation mit PalliativpatientInnen und ihren Angehörigen sehr praxisnah aufgezeigt. Die hilfreichen Anregungen und Tipps machen das Buch zu einem nützlichen Nachschlagewerk.

Specht-Tomann M., Tropper D. (2011): Hilfreiche Gespräche und heilsame Berührungen im Pflegealltag, 4. Auflage. Springer, Wien.
In diesem Buch werden Grundlagen sowie theoretische Modelle der Kommunikation beschrieben. Es finden sich darin auch zahlreiche Abbildungen und praktische Beispiele, anhand derer gezeigt wird, wie eine wertschätzende Kommunikation mit schwerkranken und sterbenden Menschen gelingen kann. Die Autorinnen nähern sich auch behutsam dem Thema Berührung als spezielle Form der Kommunikation und geben dazu gute Hinweise und Hintergrundinformationen für die Praxis.

Zum Nachlesen

Wingchen J. (2006): Kommunikation und Gesprächsführung für Pflegeberufe. Ein Lehr- und Arbeitsbuch. 2., aktualisierte Auflage. Brigitte Kunz Verlag, Hannover.

Dieses Buch gibt einen breiten Einblick darüber, wie Kommunikation mit PatientInnen und Angehörigen in den jeweiligen Kommunikationsfeldern erfolgen kann. Sie finden darin Kommunikationsgrundlagen und ausgewählte Kommunikationsmodelle beschrieben, die für die pflegerische Arbeit relevant sind. Der Inhalt ist als Lehr- und Lernbuch gestaltet und daher sehr übersichtlich.

5 Psychohygiene

Lernziel

Nach dem Studium dieses Kapitels sollten Sie ...

... die Bedeutung der eigenen Psychohygiene kennen und damit selbstverantwortlich umgehen.

... Maßnahmen zur Gesunderhaltung der eigenen Psyche kennen.

Kernaussage

Hygiene bedeutet die Gesunderhaltung des Menschen durch vorbeugende Maßnahmen (z. B. Schutz des Körpers vor Infektionen). In der Psychohygiene geht es darum, die eigene Psyche durch entsprechende hygienische Maßnahmen vor Überlastung zu bewahren.

Anregung

Was tun Sie für Ihren Ausgleich? Was hilft Ihnen bei der Verarbeitung belastender beruflicher Erlebnisse?

Es liegt in der Verantwortung jeder einzelnen Pflegeperson, auf ihre eigene Psychohygiene bewusst zu achten und die Grundweichen dazu in die richtige Richtung zu stellen. Diese Verantwortung gilt nicht nur sich selbst gegenüber, sondern auch gegenüber dem Arbeitsteam, das lieber mit Personen zusammenarbeitet, die auf ihre eigene Psychohygiene achten und daher ausgeglichener sind. Nicht zuletzt ist eine Pflegeperson, die auf ihre psychische Gesundheit achtet, für die betroffenen PatientInnen von besonderer Bedeutung.

5.1 Maßnahmen zur Psychohygiene

Ausgleich im Privatleben

Unter Work-Life-Balance wird die (Wieder-)Herstellung eines Gleichgewichts von Beruf, Familien- und Privatleben verstanden. Das Erreichen einer Work-Life-Balance wirkt präventiv gegen ein Burn-out. Im Wesentlichen geht darum, sich im Privatleben andere nährende Lebensquellen zu schaffen und aufzubauen. Dazu zählen z. B. ausgewogene soziale Beziehungen und Hobbys wie Sport, die Wahrnehmung der Natur, Musik, Kunst etc. Wichtig ist nur, dass sich die Tätigkeit in der Freizeit von der beruflichen gänzlich unterscheidet. Wer sich in seiner Freizeit überwiegend den Sorgen und Nöten anderer Personen annimmt, wird in diesem Punkt keine Kraft für den Beruf tanken können – im Gegenteil, das wirkt kräftezehrend.

Es kann auch einen positiven Effekt haben, in der Freizeit einfache Tätigkeiten mit einem leicht zu erreichenden Ziel zu verrichten. Es gibt einen Anfang und einen klaren Abschluss der Tätigkeiten (z. B. einen Korb Wäsche bügeln oder das Auto putzen). Es ist eine gewisse Genugtuung damit verbunden, eine Aufgabe erfolgreich zu Ende zu bringen, was im Pflegeberuf oft nicht so einfach möglich ist. Wer sich an solchen Kleinigkeiten erfreuen kann, ist gut beraten.

Belastendes wahrnehmen und darüber sprechen können

Zuerst ist es wichtig, seine eigenen Gefühle, Gedanken und Bedürfnisse kennenzulernen, um eine Belastung überhaupt wahrnehmen zu können. In zweiter Linie geht es dann darum, darüber zu sprechen, denn: über *Be*lastendes sprechen zu können, bringt für die meisten Menschen *Ent*lastung. Dabei können die Familie, der Freundeskreis oder die BerufskollegInnen einen wichtigen Rückhalt geben. Ein gutes soziales Netz ist ein wesentlicher Faktor zur Verhinderung eines *Burn-out-Syndroms*.

Burn-out-Syndrom
ausgebrannt sein, Erschöpfungssyndrom. Zustand körperlicher und psychisch-seelischer Erschöpfung, der aufgrund lang andauernder negativer Gefühle und/oder wegen Über-/Unterforderung entsteht. „Burnout ist das Resultat wiederholter emotionaler Belastungen im Zusammenhang mit einem intensiven Einsatz für andere Menschen" (Willig/Kommerell 2001, S. 339).

Auch das berufliche Team ist eine wichtige Ressource, um über Belastungen offen sprechen zu können. Wir alle kennen Situationen, die uns an unsere Grenzen führen. Wenn wir diese Erfahrungen mit unseren KollegInnen teilen können, dann wächst damit das Verständnis und auch das Vertrauen innerhalb des Teams. So kann es auch gelingen, sich gegenseitig zu stützen und zu entlasten! Müller et al. führten eine bundesweite Befragung von Palliativstationen in Deutschland zum Thema „Wie viel Tod verträgt das Team?" durch. Dabei wurde deutlich, dass das Team einen großen Stellenwert bei der beruflichen Trauerbewältigung einnimmt. Es stellte sich bei dieser Befragung auch heraus, dass die kritische Anzahl von Todesfällen pro Woche an einer Palliativstation bei 4,4 liegt und aufeinander folgende Todesfälle signifikant belastender empfunden werden als verteilte. Weiters war dabei zu erkennen, dass die durch Tod und Sterben hervorgerufenen Belastungen durch positive Erfahrungen in diesem Bereich wie erfolgreiche Symptomkontrolle und gute Beziehungen zu den PatientInnen kompensiert werden.

Identifizierung der inneren „Antreiber"

I. Hofmann listet in ihrem Buch „Stress- und Burn-out-Prävention in der Pflege" innere „Antreiber" auf, die ein „innerliches Ausbrennen" fördern. Sie beschreibt auch gleichzeitig ein Gegenmittel für diese inneren „Peitschenhiebe":

Tabelle 5
Die inneren „Antreiber"

Antreiber	Bedeutung	Gegenmittel
Sei perfekt!	Tu das, was du machst, richtig gut, auch wenn es nicht wirklich wichtig ist.	Jeder Mensch macht Fehler, ich bin ein Mensch und auch ich darf Fehler machen.
Streng dich an!	Nur was mit Anstrengung erreicht wurde, was schwer war, verdient Anerkennung.	Arbeit darf auch ruhig leicht von der Hand gehen und Freude machen.
Mach schnell!	Zeit ist Geld!	Manchmal ist langsam schneller und weniger mehr. Lieber erst gut planen.
Sei stark!	Du sollst keine Gefühle zeigen, das ist ein Zeichen von Schwäche – und Schwäche wird ausgenutzt.	Auch ich habe Gefühle, Wünsche, Träume, und ich darf zeigen, wie mir zumute ist.
Denk an die anderen!	Liebe deinen Nächsten und vergiss dich selbst.	Wenn ich mir selbst nicht wichtig bin, warum sollen mich dann andere wichtig nehmen?
Stell dich nicht so an!	Du willst dich bloß nicht anstrengen.	Auch ich darf mich entspannen, muss nicht immer auf dem Sprung sein.
Schau dir mal deine Schwester an!	Die macht das viel besser als du.	Auch ich habe meine Stärken, und mich mit anderen zu vergleichen lenkt nur von meinen eigenen Fähigkeiten ab.

Auseinandersetzung mit Nähe und Distanz

Pflegepersonen sind durch ihre Arbeit sehr mit körperlicher und emotionaler Nähe zu den PatientInnen konfrontiert. Sie erleben hautnah mit, welche Ängste und Probleme einen sterbenden Menschen und seine Angehörigen bewegen. Auf der einen Seite ist die Fähigkeit, sich in die Situation anderer Menschen einzufühlen, eine wichtige Voraussetzung in der Pflege, andererseits kann ein Zuviel an Einfühlung schädlich für beide Seiten sein. Ein Übermaß an Fürsorge führt zu einer Bevormundung, die Autonomie des kranken Menschen wird beschnitten.

Das richtige Maß an emotionaler Distanz

Sich in passender Art und Weise emotional zu engagieren, bedeutet eine (oft sehr schmale) Gratwanderung, die gelernt, geübt und immer wieder überprüft werden muss. Zu viel Nähe schadet der Pflegebeziehung genauso wie zu viel Distanz. Bei zu großer Nähe ist die Pflegeperson zu sehr in den Problemkreis der PatientInnen verstrickt. „Die Grenzen zwischen Selbst und Gegenüber verwischen. Die mangelhafte Trennung vom Klienten und seinem Schicksal oder seiner Situation führt zu einer Vermischung mit dem Leben des Helfers. Dieser ist nun nicht mehr in der Lage, den nötigen inneren Abstand zu wahren und nimmt die Probleme des Klienten mit in seine Lebenswelt“ (Domnowski 2010). Der Leidensdruck wird für die betreffende Pflegeperson dann zu groß, was ihrer psychischen Gesundheit schaden kann. Ebenso geht dabei der professionelle Blickwinkel – nämlich zu erkennen, wobei man durch Pflegemaßnahmen unterstützen kann und was nicht durch das Pflegeangebot beeinflusst werden kann – verloren.

Im anderen Fall kann eine **zu große Distanz** ein Gefühl des Nichtverstandenwerdens, völliger Gleichgültigkeit und emotionaler Kälte beim betreffenden Menschen auslösen.

Es ist notwendig, selbst das nötige Maß an Abstand (emotionaler Distanz) zu finden, um sich mit der Situation eines Patienten oder einer Patientin nicht zu belasten, sich als Mensch aber trotzdem nicht hinter dem „weißen Mantel“ zu verstecken.

Keine Identifikation mit dem Leid und den Problemen der PatientInnen: PatientInnen in ihren Gefühlen zu verstehen heißt nicht gleichzeitig, sich mit ihrem Leid zu identifizieren. Eine solche Identifikation macht handlungsunfähig, da die so entstandene „eigene“ Gefühlslage vernünftiges, zielorientiertes Handeln und Denken überlagert und blockiert.

N. Schletterer beschreibt dieses Mitleiden aus dem Blickwinkel der spiritual care. Mit-Leid setzt sich zusammen aus *mit* (lat. com) und *leiden* (lat. pati). Com-pati bedeutet also „zugleich leiden“. Und so geht es uns häufig auch, wenn wir mit dem Leiden anderer konfrontiert werden. Wir leiden zugleich, obwohl wir gar nicht in derselben „Leidenssituation“ sind. Das, was uns da leiden lässt, sind unsere eigenen Erfahrungen und Vorstellungen von Leid, die plötzlich im Kontakt mit fremdem Leid wieder mitschwingen und zum Vorschein kommen. Wir sind also eigentlich mehr mit unserem eigenen Leid als mit dem Leid des anderen in Verbindung. Und um dieses eigene Leid erträglicher zu machen, bieten wir rasch Erleichterungen, z. B. in Form von Taschentüchern („Ich will dich/mich vom Weinen erleichtern“), oder wir nehmen Betroffene ungefragt und überwältigend in die Arme, versuchen das Leid zu „ergreifen“, was aber auch einen sehr raffenden Charakter haben kann („Ich will dich/mich vom Schmerz wegholen, beschützen“).

Jeder Mensch trägt Verletzungen und Verwundungen in sich, und es ist unvermeidlich, dass wir damit in Kontakt kommen, wenn wir Menschen begleiten, die gerade ähnliche Traumata erleben. Die eigenen Gefühle des Verletztseins sollen nicht abgelehnt oder vermieden, sondern vielmehr **wahrgenommen** und als Teil der eigenen Geschichte **anerkannt** werden. So können wir uns dann dem betroffenen Menschen zuwenden, ohne ihn zur „Heilung“ eigener Verwundungen zu benutzen. Die Verbundenheit durch ähnliches Leid mag uns zwar trösten, soll aber nicht als Trost für das Leiden anderer verwendet werden. Wir können das Leid eines anderen Menschen nicht kontrollieren, lediglich unsere eigenen Reaktionen auf das Leid!

Eine hilfreiche Haltung angesichts des Leidens eines anderen Menschen stellt die Beschreibung von **Bei-Leiden** dar:

- „Sieh mich dort, wo ich bin und lass mich dort!"
- das Leiden als Leiden wahrnehmen
- sich langsam annähern und „dazugesellen" (das Leid aus der Perspektive des anderen begreifen, aber nicht „zum anderen werden")
- sich nicht an Ergebnissen orientieren („offen" lassen können)

Beileid akzeptiert das Leiden,
Beileid gibt dem Mitmenschen Bedeutung und Wert,
Beileid verzichtet auf (Er-)Lösung;
Beileid traut dem anderen einen Umgang mit Leid zu.

(Monika Müller, 2007)

Auseinandersetzung mit der Motivation, zu helfen

Schmidbauer beschrieb Ende der 70er-Jahre das sogenannte „Helfersyndrom" in den Sozialberufen. Demnach besteht für die meisten Menschen die ***Motivation*** zum Helfen darin, dass sie sich selbst stark fühlen können (sich selbst aufwerten), wenn sie sich um Schwächere kümmern. Indem die Schwächen anderer wahrgenommen werden, lassen sich eigene Unzulänglichkeiten überdecken; damit kann man auch einer persönlichen Auseinandersetzung aus dem Weg gehen. Im Grunde kann das mehr Eigennutzen im Sinne einer Selbsthilfe sein als eine edle Tat am Mitmenschen. Für uns HelferInnen ist es wichtig, zu akzeptieren, dass hinter der Fassade ***altruistischen*** Handelns auch „***egoistische***" Motive stehen.

Um sich zu einer stabilen Helferpersönlichkeit entwickeln zu können, braucht es genau diesen Schritt. Die Helfersituation wird dann problematisch und krankhaft, wenn der Helfer oder die Helferin unbewusst andere Personen in Abhängigkeit hält, um nicht selbst in eine Krise zu geraten. Häufig sind Helferpersönlichkeiten auch in ihrem privaten Umkreis von vielen „Hilflosen" und „Schwachen" umgeben. Allein das Ideal, Menschen helfen zu wollen, reicht nicht aus für eine professionelle und stabile Berufsmotivation. Wichtiger ist die Entwicklung einer klaren Berufsrolle, in der die Aufgaben möglichst genau definiert und abgegrenzt werden (Hofmann 2010).

Domnowski beschreibt das Helfersyndrom als eine zur Persönlichkeitsstruktur gewordene Unfähigkeit, eigene Gefühle und Bedürfnisse zu artikulieren und weiterzugeben, begleitet von einer allmächtigen und unangreifbaren Fassade. Er listet folgende Merkmale auf:

- eine Fassade der Stärke muss aufrechterhalten werden;
- Schwäche darf nicht zugelassen werden;
- vermeiden von Gegenseitigkeit und Nähe in Beziehungen;
- Vorlieben für Beziehungen mit schwächeren/hilfsbedürftigen PartnerInnen;

Motivation

von lat. *movere* = bewegen. Gemeint sind hier die Beweggründe, die jemanden zu einem bestimmten Verhalten oder zu bestimmten Handlungen veranlassen. Der Begriff Motivation wird aber häufig auch allgemein im Sinne von Handlungsbereitschaft verwendet.

altruistisch

von lat. *alter* = der andere. Altruistisches Handeln ist selbstlos, uneigennützig, dient dem Wohl anderer Menschen.

egoistisch

von lat. *ego* = ich. Das Handeln ist auf sich selbst bezogen, eigennützig, den persönlichen Vorteil in den Vordergrund stellend.

- hohe Ansprüche an sich selbst/Ehrgeiz;
- selten Zufriedenheit mit der eigenen Leistung/Leistungsfähigkeit;
- ständiges Schwanken zwischen Allmachts- und Ohnmachtsgefühlen;
- überhöhte Resignation beim Scheitern;
- übersteigerte Minderwertigkeitsgefühle im Wechsel mit negativen Größenfantasien.

Anregung

Wie steht es mit Ihren Schwächen? Dürfen Sie sich selbst zugestehen, einmal nicht „edel und gut" zu sein und alles unter Kontrolle zu haben? Wie ist die Vorstellung für Sie, auch einmal „schwach" zu sein und sich von anderen helfen lassen zu „müssen"? Haben Sie diesen Mut?

Professionelle Hilfe in Anspruch nehmen

Es ist durchaus möglich, dass der Pflegeberuf auch starke und länger anhaltende Belastungen für die Pflegepersonen bringt. Hier ist es ratsam, diese Belastung zu erkennen und professionelle Hilfe in Anspruch zu nehmen. Für die „hilflosen Helfer" (Schmidbauer) ist dies mitunter keine leichte Aufgabe: sich einzugestehen, dass man die Hilfe von jemand anderem benötigt. Außerdem ist es auch wichtig, Symptome, die auf ein Burn-out-Syndrom hinweisen, rechtzeitig zu erkennen und darauf zu reagieren.

Ethikberatung

In der Betreuung von schwer kranken Menschen entstehen immer wieder ethische Problemsituationen, die einer gemeinsamen Entscheidung bedürfen, die alle im Team tragen können. Es müssen dabei unterschiedliche Werte diskutiert und gewichtet werden. Diese ethischen Aspekte werden mittels einer Ethikberatung auf professioneller Ebene zielführend beleuchtet. Ethikberatung kann in Form eines institutionalisierten Ethikkomitees, Ethikkonsilien oder externer EthikberaterInnen erfolgen. Werden moralische Konfliktsituationen nicht gemeinsam entsprechend gelöst, müssen einzelne Personen in schwierigen Situationen kurzfristig entscheiden, was zu einer Überforderung führen kann.

Supervision

von engl. *supervise* = beaufsichtigen, kontrollieren. Supervision ist ein auf das Arbeitsleben zugeschnittener professioneller Beratungsansatz.

Supervision

In der *Supervision* erhalten Teams die Möglichkeit, berufliche Erlebnisse und Probleme unter Anleitung eines Supervisors oder einer Supervisorin mit entsprechender Zusatzausbildung zu besprechen. Es ist wichtig, dass Teamsupervisionen regelmäßig stattfinden und möglichst alle Personen des Teams anwesend sind. Supervision hat zwei Funktionen:

1. die berufliche Praxis kritisch zu betrachten, zu reflektieren und daraus schrittweise Veränderungen zu setzen;
2. psychische Entlastung der TeilnehmerInnen, da sie über ihre beruflichen Belastungen (z. B. Tod eines Patienten oder einer Patientin) sprechen können. Schon allein die Erkenntnis, nicht allein Schwierigkeiten mit bestimmten beruflichen Situationen zu haben, kann sich entlastend auswirken.

In der Supervision besteht auch die Möglichkeit, voneinander zu lernen. Es ist entlastend für ein Team, zu erleben, dass wir alle mit unseren Schwächen und mit den verschiedenen beruflichen Belastungen ringen. Im Übrigen basiert Supervision auf Freiwilligkeit; alle entscheiden selbst, wie viel sie von sich dazu einbringen wollen.

Fortbildungen

Ein wesentlicher Faktor in Bezug auf Psychohygiene ist auch das Interesse, sich selbst in seinen Kompetenzen, seinem Fachwissen und seinen Fähigkeiten weiterzuentwickeln. Fortbildungen geben die Möglichkeit, Wissen zu erweitern, neue Interessengebiete zu entdecken und das eigene Handeln zu reflektieren. Auch das Hineinschnuppern in das Arbeitsfeld anderer Berufsgruppen im Rahmen von Fortbildungen kann ein besseres Verständnis des eigenen Arbeitsbereiches und der Aufgaben und Ziele anderer Professionen ermöglichen.

Selbst aktiv werden

Häufig fehlt es Pflegepersonen an Eigeninitiative, Neues in ihrem Arbeitsbereich aufzunehmen und auszuprobieren. Zwar werden bestimmte Dinge interessiert zur Kenntnis genommen, aber oft nicht für das eigene Arbeitsfeld umgesetzt. Gezielte interdisziplinäre Arbeitskreise unter der Leitung von Personen aus der eigenen Berufsgruppe können eine gute Möglichkeit sein, neue Ideen aufzugreifen und in die eigene Arbeitssituation zu integrieren.

5.2 Umgang mit Ekel

In der palliativen Pflege ergeben sich zahlreiche Situationen, die Ekelgefühle auslösen können. Davon betroffen ist nicht nur das Betreuungsteam, sondern auch Angehörige sowie der betreffende Mensch selbst. Nachdem der unreflektierte Umgang mit dem eigenen Ekelgefühl zu psychischer Überforderung führen kann, werden die Grundsätze im Umgang mit Ekelgefühlen in diesem Kapitel erläutert.

Warum treten Ekelgefühle auf?

Psychologisch betrachtet zählt Ekel zu den primären Gefühlen wie Lust, Freude, Angst oder Zorn. Diese primären Gefühle sind bereits sehr früh beim Säugling zu beobachten und kommen in allen Kulturen vor. Ekel ist ein starkes Abwehrgefühl, das anzeigt, dass der Betroffene mit etwas Bestimmtem nicht in Berührung kommen will. Grundsätzlich stellt das Ekelgefühl eine wichtige Schutzfunktion des Menschen dar, indem es auf toxische, ungenießbare oder infektiöse Substanzen aufmerksam macht.

Was löst Ekel aus?

Die Haut ist das größte Ausscheidungsorgan des Menschen. Da der gesamte Körper mit Haut überzogen ist, kann alles am Körper als potenziell ekelerregend empfunden werden. Ekel entsteht immer durch Nähe, einer aufgezwungenen Nähe, der man nicht entkommen kann. Ob nun etwas als ekelerregend empfunden wird, bleibt letztlich eine individuelle Bewertung jedes einzelnen Menschen. Trotz bestimmter kulturell/gesellschaftlich vorgelebter Werte und Normen ekelt es den einen Menschen in einer bestimmten Situation mehr als den anderen.

Kernaussage

> Ekelgefühle können nicht unterdrückt werden!

Folgende Bereiche sind besonders an Ekelgefühle geknüpft:

- Stuhl und Urin: besonders dann, wenn die Ausscheidungen nicht mehr gesund riechen, nicht mehr normal aussehen oder andere Gegenstände/Orte beschmutzt haben (Bett, Zimmer ...)
- künstlicher Darmausgang
- Wunden, Dekubiti, Eiterherde
- Sputum
- Erbrochenes

Hilfreiche Maßnahmen im Umgang mit Ekel für die Pflegeperson selbst:

- **Ekelgefühle erkennen/zulassen**: Grundsätzlich ist es wichtig, sich Ekelgefühle zuzugestehen, um überhaupt wirksame Maßnahmen in solchen Situationen ergreifen zu können. Ansonsten werden durch die Abwehrreaktion ständig eigene Bedürfnisse ignoriert, die zu Frustration, Aggression oder psychischen Störungen wie Burnout führen können.
- **Anwendung von Hilfsmitteln**: Hilfsmittel wie Nierentassen, Zellstoff, Handschuhe, Einmalschürzen, Pflegeschaum sowie Desinfektionsmittel sind wichtige Utensilien, um ekelerregende Substanzen zu entfernen bzw. sich davor zu schützen. Diese Gegenstände sollen in Reichweite deponiert sein.
- **Arbeiten zu zweit oder Ablöse durch KollegInnen**: Dabei ist auch der Aspekt zu berücksichtigen, dass Ekelgefühle einen individuellen Charakter haben. Die Belastung für eine Kollegin oder einen Kollegen kann also u. U. weniger stark sein.

- Es kann hilfreich sein, den **Raum kurz** zu **verlassen**, um einmal durchzuatmen und in Ruhe weitere Schritte zu überlegen. Der Rat und die Unterstützung von KollegInnen können Hilfestellung bieten. Auch eine Frischluftzufuhr am Ort des Geschehens kann Erleichterung bringen.
- **Konzentration auf eine bestimmte Pflegetechnik**: Die intensive Konzentration auf eine bestimmte Tätigkeit ist hilfreich, um das Ekelerregende in einer Situation in den Hintergrund treten zu lassen.
- **Einsatz von ätherischen Ölen**: Ein Taschentuch, benetzt mit einem Tropfen eines ätherischen Öls, kann das Gefühl eines anhaftenden Ekelgeruchs eindämmen.
- **Auszeit nach ekelerregenden Tätigkeiten**: Es ist hilfreich, sich selbst zu fragen, was nach dieser Situation gut tun könnte. Eine kurze Auszeit durch ein paar Minuten an der frischen Luft oder bei einem wohlschmeckenden Getränk kann helfen, das Ekelgefühl abklingen zu lassen. Auch das zeitweilige Ausüben von patientenfernen Tätigkeiten kann Erleichterung bringen.
- **Waschen/duschen**: In manchen Fällen kann es hilfreich sein, sich zu waschen oder zu duschen sowie die Dienstkleidung zu wechseln.

Wenn sich der Mensch vor sich selbst ekelt ...

Ekelgefühle treten aber nicht nur vonseiten der Pflegeperson auf. Der zunehmende körperliche Verfall, bedingt durch Kachexie, exulzerierende Wunden, Inkontinenz etc., kann beim kranken Menschen selbst eine Entfremdung vom eigenen Körper bis hin zu einem regelrechten Ekel an der eigenen Existenz auslösen. Die veränderte äußere Erscheinung des eigenen Körpers und veränderte Körperfunktionen können dazu führen, dass sich der betreffende Mensch selbst nicht mehr annehmen kann, seine Kontakte zu seinen Mitmenschen einschränkt oder sein eigenes Leben infrage stellt (vgl. Georg 2004).

Hilfreiche Pflegemaßnahmen:

- den Ekel nicht verleugnen, sondern benennen, Gespräche darüber ermöglichen
- Klarheit darüber vermitteln, dass die betreffende körperliche Veränderung (z. B. offene Wunde) Ekelgefühle auslöst und nicht die Persönlichkeit des kranken Menschen
- den kranken Menschen nicht auf seinen körperlichen Verfall begrenzen, sondern auch das Heile, das in diesem Körper wohnt, wahrnehmen, ansprechen
- Beachten des verletzten Selbstwertgefühls der betreffenden Person
- Individuelle Hilfsmechanismen ermitteln (Raum lüften, Einsatz von Aromaölen, Intimsphäre im Zimmer wahren ...).

Kernaussage

Achtung!
Ekelgefühle können Zorn und Geringschätzung bis hin zu Gewalthandlungen auslösen: Eine ständige Konfrontation mit Ekelerregendem kann psychisch sehr belastend sein. Es ist möglich, dass die Pflegeperson dem Menschen gegenüber, der dieses Ekelhafte produziert, Aggressionen entwickelt. Bleibt dieser Vorgang von der Pflegeperson unreflektiert, kann sie keine geeigneten Maßnahmen treffen, um die Situation zu verändern. Das wirkt sich negativ auf die Pflegebeziehung aus und kann sogar zu Gewalthandlungen seitens der Pflegeperson führen.

Vertiefung des Lernstoffes

Zusammenfassung

Die Arbeit mit schwer kranken und sterbenden Menschen verlangt nach Aufmerksamkeit für die eigene psychische Gesundheit. Es ist wesentlich, Maßnahmen zu setzen, die ausgleichend wirken.

Zum Üben

1. Was bedeutet Psychohygiene und warum ist diese in der Palliative Care besonders wichtig?
2. Welche Maßnahmen können allgemein zur Psychohygiene beitragen?
3. Welche Maßnahmen setzen Sie für sich?
4. Welche Maßnahmen können Sie im Umgang mit eigenen Ekelgefühlen ergreifen?

Zum Nachlesen

Domnowski M. (2010): Burn-out und Stress in Pflegeberufen, 3. Auflage. Brigitte Kunz (Schlütersche), Hannover.

In diesem Buch wird das Burn-out-Syndrom in Helferberufen thematisiert. Der Autor geht speziell auf die Ursachen eines Burn-out-Syndroms aus dem Blickwinkel der helfenden Berufe ein und beschreibt förderliche Interventionen zur Psychohygiene.

Zum Nachlesen

Schützendorf E. (2009): Wer pflegt, muss sich pflegen. Belastungen in der Altenpflege meistern, 2. erweiterte Auflage. Springer, Wien.

Sie finden in diesem Buch zahlreiche Praxistipps, wie Sie während der Arbeit mit desorientierten alten Menschen immer wieder kleine Erholungsphasen einbauen können, um ihre psychische Gesundheit zu stärken.

Stähli A. (2004): Umgang mit Emotionen in der Palliativpflege. Ein Leitfaden. Kohlhammer, Stuttgart.

Der Autor behandelt in seinem Werk das Thema Gefühlsarbeit in der Palliative Care. Er vermittelt Hintergrundinformationen zu den Emotionen Scham, Ekel, Angst, Wut, Trauer, Schuldgefühle sowie Hoffnung und Freude. Die Notwendigkeit der eigenen Auseinandersetzung mit den eigenen Gefühlen in der Pflegearbeit wird damit deutlich.

Weiss H., Harrer M. E., Dietz Th. (2010): Das Achtsamkeits-Buch. Klett-Cotta, Stuttgart.

Den Autoren ist mit diesem Buch eine hervorragende Zusammenfassung von vielfältigen Aspekten zur Achtsamkeit gelungen. Durch die vielen gut erklärten Übungen wird der Band zu einer sehr praktischen und hilfreichen Anleitung zum achtsamen Umgang mit sich selbst und mit anderen.

6 Symptomkontrolle

Lernziel

Nach dem Studium dieses Kapitels sollten Sie ...

... wissen, dass es Aufgabe der Pflege ist, innerhalb ihres Rahmens Bedingungen zu schaffen, in denen die PatientInnen und ihre Angehörigen Vertrauen und Sicherheit erfahren.

... verstehen, dass das Symptomassessment weitgehend zum Verantwortungsbereich der Pflege gehört.

... erkennen, wie wichtig es ist, dass die PatientInnen und ihre Angehörigen informiert und in die Pflegemaßnahmen zur Symptomkontrolle integriert werden.

... verstehen, dass es erheblich zu ihrer Lebensqualität beiträgt, wenn die Symptome sterbender Menschen auf ein für sie erträgliches Maß gebracht werden können.

... die Wirkung einer terminalen Dehydration kennen, wissen, wodurch eine trockene Mundschleimhaut entsteht und geeignete Pflegemaßnahmen auswählen können.

... wissen, wie sich Atemnot äußert und wodurch sie beeinflusst wird.

... erkennen, dass Angst bei Atemnot einen Teufelskreis auslösen kann, und in der Lage sein, pflegerische Maßnahmen anzubieten, die Erleichterung bei Atemnot bringen können.

... wissen, wodurch die terminale Rasselatmung entsteht und die pflegerischen Grundsätze dazu kennen.

... die Problematik kennen, die für PatientInnen und für ihr Umfeld bei ulzerierenden Wunden entsteht, und entlastende Maßnahmen anbieten können.

... für das eigene Verhalten im Umgang mit übel riechenden Wunden sensibel werden.

... die Symptome Übelkeit und Erbrechen einschätzen können und pflegerische Maßnahmen kennen, die den PatientInnen eine Entlastung bringen können.

... Ursachen für Unruhe bei sterbenden PatientInnen und die adäquaten Pflegemaßnahmen dazu kennen.

Die Symptomkontrolle nimmt in der Palliative Care einen sehr hohen Stellenwert ein. Alle medizinischen und pflegerischen Maßnahmen orientieren sich in erster Linie am Wohlbefinden des kranken Menschen, sie erfolgen ausschließlich patienten- und bedürfnisorientiert. Ein und dasselbe Symptom kann von verschiedenen PatientInnen und Angehörigen völlig unterschiedlich wahrgenommen werden und erfordert demnach auch unterschiedliche Handlungen und Maßnahmen.

Kernaussage

> Der Anteil der Pflege bei der Gewährleistung einer guten Symptombehandlung kann nicht hoch genug eingeschätzt werden. Die konstante Aufmerksamkeit muss auf die Aufrechterhaltung des Wohlbefindens des Patienten oder der Patientin ausgerichtet sein. Um dies zu ermöglichen, muss das Pflegepersonal aktiv, nicht passiv sein, darf nicht auf Klagen der PatientInnen warten, sondern sollte Probleme herausfinden und möglichen Schwierigkeiten zuvorkommen (vgl. Zech 1993).

Grundsätzlich ist es in der Symptomkontrolle von allergrößter Bedeutung, PatientInnen und ihre Angehörigen über die jeweiligen Symptome und die zur Verfügung stehenden Maßnahmen gut zu informieren und mit ihnen zu besprechen, was man gemeinsam dagegen unternehmen wird. Das reduziert das Bedrohliche und schafft Sicherheit und Vertrauen. Die Betroffenen können sich aktiver an der Symptomkontrolle beteiligen. Das gibt ihnen neben der oben erwähnten Sicherheit auch wieder ein Stück Selbstbestimmung und Würde.

Kernaussage

> In der Symptomkontrolle ist eine gute Information und ein Miteinbeziehen der PatientInnen und ihrer Angehörigen in die Pflegeplanung besonders wesentlich. Das vermittelt Sicherheit, Selbstbestimmung und Würde.

6.1 Trockene Mundschleimhaut (Xerostomie)

Orale Schleimhautveränderungen wie ausgeprägte Mundtrockenheit sind häufige Symptome in der Palliative Care. Sie beeinträchtigen die PatientInnen, weil sie schmerzen, die Nahrungsaufnahme und das Sprechen erschweren und damit auch die Lebensqualität stark beeinträchtigen können.

Der Mund gilt als Intimzone, als wichtiges Organ des Körpers, das nicht nur der Nahrungsaufnahme und dem Sprechen sowie der Fähigkeit, sich auszudrücken, dient, sondern auch für die Wahrnehmungen der eigenen Identität zentral ist (Roing 2007). Bereits kleinste Läsionen im Bereich der Mundschleimhaut werden als beeinträchtigend erlebt.

In palliativen Betreuungssituationen gibt es eine Reihe von oralen Schleimhautveränderungen, die die Lebensqualität der PatientInnen nachhaltig tangieren können. Eine individuelle, kreative Mundpflege stellt daher auch eine Basis für das Wohlbefinden der PatientInnen dar.

Die Mundtrockenheit, Xerostomie, ist das häufigste Symptom aller Schleimhautveränderungen in der palliativen Betreuung. Xerostomie und Hyposalivation (verminderter Speichelfluss) führen häufig zu Candidiasis, Entzündungen und auch zu beträchtlichen Einschränkungen beim Essen, Schlucken, Sprechen sowie zu Geschmacksstörungen. Xerostomie und Hyposalivation gehören zu den am schwierigsten zu behandelnden Symptomen in der Palliativbetreuung (Epstein 1992). Zugleich ist Xerostomie ein Symptom, das die Lebensqualität der PatientInnen beträchtlich einschränken kann (Guggenheimer 2003, Atkinson 2005).

Ursachen

Ursachen der Mundtrockenheit sind die verminderte Speichelproduktion durch xerogene Medikamente (Sreebny et al. 1988) wie Opioide, Antidepressiva, Antiemetika, Anticholinergika, Antihistaminika, Spasmolytika und Diuretika (Margulies et al. 2002).

Eine hoch dosierte, lokale Strahlentherapie hat meist eine irreversible Mundtrockenheit zur Folge. Andere Ursachen sind Mundatmung und Dehydratation, aber auch Angst oder Depression. In der Terminalphase leiden nahezu alle PatientInnen unter Mundtrockenheit.

Praxistipps zur Behandlung der Xerostomie

- wenn möglich ausreichende Trinkmenge, über den Tag verteilt
- sehr sorgfältige und häufige Mundpflege bzw. Munderfrischung, wenn nötig 1–2 Mal stündlich
- häufiges Anfeuchten der Mundschleimhaut mit unterschiedlichen Flüssigkeiten, mittels Pipetten oder Mundpflegestäbchen
- eventuell bestehende Candidiasis behandeln
- wenn möglich, Medikamente, die Mundtrockenheit verursachen oder verstärken, reduzieren oder absetzen
- Speichelersatz: Es stehen verschiedene Präparate dafür zur Verfügung. Sie sind in ihrem Feuchthaltevermögen und in der Akzeptanz durch die PatientInnen unterschiedlich (Hahnel et al. 2009). *Cave:* Mucinhaltiger Speichel ist nicht für muslimische PatientInnen geeignet, Teile des Präparates werden aus Schweinemucosa gewonnen!

In der Praxis zeigen die verschiedenen Präparate zum Speichelersatz allerdings nur begrenzte Linderung der Xerostomie, und die Compliance der PatientInnen ist ebenfalls eher gering. Zudem muss davon ausgegangen werden, dass der Effekt oft weniger als eine Stunde lang anhält (Gottschalk 2004).

- kleine, gefrorene Fruchtstückchen lutschen
- Eisstäbchen aus verschiedenen Getränken (Ananas, Zitrone, Apfel); zur Herstellung der Eisstäbchen eignen sich Laborröhrchen mit Stiel
- Halbgefrorenes aus Getränken wie Tonic Water, Bitter Orange oder Cider

- Vitamin C oder Zitronensäure regt die Speichelbildung an. *Cave:* Brennt bei entzündeter Mundschleimhaut
- Vitamin-E-Kapseln öffnen und das Öl auf der Schleimhaut verteilen (Clarkson 2003; Gottschalk 2004)
- Spülen mit Pfefferminzwasser erhöht die Speichelproduktion. *Cave:* Kann die Wirkung von Metoclopramid hemmen (z. B. Paspertin®)
- Öle/Fette: süßes Mandelöl; manche PatientInnen bevorzugen ein Stückchen Butter (Kusler/Rambur 1992); evtl. auch Schlagrahm im Mund zergehen lassen; einige PatientInnen ziehen Olivenöl vor: einen Teelöffel Olivenöl und 1–2 Tropfen Vitamin A und Vitamin E im Mund verteilen, kurz einwirken und dann ausspucken lassen
- Mundspülungen mit Bouillon: Eine leicht gefettete Mundschleimhaut kann Feuchtigkeit besser speichern
- Creme-Eis: Die kühlende und fettende Wirkung von Eis wird als wohltuend empfunden
- häufiges Ansprühen der Zunge und Mundschleimhaut mittels kleiner Sprühfläschchen mit verschiedenen Flüssigkeiten je nach Vorliebe des Patienten, der Patientin (Sekt, Bier, Apfelsaft, Mineralwasser mit Kohlensäure, Limonade, Ananassaft etc.)
- Zur Stimulation der Speichelbildung können Cholinergika eingesetzt werden, z. B. oral verabreichte Pilocarpin-Augentropfen 2,5–5 mg bis zu 3 Mal täglich. Die Wirkung hält etwa vier Stunden an. Die Anwendung von Pilocarpin bei chronischer Xerostomie kann auf dem Evidenzlevel II empfohlen werden, wenn eine Restfunktion der Speicheldrüsen vorliegt. *Cave:* nicht bei PatientInnen mit Ileus, Asthma oder chronisch obstruktiven Lungenerkrankungen. Unerwünschte Nebenwirkungen von Pilocarpin können Schweißausbrüche, Übelkeit und propulsive intestinale Koliken sein (Fox 1991)
- Retsina (geharzter Wein) in kleinen Schlucken regt die Speichelproduktion an
- Leinsamenschleim (Rostock 2006)
- Wassermelonenkern-Lutschtabletten aus der traditionellen chinesischen Medizin (San Jin Xi Gua Shuang Hou Pian®)
- Hydrogele, die für die Wundbehandlung eingesetzt werden, können auch zum Feuchthalten auf die Mundschleimhaut aufgetragen werden. Dies ist besonders über Nacht hilfreich
- Massagen, orale basale Stimulation im Kieferbereich zur Anregung der Speichelproduktion
- zuckerfreien Kaugummi kauen, zuckerfreie Bonbons lutschen
- Luftbefeuchter einsetzen

Cave: Kamille verstärkt eine vorhandene Xerostomie und sollte daher nicht eingesetzt werden (Doerr et al. 2007)!

Phytoaroma-Maßnahmen

- Spülen mit Eibischwurzel (2–3 TL in ein Glas lauwarmes Wasser geben, etwas stehen lassen) oder Eibischteig-Bonbons kauen
- Spülen mit Teebaumöl. *Cave:* 1–2 Tr. auf 250 ml Wasser genügen
- Spülung mit 30 ml Olivenöl, extra nativ, 2 Tr. Grapefruit (Citrus paradisi) mit 70 ml kalter Milch vermengen, in einen verschließbaren Becher geben, gut schütteln und kühl stellen. *Cave:* Nicht länger als einen Tag aufbewahren (Gößnitzer 2011)!

Lippenpflege

- Lippen dünn fetten mit Rosenhonig, Panthenol, Vaseline, Butter, Olivenöl, Lippenpomade

Xerostomie in der Sterbephase

Während des Sterbeprozesses ist ausgeprägte Mundtrockenheit ein sehr häufiges Symptom. Ursachen sind die mangelnde Flüssigkeitsaufnahme, die Mundatmung, aber auch Medikamente wie Opioide, Anticholinergika, Antiemetika und Spasmolytika. Die Xerostomie kann durch eine sehr sorgfältige Mund- und Lippenpflege gelindert werden. Dabei muss berücksichtigt werden, dass der lindernde Effekt dieser Maßnahmen oft nur für eine Stunde anhält (McCann 1994).

Die Grundsätze der Mundpflege bei sterbenden PatientInnen bleiben unverändert, die Schwerpunkte sind jedoch ganz auf die Befindlichkeit des Patienten, der Patientin auszurichten (vgl. Glaus 1997).

Kernaussage

> Eine intensive Mundpflege ist eine der wichtigsten Maßnahmen, die wir sterbenden Menschen anbieten können (Twycross 1997).

Angehörige übernehmen diese Mundpflege meist sehr gern, da sie mit dieser Zuwendung etwas zum Wohlbefinden des oder der Betroffenen beitragen können. Oft ersetzt diese Handlung das dann nicht mehr mögliche Ernähren. Dafür benötigen Angehörige jedoch Anleitung und Unterstützung durch die Pflegenden.

Kernaussage

> Keine glyzerinhaltigen Stäbchen verwenden!
> Glyzerin trocknet die Mundschleimhaut zusätzlich aus!

Bei Schluckunfähigkeit

- häufiges Anfeuchten der Mundschleimhaut mit unterschiedlichen Flüssigkeiten, mittels Pipetten oder Polygon-Swabs®, oder Ansprühen der Mundschleimhaut mit verschiedenen Flüssigkeiten mittels kleinen Sprühfläschchen

Bei Mundgeruch

- Chlorophyll-Dragees (wenn möglich) oder Chlorophyllösung (kann die Zunge grün färben)
- Kaffeebohnen kauen (wenn möglich)
- chlorhexidinhaltiges Gel auftragen
- Mundspülflüssigkeit bei Mundgeruch: 15,0 ml Propylenglykol + 20,0 ml Bepanthen-Lösung + 4,0 ml Salviathymol + 2,0 ml Eukamillat oder Calendula-Lösung in aqua dest. ad 100,0 ml

Bei Belägen im Mund

- Mundpflege mit Butter (wenn gewünscht) oder mit Schlagrahm
- Beläge lassen sich auch gut mit kohlensäurehaltigen Getränken wie Cola, Sekt oder mit kleinen Stückchen einer Vitamin-C-Brausetablette lösen
- Wenn die Mundschleimhaut nicht wund ist, eignen sich auch Kiwi, Erdbeeren und Ananasstückchen

Kernaussage

> Mundtrockenheit kann vor allem durch eine sorgfältige, behutsame Mundpflege gelindert werden.

6.1.1 Terminale Dehydration

Terminale *Dehydration* ist der klinische Zustand von sterbenden PatientInnen, die nicht mehr in der Lage sind, eine ausreichende Menge Flüssigkeit zu sich zu nehmen (Burge 1993).

Dehydration, auch Dehydratation
die Austrocknung des Körpers durch Abnahme des Körperwassers

Es ergibt sich die Frage, wie viel Flüssigkeit sterbende Menschen brauchen. Ist die terminale Dehydration Bestandteil des normalen Sterbeprozesses oder ist sie vielmehr eine Komplikation, die es mit Infusionen zu behandeln gilt?

Positive Effekte der terminalen Dehydrierung

1. Es kommt zu einem massiven Anstieg **körpereigener Endorphine**, die schmerzlindernd wirken.
2. Die Herabsetzung der Bronchial*sekretion* vermindert Husten, Schleimbildung und ein Lungenödem.
3. Die Verminderung der *Diurese* erspart das Legen eines Blasenkatheters.
4. Die Verminderung der Magensekretion reduziert das Erbrechen.
5. Reduktion von Aszites und Ödemen.

Sekretion
Ausscheidung körpereigener Säfte, etwa Schleim aus den Bronchien, Magensaft etc.

Diurese
Harnausscheidung

Aufgrund der verminderten Flüssigkeitsaufnahme und der vermehrten Mundatmung entsteht häufig eine ausgeprägte Mundtrockenheit. Diese Mundtrockenheit erzeugt ein Durstgefühl. In erster Linie kann das ständige Feuchthalten der Mundschleimhaut den Durst lindern, weniger die Flüssigkeitszufuhr mittels Infusionen.

Nachteilige Effekte der terminalen Dehydrierung

- **Mundtrockenheit**: kann durch Mundpflege gelindert werden. Das Durstgefühl sterbender Menschen wird sehr oft durch einen trockenen Mund ausgelöst und ist meist nicht ein Symptom der Dehydrierung. Das bedeutet auch, dass in diesen Fällen eine künstliche Flüssigkeitszufuhr nicht sinnvoll ist, jedoch eine sorgfältige Mundpflege lindernd wirkt.
- **Verwirrung**: Sollte ein plötzlicher Verwirrtheitszustand der PatientInnen eintreten, so kann eine kurzfristige Zufuhr von Flüssigkeit Entlastung bringen. Ist dies innerhalb von 24 Stunden nicht der Fall, so sind die Infusionen eher wieder abzusetzen.
- **Obstipation**: wird durch parenterale Flüssigkeitsgabe kaum gebessert, dafür stehen besser geeignete Mittel zur Verfügung.
- **Dekubitusgefahr**: wird durch verschiedene Faktoren wie schlechter Ernährungszustand, reduzierte Durchblutung, Fieber etc. begünstigt und durch Infusionen kaum gebessert.
- **Hyperkaliämie, Niereninsuffizienz**
- **Zunahme der Opioidmetaboliten**: eine Reduktion der Opioiddosis ist effektiver als die Zufuhr von Flüssigkeit.
- **Durst**: wird im Mund wahrgenommen und kann durch Mundpflege gelindert werden.

Die Studien über die Sinnhaftigkeit einer künstlichen Flüssigkeitszufuhr bei Dehydration in der Terminalphase von Burge, McCann, Ellershaw und Vullo-Navich haben Folgendes ergeben:

Es gibt keinen statistisch signifikanten Zusammenhang zwischen den Laborparametern, dem Durstgefühl und der Flüssigkeitsaufnahme. Das bedeutet auch, dass durch physische Zeichen und biochemische Laborparameter bei terminal Kranken die Dehydration nicht zuverlässig bestimmt werden kann und dass durch künstliche Flüssigkeitszufuhr das Durstgefühl nicht beeinflusst wird!

Aber es gibt auch klare Indikationen, die *für* eine Rehydrierung sprechen:

- hohe gastro-intestinale Obstruktion (großer Flüssigkeitsverlust durch Erbrechen)
- Hypercalcämie (Polyurie)
- plötzliche und ungeklärte Verwirrtheit
- rascher Flüssigkeitsverlust durch massives Erbrechen und Durchfälle

6.2 Atemnot (Dyspnoe)

Dyspnoe wird subjektiv als unangenehme Erschwerung der Atmung empfunden. Dieses Symptom wird ausgelöst durch das Missverhältnis zwischen Atmungsbedarf und Atemleistung. Je nach Schwere kann die Atemnot zu einer erheblichen Verminderung der Lebensqualität führen. Die Angst zu ersticken gehört neben der Angst vor Schmerzen zur häufigsten Angst kranker und sterbender Menschen (vgl. Sorge 2002, S. 130).

Ähnlich wie Schmerz ist Atemnot ein höchst subjektives Empfinden und kann nur begrenzt von außen beurteilt werden. Es korreliert nicht notwendig mit objektiven klinischen Befunden (Tachypnoe, Verwendung der Atemhilfsmuskulatur) oder Laborresultaten (O_2-Sättigung, Anämie). Deshalb gilt wie bei Schmerzen: „Atemnot ist das, was die Person, die sie erlebt, als solche bezeichnet."

In der palliativen Betreuung ist man häufig mit dem Symptom der Atemnot konfrontiert. Es tritt bei ca. 80 % der PatientInnen innerhalb der letzten 24 Stunden auf (vgl. Husebö/Klaschik 2003, S. 256, und Weissenberger-Leduc 2002, S. 90).

Atemnot wird von zwei Faktoren beeinflusst:

1. von der Art, wie die PatientInnen die Atemnot wahrnehmen
2. von der Art, wie die PatientInnen auf die Atemnot reagieren

Die Maßnahmen der Palliativbetreuung müssen sich deshalb sowohl an der Wahrnehmung als auch an der Verarbeitung der Atemnot durch die PatientInnen orientieren (vgl. Husebö/Klaschik 2003, S. 256).

6.2.1 Symptome der Atemnot

Symptome der Atemnot sind:

- Lufthunger
- Kurzatmigkeit
- Beklemmungsgefühle

Besondere Atemmuster bei Sterbenden

Atemnot äußert sich bei sterbenden Menschen aufgrund der Schädigung des Atemzentrums u. a. durch:

- **Cheyne-Stokes-Atmung** (→ auch S. 47):
  Das ist das periodische An- und Abschwellen der Atmung mit kurzen Atempausen. Sie ist oft Vorzeichen der Schnappatmung.
- **Schnappatmung**
  Sie zeigt sich in einzelnen schnappenden Atemzügen, zwischen denen langen Pausen liegen können. Diese Atmung tritt meist wenige Stunden vor dem Tod ein.

6.2.2 Therapie der Atemnot

Die medizinische Therapie richtet sich in erster Linie nach der Ursache der Dyspnoe:

Medikamentöse Therapie

Bronchospasmus
Krampfzustand der Atemmuskulatur

Bronchodilatatoren
Medikamente, die die Bronchien erweitern

Dilatatoren
von lat. *dilatare* = ausbreiten, ausdehnen

Diuretika
harntreibende Mittel

- bei *Bronchospasmus*: *Bronchodilatatoren*
- bei Angstzuständen: Benzodiazepine, kurz wirksame Opioide
- evtl. *Diuretika*: nach sorgfältiger Abwägung von Nutzen und Schaden

Wenn die Ursachen der Atemnot medizinisch und pflegerisch nicht beseitigt oder für die PatientInnen nicht zufriedenstellend gelindert werden können, kommen Opioide und eventuell Benzodiazepine zum Einsatz. Es soll damit der bestehende Sauerstoffmangel vom Gefühl des Lufthungers getrennt werden.

Morphine reduzieren die Atem- und Herzarbeit und ermöglichen um 20 % weniger Atemnot, was für die Betroffenen subjektiv einen großen Unterschied ausmacht (Reichenpfader 2003, S. 10).

Wirkmechanismen von Opioiden bei Atemnot:

- senken den Atemantrieb am Atemzentrum (Hirnstamm) durch Reduktion der Empfindlichkeit für CO_2
- Wirkung auf zentrale Opioidrezeptoren
- Angst-/Schmerzreduktion
- O_2-Verbrauch sinkt
- Hemmung der Chemorezeptoren der Carotis

(Jennings et al. 2002)

Andere palliative Maßnahmen

Aszites-Punktion
Punktion der Bauchhöhle. Dabei wird Flüssigkeit entnommen, die sich in der Bauchhöhle angesammelt hat. Durch diese Druckentlastung können Beschwerden wie Atemnot gelindert werden.

Die Punktion eines bestehenden *Aszites* oder eine Strahlen- oder Chemotherapie können zur Leidensminderung bei Atemnot beitragen.

Sauerstoffzufuhr: Die Sauerstoffgabe fällt unter den mitverantwortlichen Tätigkeitsbereich, bedarf also der ordnungsgemäßen ärztlichen Anordnung (mit Ausnahme von Notfällen). Der Arzt oder die Ärztin legt die jeweilige Dosis der O_2-Zufuhr in l/min sowie den Zeitraum und die Verabreichungsart (Nasensonde, Maske) fest. Bei der Sauerstofftherapie muss bedacht werden, dass Atemnot in der Regel durch fehlerhafte oder versagende Atemmechanik und durch Ansteigen des arteriellen CO_2-Partialdruckes hervorgerufen wird. Eine O_2-Verabreichung kann bei bestehendem erhöhtem CO_2-Druck im Blut das CO_2 noch weiter ansteigen lassen und zu einer zunehmenden Bewusstseinstrübung führen. Liegt die Ursache der Atemnot in einem Versagen der Atemmechanik, wird eine zusätzliche Zufuhr von Sauerstoff wenig hilfreich sein.

Bei einer Sauerstoffgabe muss sichergestellt sein, dass die PatientInnen davon auch profitieren. Sonst wird eine Abhängigkeit von künstlicher Sauerstoffzufuhr geschaffen und damit verhindert, dass die PatientInnen andere Strategien der Bewältigung von Atemnot-Situationen entwickeln können. Je nach Grunderkrankung (z. B. Asthma bronchiale) sind diese PatientInnen durch Sauerstoffgaben sogar gefährdet, weil der zugeführte Sauerstoff das Atemzentrum täuscht.

Kernaussage

> Sauerstoff darf niemals ohne vorherige Überlegung gegeben werden, auch nicht zur Beruhigung oder als Placebo.

6.2.3 Pflegerische Maßnahmen

Einschätzung der Atemnot

Die Einschätzung der Atemnot ist wesentlich, um das Problem möglichst genau zu erfassen und geeignete Ziele und Maßnahmen auswählen zu können. Dazu stehen verschiedene Assessment-Instrumente wie z. B. VAS oder die Borg-Skala zur Verfügung. Folgende Faktoren sind dabei zu berücksichtigen:

- Kenntnis der Grunderkrankung
- psychosoziale Aspekte (soziales und familiäres Umfeld, persönliche Lebensgeschichte)
- Beobachtung der Atemsituation (allgemeine Beurteilungskriterien der Atmung wie z. B. Atemtiefe, -rhythmus, -muster, -geräusche, Atemhilfsmuskulatur, Beginn und Dauer der Atemnot)
- Besteht eine Zyanose? Dazu müssen die Farbe der Lippen, Finger, Ohren überprüft werden.
- Art des Hustens
- Aussehen des Sputums

Ein plötzlicher Beginn von Atemnot mit rapider Zunahme kann auch ein Hinweis auf eine pulmonale Embolie sein.

Der Angst von PatientInnen und Angehörigen vorbeugen

Durch Funktionseinschränkungen des Lungengewebes kann die Atemarbeit auf das Vielfache der Norm ansteigen. Diese Zunahme der Atemarbeit, die dem O_2-Bedarf der Körperzellen jedoch nicht ausreichend nachkommen kann, lässt die betreffende Person verstärkt Atemnot empfinden. Atemnot löst immer auch Angst aus, die die Wahrnehmung der Atemnot wiederum erheblich verstärkt. Aufgrund des verursachten Stress' werden vermehrt Stresshormone ausgeschüttet, welche einen erhöhten O_2-Verbrauch erzeugen.

Abbildung 2
Der Teufelskreis von Angst und Atemnot

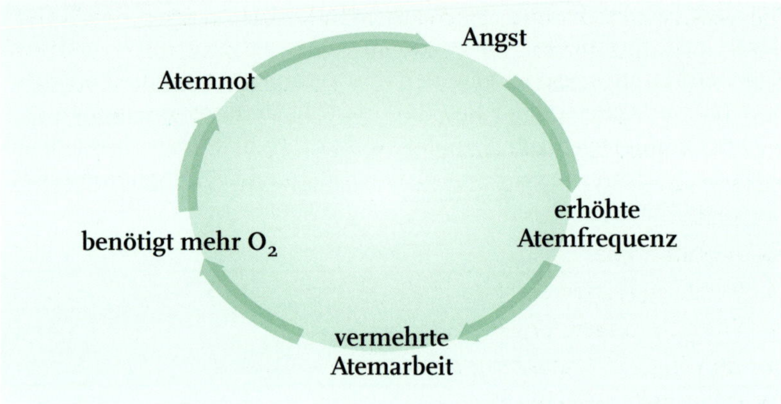

Atemnot, das Gefühl, nicht genügend Luft zu bekommen, ist eines der bedrohlichsten Symptome. Es löst existenzielle Ängste aus, nicht nur bei dem oder der Betroffenen, sondern auch bei den Angehörigen sowie bei den professionellen BetreuerInnen. Es ist entscheidend, dass die Pflegenden in diesen Situationen Ruhe vermitteln und klare Entscheidungen treffen können.

Hilfe bei Atemnot:

- Ruhe bewahren, keine Hektik
- Fenster öffnen
- Erklären Sie den PatientInnen, was passiert
- Nähe und Distanz, Sichtweg freihalten
- wichtig, dass die BetreuerInnen bei ihrem eigenen Atemrhythmus bleiben

Intervention
Eingriff, Einschreiten, gezielte Maßnahme, Handlung

Bei entlastenden Lagerungen und anderen pflegerischen *Interventionen* ist es wichtig, dass die PatientInnen zuvor informiert werden, damit sie sich darauf einstellen können und damit nicht unnötige zusätzliche Unruhe ausgelöst wird. Es gilt, den PatientInnen und den Angehörigen zu erklären, was die Atemnot verursacht und was wir dagegen unternehmen werden. Das reduziert das Bedrohliche und schafft Sicherheit und Vertrauen.

Möglichkeiten zur Linderung der Atemnot

Pflegemaßnahmen sollen bereits vor einer akuten Atemnot auf ihre Wirkung hin ausprobiert werden:

- spezielle, entlastende Lagerungen VATI-Lagerung
- atemstimulierende Einreibungen
- Wickel und Auflagen
- Inhalationen
- Massagen: auch Fußmassagen in rhythmischen Bewegungen

Die Maßnahmen können durchaus mit ätherischen Ölen kombiniert werden, die eine normale Atmung unterstützen. Vorsicht bei bestehendem Asthma bronchiale: Ätherische Öle können die Spastik verstärken. Eine ergänzende, ärztlich verordnete Bedarfsmedikation (z. B. Morphium, Diazepam) für Notfallsituationen sowie die Zusicherung, nicht alleine gelassen zu werden, können zusätzlich eine gewisse Sicherheit vermitteln.

- Atemtherapie
- Beratung (PatientInnen und Angehörige)
- Entspannungsübungen
- Training von Anpassungsstrategien und Coping
- Akupunktur (Filshie et al. 1996)
- Therapie begleitender Symptome (Mundtrockenheit, Schmerzen, Obstipation) *(Corner 1996, Bredin 1999)*

Bei Atemnot ist es entscheidend, dass die PatientInnen sich auf das Ausatmen konzentrieren, das Einatmen erfolgt dann von selbst. Für manche PatientInnen kann es hilfreich sein, sich das Bild eines vollgesogenen Schwammes vorzustellen; auch ein Schwamm muss erst ausgedrückt werden, bevor er sich erneut füllen kann.

Lagerungen

Bei Atemnot werden meist automatisch Oberkörperhochlagerungen eingenommen, die ein tiefes Atmen fördern und das Abhusten von Sekret erleichtern.

Rückenlage: Um bei Rückenlage eine gute Atmung zu ermöglichen, ist es erforderlich, die Knie auf einer Rolle zu lagern und unter das Steißbein ein kleines Keilkissen zur Vermeidung eines Hohlkreuzes zu geben. Der Kopf soll so gelagert sein, dass er eine gestreckte Halswirbelsäule ermöglicht.

Kutschersitz: Die PatientInnen beugen den Oberkörper leicht nach vorne und stützen die Ellenbogen auf den leicht gespreizten Oberschenkeln ab. Durch das Aufstützen der Arme wird das Gewicht des Schultergürtels vom Brustkorb weggenommen.

Reitsitz: Dabei legen die PatientInnen die Arme und den Kopf auf eine Stuhllehne.

Sitz in Hockestellung: Die PatientInnen umschließen mit den Armen die Knie.

Sitz auf den Fersen: Die PatientInnen sitzen auf den Fersen, die Kniestellung ist dabei weit, gleichzeitig können sie ihre Arme und den Kopf auf eine Stuhllehne legen. Indem eine andere Person (Pflegepersonal,

Angehörige) ihre Hände z. B. an die Flanken der PatientInnen legt, wird das Wahrnehmen der eigenen Atmung verbessert, das wirkt insgesamt beruhigend.

VATI-Lagerungen: Mit der V-, A-, T- und I-Lagerung (s. Grundpflege ATL-Atmen) werden bestimmte Lungenabschnitte durch gezielte Hohllagerung des Brustkorbs gedehnt und damit besser belüftet. Es gilt, die jeweils angenehmste Lage für die PatientInnen herauszufinden.

Hilfen bei akuter Atemnot

- den eigenen Atemrhythmus beibehalten (Übertragung)
- den PatientInnen „Raum" geben, um zu atmen
- Den Oberkörper der PatientInnen hochlagern und mit ihnen die erträglichste Lagerung herausfinden. Oft haben PatientInnen das Bedürfnis, die verschiedenen Oberkörperhochlagerungen zu wechseln. Es ist wichtig, das auch zu ermöglichen!
- atemstimulierende Einreibung (Basale Stimulation)
- geeignete Atemtechnik einüben, um einer Hyperventilation vorzubeugen
- Lagerungshilfen einsetzen: Rollen, Luftballons, 25 cm Durchmesser, unter den Knien und unter den Armen
- ätherische Öle anwenden, die schon zu-vor in einer Phase ohne Atemnot aus-probiert wurden (z. B. Zedernöl, Cajeput)
- Kühlung des Gesichtes
- frische Luft (Fenster öffnen)
- auf zusätzlichen Wunsch: Ventilatoren einsetzen

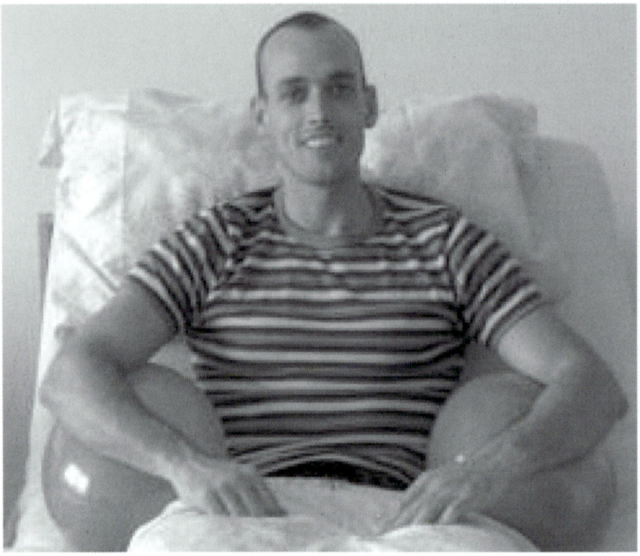

Foto: Angelika Feichtner

Ventilatoren stimulieren die Rezeptoren in der Wange und im Nasopharynx (N. trigeminus) und lindern dadurch die Atemnot (Enck, Johns-Hopkins 1994).

6.2.4 Terminale Rasselatmung

Die terminale Rasselatmung beschreibt eine geräuschvolle, charakteristisch rasselnde Atmung in den letzten Lebensstunden oder -tagen. Diese Atmung entsteht bei bewusstseinsreduzierten oder bewusstlosen PatientInnen aufgrund der Ansammlung von Schleim und Speichel wegen des fehlenden Schluck- und/oder Hustenreflexes.

Für Angehörige ist dieses Geräusch oft sehr belastend, sie fürchten, der Patient, die Patientin könnte darunter leiden oder gar ersticken. Die Erklärung, dass der fehlende Husten- oder Schluckreflex durch die Eintrübung des Bewusstseins zustande kommt und dass die PatientInnen dies nicht mehr bewusst wahrnehmen, kann Angehörige sehr entlasten. Ein Anzeichen für die geringe Belastung der PatientInnen durch dieses Symptom ist auch ihr meist völlig entspannter Gesichtsausdruck.

Medikamentös kann die terminale Rasselatmung durch sekrethemmende Medikamente wie Scopolamin, Butylscopolamin (Buscopan®) oder Glycopyrroniumbromid (Robinul®) gut behandelt werden. Achtung: Diese Medikamente verstärken die Mundtrockenheit, deshalb ist eine sorgfältige Mundpflege wesentlich.

Lagerungen

Pflegerisch kann ein Lagerungswechsel bei terminaler Rasselatmung Erleichterung bringen. Es ist darauf zu achten, dass bei der Lagerung des Kopfes die Zunge nicht nach hinten fallen kann und dadurch zusätzlich noch ein Sekretstau produziert wird. Eine leichte Halb-Seiten-Lagerung bringt meist eine rasche Reduktion des rasselnden Atemgeräusches.

Absaugen

Absaugen bedeutet Stress, auch für komatöse PatientInnen. Durch das Absaugen wird ein Reiz gesetzt, der zu verstärkter Sekretbildung führt, und damit nimmt die Rasselatmung weiter zu.

Das Absaugen ist also nicht zielführend und daher zu vermeiden. Ausnahme: bei großen Mengen von im Pharynx sichtbarem Sekret.

6.3 Exulzerierende Wunden

Exulzerierende Tumorwunden stellen nicht nur eine enorme Belastung für die PatientInnen, sondern auch für deren Angehörige dar. Aufbrechende Tumore sind meist auch eine Herausforderung für die professionellen BetreuerInnen. Zum einen erfordert dies umfassendes Wissen und Expertise im Wundmanagement, zum anderen konfrontiert es die Pflegenden mit der Aufgabe, die eigenen Berührungsängste und den aufkommenden Abscheu zu überwinden und mit palliativen Maßnahmen und Einfühlungsvermögen das Leiden der Patienten und Patientinnen zu lindern.

Das Ziel der palliativen Behandlung bei exulzerierenden, nässenden Wunden sind die Linderung von Schmerzen, Vermeidung von Sekundärinfektionen und Blutungen, die Eindämmung des Geruchs und die Gestaltung eines kosmetisch akzeptablen und bewegungsfreundlichen Verbandes für die PatientInnen.

Exulzerierende Tumorwunden sind meist nicht mehr zu heilen. Die Exulzeration stellt den Betroffenen und ihren Angehörigen oft unerbittlich die unaufhaltsame Progredienz der Tumorkrankheit vor Augen. Neben der palliativen Wundbehandlung stellt die psychosoziale Begleitung der PatientInnen und ihrer Angehörigen eine wesentliche Herausforderung für die Betreuenden dar.

Die Betroffenen

„sehen sich selbst im Spiegel, sie können sich selbst riechen, sie tupfen sich selbst den Speichel oder Tumorexsudat weg, sie legen häufig selbst ihre Verbände an und nehmen meist ihr äußeres Erscheinungsbild sehr genau wahr. Sie leiden darunter, schämen und ekeln sich, sind wütend, hadern mit ihrem Schicksal und trauern um ihr verlorenes Körperbild. Dieser enorme Druck macht PatientInnen sehr verletzlich und gleichzeitig wachsam für die Reaktionen ihrer Mitmenschen.“ *(Kern 2002, S. 143–144)*

Die Konfrontation mit einer ulzerierenden Tumorwunde löst häufig Ängste sowie Hilf- und Ratlosigkeit bei den Angehörigen aus. Die PatientInnen isolieren sich oft selbst aus Angst, andere mit ihrem Aussehen und dem Geruch zu belästigen, oder werden von anderen Personen zunehmend gemieden. In einer Zeit besonderer Verletzbarkeit, in der die PatientInnen besonderer Zuwendung und Zuneigung bedürfen, sind sie isoliert oder ziehen sich aus Scham zurück. Diese Einsamkeit führt oft zu Verzweiflung und zu Sterbewünschen.

Exulzerierende Tumorwunden können auf unterschiedliche Weise entstehen: als Folge eines primären Hauttumors, durch direkte Tumorinfiltration der Haut aufgrund eines darunter liegenden Tumors oder durch metastatische Aussaat eines entfernten Primärtumors.

6.3.1 Pflegerische Handlungen

Die eigene Haltung

In dem Bewusstsein, dass es nicht um die Heilung der exulzerierenden Wunde gehen kann, benötigen Pflegende neben ihrem Fachwissen auch eine hohe Kompensationsfähigkeit im Umgang z. B. mit der Wundentwicklung, den Gerüchen, dem Ekel und den körperlichen Entstellungen. Es gilt, die eigenen Berührungsängste und die eigene Abscheu zu überwinden und mit palliativen Maßnahmen, mit Kreativität und Einfühlungsvermögen die oft multidimensionalen Leiden der PatientInnen zu lindern. Es gilt auch, die Verzweiflung, Wut und Scham der PatientInnen wahrzunehmen und mit ihnen auszuhalten.

In der Pflege von PatientInnen mit exulzerierenden Tumorwunden ist es wesentlich, sich immer der ganzen Person bewusst zu sein und ihr respektvoll zu begegnen.

Kernaussage

Betroffene PatientInnen nehmen jede noch so kleine unachtsame Bemerkung oder nonverbales Verhalten wahr, das sie in ihrer Menschenwürde zutiefst verletzen kann.

Übel riechende Wunden können auch für das Pflegepersonal eine sehr große Belastung bedeuten. Es ist dabei unbedingt wichtig, die eigenen Grenzen wahrzunehmen. Ekelgefühle sind menschlich und auch nicht durch das Tragen einer Dienstkleidung einfach zu beseitigen. Diesbezügliche Belastungen sollten im Pflegeteam diskutiert werden, um im Einzelfall die bestmögliche Lösung zu finden. Oft hilft es, den Verbandswechsel zu zweit durchzuführen oder sich bei dieser Tätigkeit täglich mit KollegInnen abzuwechseln. Nichtsdestotrotz können übel riechende Wunden ein ganzes Pflegeteam vor eine große Herausforderung stellen.

Psychosoziale Begleitmaßnahmen

- Die Bezugspersonen, soweit zumutbar und möglich, miteinbeziehen, um die Isolation des Patienten/der Patientin zu vermindern.
- Der Verbandswechsel darf jedoch nicht Angehörigen zugemutet werden, auch wenn sie dies anbieten.
- Gelegenheit geben, über die Empfindungen und Ängste zu sprechen, und nicht einfach darüber hinweggehen. Oft muss die Pflegeperson den Anstoß zum Gespräch geben, da die Betroffenen die Situation mitunter beschämend erleben.
- Den Trauerreaktionen und Gefühlsregungen den nötigen Raum geben und wertschätzend damit umgehen.
- Verarbeitungsstrategien sowie *Ressourcen* erkennen und fördern.
- Gemeinsam erleichternde Maßnahmen für die PatientInnen finden (Lüften des Raumes zu bestimmten Zeiten, Zeitpunkt, Technik und Häufigkeit des Verbandswechsels, Auslegen von frischen Orangen- oder Zitronenscheiben, Kräuterduftkissen o. Ä.)

Ressourcen
hier: Mittel oder Fähigkeiten von Personen, die helfen können, eine Situation zu meistern

Wundversorgung

Symptome im Zusammenhang mit exulzierenden Tumorwunden:

- Geruch
- Sekret
- Schmerzen
- Blutungen
- Juckreiz

Weitere Belastungen durch exulzierende Wunden:

- Nekrotisierung
- Infektionen

- Fistelbildung
- Schädigung der umgebenden Hautareale durch Exsudat
- Kosmetische Beeinträchtigung
- Belastung für das soziale Umfeld – Isolation

Fragen zum Wundassessment:

- Lokalisation und Größe der Wunde
- Wundbeschaffenheit: Bestehen Nekrosen? Wie viel Prozent der Wundfläche sind nekrotisch?
- Sind Zeichen von Infektion erkennbar? Rötung? Geruch?
- Besteht Blutungsneigung?
- Ist die umgebende Haut intakt? Tumorinfiltrationen, Knoten oder Verhärtungen?
- Ist das umgebende Gewebe gerötet, ödematös oder mazeriert?
- Menge des Exsudates? Beschreibung des Exsudates: blutig, eitrig etc.
- Wie häufig ist ein Verbandswechsel erforderlich? Frequenz zu- oder abnehmend?
- Verursacht die Wunde Schmerzen? Wann?
- Was ist das Hauptproblem der PatientInnen im Zusammenhang mit der Wunde?
- Was ist das Ziel der Wundbehandlung?

Assessment

Assessmentinstrumente zur Einschätzung von exulzerierenden Wunden sind oft nicht zielführend, da sie viel Raum für Interpretationen lassen. Wie kann z. B. die Menge von Exsudat gemessen werden, oder wie kann die Intensität von Geruch eingeschätzt werden? Trotzdem ist es entscheidend für das Wundmanagement, die Veränderungen einer exulzerierenden Wunde regelmäßig einzuschätzen, zu beurteilen und zu dokumentieren. Für die Dokumentation ist es hilfreich, ein Foto oder eine Zeichnung der Wunde anzufertigen und wichtige Faktoren zu beschreiben (siehe vorhergehenden Abschnitt „Fragen zum Wundassessment"). Wenngleich eine fotografische Dokumentation der Wunde eine effektive Form der Evaluation darstellt, muss bedacht werden, dass diese spezielle Exposition der Wunde eine weitere Belastung der PatientInnen darstellen kann. Wenn jener Teil des Körpers, der von einer exulzerierenden Wunde gezeichnet ist, fotografiert wird, so ist das für die PatientInnen meist mit intensiven Gefühlen von Scham verbunden. Ein geeignetes Wundassessment-Instrument ist z. B. der WoSSAC Symptom Evaluation Raster oder das TELER-System.

Das Ziel der Behandlung solcher Wunden kann meist nicht die Heilung sein, deshalb gilt es ein anderes, realistisches Ziel der Wundversorgung zu definieren:

- Schmerzreduktion
- Geruchsreduktion
- Schutz der umgebenden Haut
- Schutz der Wunde vor externer bakterieller Infektion
- Auffangen von Sekret
- kosmetisch akzeptabler Verband

Schmerzen beim Verbandswechsel: Bei exulzerierenden Wunden müssen wir davon ausgehen, dass sie zunehmend schmerzhaft sind. Nicht nur die Wunde selbst, sondern ebenso die umgebende Haut wird meist sehr schmerzsensibel. Schon die geringste Berührung und selbst die Luft, die an die Wunde kommt, kann heftigen Schmerz auslösen. Vorherige negative Schmerzerfahrungen des Patienten, der Patientin im Zusammenhang mit der Wundversorgung können zu erhöhten Schmerzerwartungen führen. Bei chronischen Wunden ist davon auszugehen, dass sie schmerzhaft sind, bis der Patient, die Patientin das Gegenteil sagt. Ist der Verbandswechsel für die PatientInnen schmerzhaft, gilt es, den Zeitpunkt des Verbandswechsels eher in die Nachmittagsstunden zu verlegen, denn die Schmerzschwelle ist in den Morgenstunden besonders niedrig. Das Ablösen des Verbandes sollte mit angewärmter Kochsalzlösung (0,9 %) erfolgen. Weiters empfiehlt sich eine Gabe von Analgetika mindestens 20 Minuten vor dem geplanten Verbandswechsel. Sehr bewährt haben sich auch analgetische Gele, die auf die Wunde aufgetragen werden.

Blutungen beim Verbandswechsel: Exulzerierende Tumorwunden haben eine hohe Blutungsneigung, deshalb muss für eventuelle Blutungen vorausgeplant werden. Es ist wichtig, die Verbände grundsätzlich nass abzulösen, und Wunddistanzgitter auf die Wunde aufzulegen, um ein Festkleben der Verbände möglichst zu verhindern. Bei leichten, punktuellen Blutungen ist Sucralfat, topisch aufgebracht, hilfreich, um die Blutung zu stillen.

Verbandsmittel: Es gibt eine Reihe von verschiedenen Verbandsmitteln und -techniken. Hier sollen nur die wichtigsten Gruppen angeführt werden:

- okklusive Verbände: Filme, Schäume und Hydrokolloide (nicht auf infizierte Wunden)
- Hydrogele für saubere rote Wunden und auch für nekrotische Wunden (Burns 2003)
- hydrophile/absorptive Verbände: Alginate Hydrofaser (Aquacel®)
- kohle- und silberhältige Präparate für stark sezernierende, infizierte Wunden (Ballard 2002)

Geruchsreduktion

Eine der größten Belastungen für die PatientInnen mit exulzerierenden Wunden stellt der Wundgeruch dar. Er entsteht durch den Zellzerfall in der Wunde und /oder durch eine Besiedelung der Wunde mit anaeroben Keimen. Ein übler Geruch kann die Pflege erschweren und in besonderer Weise für die Angehörigen belastend sein. Durch unbehandelten Wundgeruch werden Intimität, Nähe und Sexualität unmöglich. Es ist daher im Sinne der Lebensqualität für die PatientInnen unerlässlich, belastenden Wundgeruch rasch zu reduzieren.

- Spülung mit Metronidazol-Infusionslösung lokal, Lavasept® oder Prontosan® und Auflegen von in Metronidazol getränkten Kompressen (Clark 2002).
- Metronidazol-Gel bis 2 % (wird in der Apotheke hergestellt) kann mithilfe von Spritzen in tiefere Wundhöhlen eingebracht werden.
- Bei sehr starker Geruchsbildung oder unzugänglichen Wundhöhlen kann eine systemische Gabe von Metronidazol hilfreich sein.
- Kompressen mit Chlorophyll-Lösung 2,5 % an der von der Wunde abgewandten Seite befeuchten, da es eventuell zu Wundreizungen kommen kann. Chlorophyll wirkt stark desodorierend und desinfizierend (Kern a. a. O.)

Cave: Lösungen ohne Konservierung innerhalb von drei Tagen aufbrauchen.

- Metronidazol-Lösung mittels einer kleinen Sprühflasche auf die Wunde sprühen.
- Kohlekompressen mit gemörserten Carbo-animalis-Tabletten auflegen oder auf die trockenen Kompressen abschließend einen Teefilter mit gemörserten Kohlekompretten auflegen.
- geruchsbindende Wundauflagen, z. B. Aktivkohlekompressen mit/ohne Silber
- Lokale Behandlung mit medizinischem Honig
- Calciumalginat-Watte für Wundhöhlen
- Silberimprägnierte Hydropolymerverbände
- Lavendelöl: 1–2 Tropfen auf den Verband
- Duftkissen mit Zitronen- oder Minzöl
- Kurzfristiges (!) Abdecken der Wunde mit Haushalts- oder Klarsichtfolie. Mit dieser Technik ist es möglich, die Ausbreitung des Geruchs vorübergehend – zum Beispiel während eines Besuches – effektiv zu verhindern, bis oben beschriebene Maßnahmen greifen. Die Folie kann mittels Zinkpaste an den Rändern fixiert werden.
- Gegen den Geruch im Raum kann gemörserte Tierkohle, leicht angefeuchtet in einem kleinen Teller aufgestellt werden. Mit Kaffeepulver wird ebenfalls eine gute Geruchsreduktion erreicht.

Vorsicht beim Einsatz von Duftlampen und Duftölen! Dadurch kann es zu einer üblen Geruchsmischung kommen, die belastender als der Wundgeruch sein kann.

Dekubitus

Ein Dekubitus ist eine Schädigung der Haut infolge anhaltender örtlicher Druckeinwirkung. Der Druck komprimiert die blutführenden Kapillaren, sodass die betroffenen Hautareale nicht mehr ausreichend durchblutet und mit Sauerstoff versorgt werden.

Dekubitus-Stadien nach Seiler
Grad I
Zu beobachten ist eine begrenzte Rötung; ein Hautdefekt ist noch nicht zu erkennen; die Epidermis ist betroffen.
Grad II
Zu beobachten ist eine Blasenbildung; Epidermis und Dermis sind geschädigt; lösen sich diese Schichten von der noch intakten Subkutis, entsteht ein stark nässender, sehr schmerzhafter, infektanfälliger Hautdefekt.
Grad III
Zu beobachten ist, dass Epidermis, Dermis und Subkutis beschädigt sind; Muskeln, Sehnen und Bänder können in der Wunde sichtbar sein; die Wunde gilt zumindest als kontaminiert; ein Belag kann die Wunde überziehen.
Grad IV
Zu beobachten ist, dass alle Hautschichten beschädigt sind; die darunter liegende Muskulatur ist entzündlich geschwollen; Bänder, Sehnen, Faszien und/oder Knochen sind betroffen; es können Nekrosen (dunkelblau, schwarz) und Taschen vorhanden sein.

Abbildung 3
Dekubitus-Stadien nach Seiler

Cave: Stadium I kann bereits ein Anzeichen für eine tiefer gehende Schädigung bei einem „geschlossenen Dekubitus" sein.

Trotz sorgfältiger Dekubitusprophylaxe ist ein Dekubitus in der Palliativpflege manchmal nicht vermeidbar. PalliativpatientInnen haben meist einen schlechten Ernährungs- und oft auch eine schlechten Allgemeinzustand. Hinzu kommen häufig vermehrt Fieber und Schwitzen sowie eine reduzierte Wundheilung.

Je nach Allgemeinzustand der PatientInnen und je nach Krankheitsphase müssen ein individueller Lagerungsplan und eine individuelle Dekubitusprophylaxe erstellt werden.

Ähnlich wie bei der Behandlung exulzerierender Tumorwunden muss das Ziel der Behandlung eines Dekubitus definiert werden.

Was ist das Ziel?

- Prophylaxe
- Heilung (noch möglich?)
- Keimreduktion
- Geruchsreduktion
- Verschlechterung verhindern

Ausgehend von der Vorgabe, dass sich alle medizinschen und pflegerischen Maßnahmen am Wohlbefinden der PatientInnen orientieren, gilt es, eine individuell angepasste Strategie zur Prophylaxe und zur Behandlung eines Dekubitus zu erstellen.

Bei weit fortgeschrittener Erkrankung kann ein häufiger Lagewechsel eine beträchtliche Belastung für die PatientInnen darstellen. Hier können entsprechende Spezialmatratzen, Micro-Lagerungen und diverse Lagerungshilfsmittel Entlastung bringen, ohne die PatientInnen zusätzlich zu belasten.

6.4 Übelkeit und Erbrechen

Übelkeit ist die subjektive Empfindung von Unwohlsein im Rachen und/oder in der Magengegend mit der Neigung zum Erbrechen. Übelkeit kann in Verbindung mit Schwitzen, Speichelfluss, Blässe, Kopfschmerzen und *Tachykardie* auftreten. Übelkeit reicht von leichtem Unwohlsein bis zu dem Gefühl, im nächsten Augenblick erbrechen zu müssen.

Erbrechen ist ein heftiger Ausstoß von Mageninhalt durch den Mund. Daran sind neben dem Magen-Darm-Trakt auch das Zwerchfell und die Bauchmuskulatur beteiligt. Erbrechen ist ein physiologischer Selbstschutzmechanismus des Körpers, mit dem er versucht, toxische Substanzen zu eliminieren.

Würgen wird durch *spastische Kontraktionen* des Zwerchfells und der Bauchmuskulatur verursacht.

6.4.1 Ursachen von Übelkeit und Erbrechen

Tumorbedingt

- Beeinträchtigung des autonomen Nervensystems (*Gastroparese*)
- *Obstipation*
- *Obstruktion*, partiell oder komplett
- *Hepatomegalie*
- erhöhter Hirndruck
- metabolische Ursachen (*Leber-/Niereninsuffizienz*, Elektrolytstörungen, *Hyperkalzämie*, *Hyponatriämie*)
- Angst

Therapiebedingt

- Chemotherapie (speziell als Spätwirkung)
- Radiotherapie
- medikamentöse Therapie (z. B. Opioide, Antibiotika, Antidepressiva u. a.)

Tachykardie
Herzrasen, schnelle Schlagfolge des Herzens: Die Herzfrequenz ist höher als 100/min.

spastische Kontraktion
krampfartiges Zusammenziehen

Gastroparese
Magenlähmung

Obstipation
Verstopfung

Obstruktion
Verlegung oder Verschluss, etwa durch eine Geschwulst

Hepatomegalie
Schwellung oder Vergrößerung der Leber

Leber-/Niereninsuffizienz
nicht ausreichende oder ganz ausgefallene Funktion der Leber und Nieren

Hyperkalzämie
überhöhte Kalziumkonzentration im Blut

Hyponatriämie
Natriummangel

Opioidinduzierte Übelkeit

Zu Beginn einer Schmerztherapie mit Opioiden kann es zu Übelkeit kommen. Diese Nebenwirkung hält etwa eine Woche an, deshalb wird meist prophylaktisch ein Antiemetikum für die erste Zeit verordnet.

In der ersten Woche nach dem Beginn einer Schmerztherapie mit Opioiden leiden etwa 20 % der PatientInnen unter Übelkeit und Erbrechen. Ursache dafür ist die Reizung des Brechzentrums (Chemorezeptoren-Triggerzone, Vestibulusapparat) und/oder eine Reizung des Magen-Darm-Traktes.

funktionelle Dyspepsie
Reizmagen. Bezeichnung für Beschwerden (Schmerzen, Sodbrennen, Völlegefühl) unterschiedlicher Ursachen im Bereich des Oberbauches bei Erwachsenen

Gastritis
Entzündung der Magenschleimhaut

Ulzera
Mehrzahl von Ulkus, hier Magengeschwür

Urämie
Nierenversagen mit Harnvergiftung

Andere Ursachen

- *funktionelle Dyspepsie*
- *Gastritis*, *Ulzera*
- *Urämie*
- Obstipation
- Angst

Eine genaue Erfassung der Situation ermöglicht neben Rückschlüssen auf die mögliche Ursache der Übelkeit/des Erbrechens auch eine konkrete Planung lindernder Maßnahmen. Ähnlich der Schmerzerfassung können für die Erfassung von Übelkeit und Erbrechen diverse Skalen angewandt werden.

6.4.2 Anamnese von Übelkeit und Erbrechen

Anamnese
Erhebung der Krankengeschichte und der Vorgeschichte von PatientInnen

Übelkeit und Erbrechen müssen *getrennt* beurteilt werden. Eine Fremdeinschätzung der Übelkeit ist ungenau. Durch gezieltes Befragen der PatientInnen lassen sich die Intensität der Übelkeit und mögliche Ursachen beurteilen.

Kernaussage

> Übelkeit und Erbrechen verstärken andere Symptome wie Schmerzen, Angst, Schlaflosigkeit und Unruhe.

Wichtige Fragen zum Assessment von Übelkeit:

- Wann begann die Übelkeit?
- Besteht sie dauernd oder *intermittierend*?
- Gibt es auslösende Faktoren?
- Tritt die Übelkeit nach Einnahme bestimmter Medikamente auf?
- Bestehen Magenschmerzen? (Gastritis)
- Gibt es Schluckbeschwerden?
- Ist die Mundschleimhaut intakt? (Soor)
- Besteht eine Obstipation?

intermittierend
mit Unterbrechungen auftretend

- Ist ein gesteigertes Durstgefühl spürbar? (Hyperkalzämie)
- Ist der Bauch weich, gespannt, druckempfindlich?
- Sind Darmgeräusche hörbar? Winde?
- Verursacht das Stehen Schmerzen?

Um die Intensität der Übelkeit zu erfassen, eignen sich eine visuelle Analog-Skala oder eine nummerische Rating-Skala (ähnlich wie bei Schmerz):

Abbildung 4
Rating-Skala

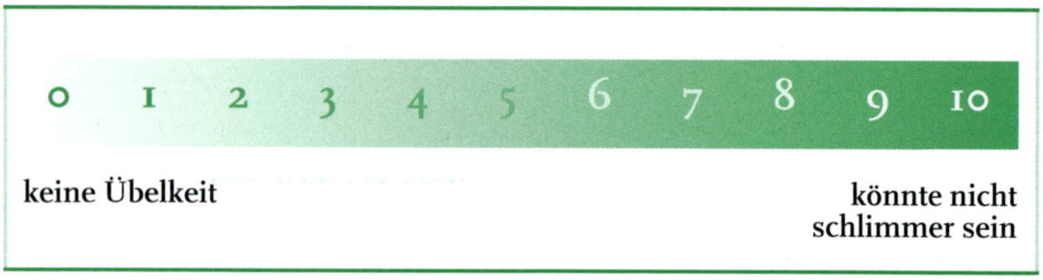

Einschätzung des Erbrechens

Wichtige Kriterien:

- Art und Weise:
  - Tritt das Erbrechen plötzlich, ohne vorherige Übelkeit auf?
  - Ist das Erbrochene unverdaut?
  - Führt das Erbrechen zur Linderung der Übelkeit?
- Frequenz, Dauer und Volumen des Erbrechens
- Zeitpunkt des Erbrechens:
  - Erbrechen abends könnte auf einen Verschluss des Magenausganges hinweisen.
  - Heftiges Erbrechen am Morgen in Verbindung mit Kopfschmerzen könnte ein Zeichen für erhöhten *intrakraniellen Druck* sein.
- Gibt es Geruch und Beimengungen wie helles oder dunkles Blut, Stuhl (Miserere), Gallenflüssigkeit?
- Begleitsymptome:
  - Treten Kopfschmerzen in Verbindung mit dem Erbrechen auf?
- Auslösende Faktoren:
  - Bestimmte Tätigkeiten, Gerüche nach Einnahme von Medikamenten?
  - Leidet der Patient oder die Patientin unter Husten, der das Erbrechen auslöst?

intrakranieller Druck
der Druck, der innerhalb des Schädels herrscht

Skala (Aulbert/Zech 1997) zur Erfassung von Erbrechen

1	leicht	1–2 mal
2	mittel	3–5 mal
3	stark	5–8 mal
4	sehr stark	> 8

Abbildung 5
Skala zur Erfassung von Erbrechen

Kernaussage

Für manche PatientInnen ist die Übelkeit ein weit belastenderes Symptom als das Erbrechen. Für Angehörige, aber auch für professionelle BetreuerInnen ist das Erbrechen als sichtbares Symptom schwerer zu tolerieren als das subjektive Erleben von Übelkeit.

6.4.3 Therapie

Grundlagen der Therapie von Übelkeit und Erbrechen:

- korrigierbare Ursachen behandeln, z. B. Nebenwirkungen von Medikamenten, Obstipation, Husten, Hyperkalzämie;
- bei fortgesetztem Erbrechen parenterale Gabe, in der Regel i.v.- oder s.c.-Zugang;
- die Auswahl der Antiemetika orientiert sich am klinischen Bild.

Es kommen häufig *antiemetische* Substanzen zur Anwendung, die auch miteinander kombiniert werden können, um durch die Blockierung verschiedener *Neurotransmitter*-Rezeptoren eine bessere Wirkung zu erzielen.

Nach klinischer Einschätzung und Festlegung der wahrscheinlichsten Ursache wird ein Antiemetikum entweder regelmäßig oder nach Bedarf verordnet. Bei anhaltender Übelkeit oder ständigem Erbrechen *parenterale* Gabe, Re-Evaluation nach vier Stunden, bei Bedarf Kombination mit einem weiteren Antiemetikum.

Wenn Übelkeit und Erbrechen nach 72 Stunden deutlich gelindert sind, kann auf orale Medikation umgestellt werden.

Antiemetika
Mittel gegen Erbrechen und Übelkeit

Neurotransmitter
biochemische Substanzen, die Informationen von einer Zelle zur anderen weitertransportieren. Rezeptoren nehmen diese Informationen auf.

parenteral
unter Umgehung des Verdauungstraktes. Bei parenteraler Gabe werden Medikamente meist über eine Spritze intravenös verabreicht.

6.4.4 Pflegerische Maßnahmen

- sicherstellen, dass die verabreichten Antiemetika in oraler/rektaler Form auch aufgenommen werden können (eventuell parenterale Verabreichung der Antiemetika)
- Obstipation ausschließen
- auf Hirndruckzeichen achten
- Darmgeräusche überprüfen (Ileus)
- Nahrungsaufnahme:
  - unangenehme Essensgerüche vermeiden

   - Angehörige entlasten, keinen Druck ausüben, dass die PatientInnen essen sollen
- sehr kleine Mahlzeiten (nicht mehr als zwei Mund voll pro Mahlzeit)
   - auf großem Teller servieren
   - zum Essen nur wenig trinken
   - nach den Mahlzeiten ruhen
- sorgfältige Mundpflege
- als Getränk eignen sich kalte, kohlensäurehaltige Getränke
   - kleine Eiswürfel (eventuell aus Fruchtsaft) lutschen
   - Honig mit Ingwer in kleinen Mengen geben, wenn der Geschmack erwünscht ist
- Entspannung und Ablenkung, um die Fixierung auf die Übelkeit zu mindern
- Massagen
- den Akupunkturpunkt *Pe6* (Neiguan-Akupressurpunkt) drücken; das Drücken dieses Punktes kann Übelkeit lindern
- warmes Kirschkernsäckchen auf den *Solarplexus* legen
- bei Erbrechen:
   - Lagerung sitzend oder in Seitenlage
   - allgemeine Hilfestellung wie Nierenschale, Zellstoff und Abfallsack in Reichweite sowie ausreichende Mundpflege ermöglichen

Pe6

Neiguan-Akupressurpunkt. Er befindet sich auf der Innenseite des Unterarmes, drei Finger breit unterhalb des Handgelenkes, zwischen den beiden Sehnen.

Solarplexus

Sonnengeflecht. Dieses Geflecht von Nervenfasern befindet sich im oberen Bauchraum unterhalb des Brustbeins (zwischen dem zwölften Brust- und dem ersten Lendenwirbel) bei der Bauchaorta.

6.5 „Verwirrtheit", delirantes Syndrom und terminale Unruhe

„Verwirrtheit ist eine unspezifische Beschreibung für Orientierungsstörungen, Aufmerksamkeits- und Wahrnehmungsstörungen, Gedächtnisstörungen und Sekundärsymptomen wie Reizbarkeit, Ratlosigkeit, Aggressivität. Verwirrtheit ist ein vielschichtiges, „verwirrendes" und häufiges Symptom. Verwirrtheit selbst ist keine therapeutisch relevante Diagnose, deshalb ist die Zuordnung zu einer klinischen Diagnose wichtig. Meistens handelt es sich dabei um ein delirantes Syndrom." *(vgl. Bausewein et al. 2004)*

Störungen wie Unruhe und delirante Syndrome kommen bei sterbenden Menschen häufig vor. Sie sind in den letzten zwei bis drei Lebenstagen das Normale und nicht das Außergewöhnliche.

Der Sterbevorgang entzieht sich auch heute noch weitgehend wissenschaftlicher Erkenntnis. Wir wissen noch viel zu wenig über die Veränderungen des Bewusstseins im Sterben und über die möglicherweise veränderten Wahrnehmungen Sterbender. Wir können nicht erfassen, was Sterbende für sich wahrnehmen und verarbeiten. Wir sollten deshalb zurückhaltend und vorsichtig mit Ausdrücken wie „verwirrt" oder „desorientiert" umgehen!

Es entsteht oft der Eindruck, dass sich Vergangenheit, Gegenwart, Traum und Wirklichkeit für die PatientInnen vermischen, weil sie manchmal alte Erinnerungen, verbunden mit aktuellen Erlebnissen, Wunschbildern und Zukünftigem, äußern.

„Für Angehörige ist die Desorientiertheit ihres Patienten oft sehr belastend. Sie schämen sich für ihren Angehörigen, haben Angst und Schuldgefühle. Wenn die Symptome nicht behandelt werden und die letzte Lebensphase dadurch bestimmt ist, kann die Trauerphase für Angehörige erschwert sein."
(Morita et al. 2004; Sherwood et al. 2003)

Das delirante Syndrom wird definiert durch:

- meist akut einsetzende Orientierungsstörung
- Störung von Auffassung, Gedächtnis, Affekt, Antrieb
- Halluzinationen, fluktuierende Bewusstseinslage, Hyper- oder auch Hypoaktivität
- evtl. vegetative Symptomatik und hohen Leidensdruck
- Störung des Schlaf-Wach-Rhythmus
- völlige Schlaflosigkeit

Ein delirantes Syndrom beginnt meist unter dem Leitsymptom einer akut einsetzenden Orientierungsstörung, begleitet von erhöhter Ängstlichkeit, Unruhe und emotionaler Labilität. Es ist potenziell reversibel und meist gut behandelbar. In der Terminalphase ist es oft Anzeichen des nahen Todes.

Ein Delir oder ein delirantes Syndrom kann sich in Hyperaktivität, starker Unruhe und auch in Halluzinationen manifestieren (hyperaktives Delir). Es kann jedoch auch in einer stillen, hypoaktiven Form auftreten. Die PatientInnen, die an einer hypoaktiven (oder stillen) Form des Deliriums leiden, sind meist passiv, und häufig wird das delirante Syndrom bei ihnen übersehen. Trotzdem ist auch das hypoaktive Delir für die PatientInnen mit einem hohen Leidensdruck verbunden.

Die medikamentöse Behandlung richtet sich – wenn keine behandelbare Ursache gefunden werden kann – nach den vorrangigen Symptomen. Neuroleptika sind die Medikamente der ersten Wahl, bei ausgeprägter Angst als Begleitsymptom auch Benzodiazepine.

Beispiel

Eine Frau hat die Nacht vor ihrem Tod in großer Unruhe zugebracht. Sie versuchte immer wieder aus dem Bett aufzustehen und erklärte, sie müsse den Garten noch winterfest machen. Vor allem beschäftigte sie sich mit dem Lavendelstrauch, sie erklärte, sie müsse einen guten Platz für ihn zum Überwintern finden. Am Ende der Nacht war sie zufrieden und sehr ruhig. Sie hatte einen guten Platz für ihren Lavendel gefunden, und wenige Stunden später starb sie in großer Ruhe.

Unruhe bei sterbenden Menschen ist oft äußerst belastend für Angehörige, aber auch für die professionellen BetreuerInnen. Vielleicht hängt das auch damit zusammen, dass wir in unserer Vorstellung das Bild haben, dass Sterbende ruhig, entspannt und möglichst schlafend in ihren Betten liegen sollen?

Sedierung
Ruhigstellung, indem Beruhigungsmittel gegeben werden

Die Unruhe hat bei sterbenden Menschen oft einen **ordnenden Charakter**, und häufig empfinden sie selbst diese Unruhe keineswegs als belastend. Deshalb sollten wir uns vor einer **möglichen** *Sedierung* immer fragen, **wer** denn unter der Unruhe leidet.

Kernaussage

Auch wenn terminale Unruhe einen produktiven, ordnenden Charakter haben kann, müssen wir daran denken, dass sie auch äußerst belastend für die PatientInnen sein kann.

Mögliche Ursachen für ein delirantes Syndrom und Unruhe:

- Grunderkrankung wie Hirntumoren, Leberinsuffizienz, Nieren- oder Herzinsuffizienz
- Stoffwechselerkrankungen, Hyperkalzämie und andere Elektrolytstörungen
- Dehydration
- psychiatrische Erkrankungen
- Medikamente: paradoxe Reaktionen auf Benzodiazepine, Steroide, Anticholinergika, Opioide, Cannabinoide, Theophyllin, Neuroleptika
- Therapiefolgen wie nach Strahlentherapie
- Infektionen, Sepsis
- cerebrale Hypoxie
- Entzugssymptome: Starke RaucherInnen, die aufgrund ihrer Schwäche nicht mehr rauchen können, werden vermutlich unter Entzugssymptomen leiden. Ein Nikotin-Ersatzpflaster kann dann sehr hilfreich sein. Auch ein plötzliches Absetzen von Steroiden kann zu Entzugssymptomatik mit Unruhe führen.

Unruhe wird aber auch häufig durch unzureichend behandelte Schmerzen ausgelöst, durch eine volle Blase oder Stuhldrang. Aber auch Symptome wie Dyspnoe, Übelkeit oder Juckreiz können von starker Unruhe begleitet sein.

Manche PatientInnen reagieren auf die zunehmende Bewegungsunfähigkeit mit Unruhe. Dabei ist zu bedenken, dass eine unbequeme Lagerung oder eine kleine Druckstelle sehr belastend empfunden werden können, wenn der Patient, die Patientin sich nicht mehr bewegen kann.

Pflegerische Maßnahmen bei Unruhe und Deliranz

„Förderung der kognitiven und körperlichen Aktivität, mit Allgemeinmaßnahmen zur Unterstützung eines normalen Schlaf-Wach-Rhythmus, durch Orientierungshilfen in der Umgebung des Patienten."

(Casarett/Inouye 2001)

Kognitive Störungen wie Unruhe, Delir und Halluzinationen stellen meist nicht nur für die PatientInnen, sondern in besonderem Maße auch für die Angehörigen eine enorme Belastung dar.

Angehörige erleben eine Desorientierung und Verwirrtheit der PatientInnen häufig als beschämend. Zugleich kann die Anwesenheit vertrauter Personen für den Patienten, die Patientin in dieser Phase Sicherheit vermitteln und sehr unterstützend sein. Wichtig für die Angehörigen sind jedoch Erklärungen, dass delirante Symptome meist Zeichen einer Funktionsstörung des Gehirns und nicht zwingend auch ein Zeichen für körperliches oder seelisch-spirituelles Leiden sind (vgl. Medicus).

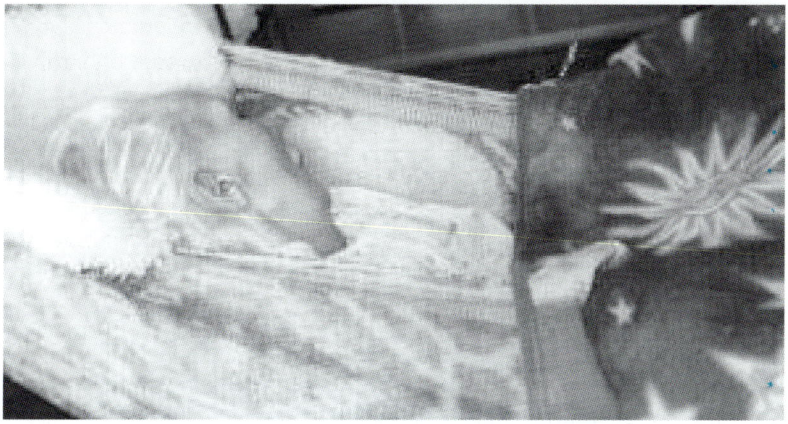

Das Liegen in einer Hängematte kann Geborgenheit vermitteln und die Unruhe lindern helfen.

- die PatientInnen möglichst nicht alleine lassen
- für eine ruhige Umgebung sorgen
- sanfte Berührung, vielleicht Hautkontakt (am Solarplexus, der Handinnenfläche, der Fußsohle, Rücken an Rücken sitzen)
- fragen, wo die Unruhe verspürt wird, und die Hände dorthin legen
- leises Summen oder Singen

- Unruhe ansprechen; das kann entlastend für die Angehörigen sein, denn manchmal nehmen die Betroffenen selbst die Unruhe gar nicht wahr
- Lavendelöl-Kompressen auf den Solarplexus auflegen
- Angehörige unterstützen, ihre Fragen beantworten
- Ja-/Nein-Fragen stellen (zu Schmerzen, zur Angst, zur Vergangenheit etc.). Es kann auch hilfreich sein, die Aufmerksamkeit unruhiger PatientInnen auf angenehme Erinnerungen in ihrem Leben zu lenken
- angenehmes Licht, Musik
- Wiegen, Hängematte

Vertiefung des Lernstoffes

Zusammenfassung

Eine gute Symptomkontrolle steigert das Wohlbefinden der Betroffenen und ihrer Bezugspersonen erheblich. Es ist wichtig, auf diverse Befindlichkeitsstörungen fachgerecht zu reagieren. Eine genaue Einschätzung der Situation sowie ein daran ausgerichtetes, passendes Pflegeangebot soll Erleichterung bringen. Die Kunst, Sicherheit zu vermitteln, ist ein wesentlicher Aspekt in der Symptomkontrolle allgemein.

Es wäre allen Sterbenden zu wünschen, dass Pflegepersonen hinter einer massiven Unruhe und „verwirrten" Äußerungen sterbender Menschen die existenzielle Not ihrer PatientInnen erkennen könnten und ein Bemühen um Verständigung (verbal wie nonverbal) aufrecht bliebe, auch wenn ihnen die wahren Beweggründe dieser inneren Unruhe unbekannt sind. Medikamentöse Interventionen bei Unruhezuständen sollten nicht reflexartig erfolgen, sondern müssen sorgfältig überlegt werden. Hilfreich kann es sein, die Frage zu stellen: Wer hält die Unruhe nicht aus?

Zum Üben

1. Wie können Sie einer trockenen Mundschleimhaut entgegenwirken?
2. Warum kann eine Sauerstofftherapie aufgrund von Atemnot mehr schaden als nützen?
3. Welche Pflegemaßnahmen können Sie zur Linderung von Atemnot anbieten und was ist bei akuter Atemnot zu tun?
4. Was können Sie bei exulzerierenden Wunden für die Betroffenen tun?
5. Wie schätzen Sie die Symptome Übelkeit und Erbrechen ein? Was können Sie pflegerisch zur Erleichterung beitragen?

Zum Üben

6. Welche Ursachen kann Unruhe haben?
7. Welche pflegerischen Maßnahmen können bei Unruhe hilfreich sein?

Zum Nachlesen

Bausewein C., Roller S., Voltz R. (2010): Leitfaden Palliative Care: Palliativmedizin und Hospizbetreuung. Urban & Fischer (Elsevier), München.

In diesem sehr praktischen Nachschlagewerk behandeln die AutorInnen alle häufig auftretenden Symptome in der Palliativbetreuung mit Vorschlägen für pharmakologische und pflegerische Interventionen zur Linderung.

Husebö S., Klaschik E. (2003): Palliativmedizin. Springer, Berlin.

Dieses Standardwerk bietet sehr gut dargestellte und fundierte Informationen für einen Überblick über Palliative Care, über Schmerztherapie, Ernährung, ethische Fragen und andere medizinische und pflegerische Aspekten. Durch die Praxisbeispiele ist es auch ein empfehlenswertes Buch für den Einstieg in Palliative-Care-Themen.

Bausewein C., Remi C., Twycross R., Wilcock A. (2005): Arzneimitteltherapie in der Palliativmedizin. Urban & Fischer (Elsevier), München.

Dieses aus dem Englischen übersetzte Standardwerk der Palliativmedizin enthält Informationen zu allen praxisrelevanten Medikamenten. Diese Informationen über die wichtigsten Pharmaka sind übersichtlich und sehr gut verständlich zusammengefasst. Eine Übersicht über die Nebenwirkungen und ihre Therapie machen dieses Buch auch für Pflegende zu einem hilfreichen Nachschlagewerk.

Knipping C. (Hg.) (2008): Lehrbuch Palliative Care. Huber, Bern.

Dieses Buch kann als das Standardwerk im deutschsprachigen Raum gelten. In den verschiedenen Kapiteln werden unter anderem Symptome, psychosoziale Themen und auch Spiritualität behandelt. Ein Buch, das für alle professionellen BetreuerInnen in Palliative Care unverzichtbar ist.

Neuenschwander H. et al. (2006): Palliativmedizin. Ein Handbuch für Ärztinnen und Ärzte. Schweizerische Krebsliga.

Hans Neuenschwander gibt in seinem Buch einen guten Überblick über effektive Maßnahmen zur Symptomkontrolle, auch für Pflegende sehr informativ.

Zum Nachlesen

Osterbrink J., N. Krumm, F. Elsner et al. (2009): Schmerztherapie in der Palliativpflege. ComMed Medizinischer Verlag, Schopfheim.

In diesem kleinen Buch ist speziell für Pflegende alles Wesentliche zur pharmakologischen und nicht pharmakologischen Schmerzbehandlung zusammengefasst.

Besendorfer A. (2009): Interdisziplinäres Schmerzmanagement. Praxisleitfaden zum Expertenstandard „Schmerzmanagement in der Pflege". Kohlhammer, Stuttgart.

Sehr praxisnahe, am Expertenstandard orientierte Zusammenfassung zur Implementierung eines effektiven Schmerzmanagements.

7 Das Symptom Schmerz

Lernziel

Nach dem Studium dieses Kapitels sollten Sie ...

... die Bedeutung und die Entstehung von Schmerz verstehen.
... Schmerz als vieldimensionales Geschehen begreifen.
... wissen, wie Schmerz erfasst und bewertet werden kann (Schmerzassessment).
... Grundsätze der medikamentösen Therapie chronischer Schmerzen kennen.
... pflegerische Angebote zur Schmerzkontrolle einsetzen können.
... den Aufgabenbereich von Pflegepersonen bei der Schmerzkontrolle kennen.

Schmerz ist eines der wichtigsten Symptome in der Palliative Care, da dieses Phänomen zum einen die Lebensqualität eines Menschen sehr beeinflussen kann und zum anderen viele PatientInnen, die an unheilbaren Erkrankungen (z. B. onkologischen Krankheiten) leiden, häufig – zumindest zeitweise – davon betroffen sind. Pflegepersonen können im Hinblick auf die Schmerzkontrolle einen wesentlichen Beitrag leisten und müssen sich dieser Verantwortung bewusst sein.

Es ist nicht einfach, das Phänomen Schmerz allgemeingültig zu beschreiben, da Schmerz nichts Objektives ist, sondern von jedem Menschen unterschiedlich und einzigartig erlebt und verspürt wird.

Kernaussage

Schmerz ist immer ein subjektives Empfinden.

„Schmerz ist das, was der Betroffene über die Schmerzen mitteilt, sie sind vorhanden, wenn der Patient mit Schmerzen sagt, dass er Schmerzen hat."
(McCaffery 1999)

„Schmerz ist ein unangenehmes Sinnes- und Gefühlserlebnis, das als Folge einer Gewebsirritation oder Gewebsschädigung auftritt." *(WHO)*

„Schmerz ist, was der Patient als Schmerz empfindet, nicht, was der Helfer befindet." *(Österreichische Krebshilfe)*

7.1 Das Schmerzerleben

7.1.1 Bedeutung des Schmerzes

Der Schmerz dient uns als wichtiges Warnsignal. Würden wir keine Schmerzen empfinden, würden wir z. B. im Schlaf keine Lageveränderung vornehmen oder die Hand von der heißen Herdplatte nicht reflexartig zurückziehen. Wir würden uns auch nicht bemüßigt fühlen, Grundlegendes an unserem Verhalten zu verändern, um krankhaften Veränderungen vorzubeugen (z. B. ergonomisches Arbeiten).

7.1.2 Einteilung der Schmerzen nach Entstehungsort

Der menschliche Körper verfügt über eine große Anzahl an Schmerzrezeptoren (= Nozizeptoren) in fast allen Geweben (Ausnahme: Zentralnervensystem, Knochen, Zahnschmelz). Wird ein Gewebe geschädigt, kommt es zu einer Freisetzung chemischer Stoffe (z. B. Serotonin, Bradykinin, Histamin, Prostaglandin E), welche die Nozizeptoren erregen. Diese wandeln die chemischen Stoffe in Schmerzimpulse um und leiten sie über das Rückenmark zum Gehirn:

- zum Hirnstamm
- zur *Formatio reticularis*/Thalamus: Die Aufmerksamkeit wird erhöht
- zur Großhirnrinde: Der Schmerz wird bewusst und quantitativ bewertet
- zum limbischen System: Das ist das Zentrum der Gefühle, es interpretiert die emotionale Bedeutung und qualitative Bewertung des Schmerzes

Formatio reticularis
ein lebenswichtiges Schaltzentrum im Gehirn, das u. a. auch für Atmung zuständig ist

Die Schmerzmeldung an unser Gehirn funktioniert über zwei verschiedene Möglichkeiten:

Nozizeptorschmerzen

Schmerz wird hier durch die **Reizung von Schmerzrezeptoren** erzeugt (wie oben beschrieben). Der Entstehungsort des Schmerzes entspricht auch dem Schmerzort.

Der **somatische** Schmerz geht von den Schmerzrezeptoren der Haut, dem Bindegewebe, der Skelettmuskulatur und den Gelenken aus. Entsteht Schmerz an oberflächlichen Körperstellen (z. B. Nadelstich an der Haut), so wird er hell wahrgenommen, und es ist genau zu spüren, wo der Schmerzreiz herkommt. Liegt der Schmerzreiz tiefer (z. B. Meniskusverletzung), ist die Wahrnehmung des Schmerzes dumpf und nicht so gut lokalisierbar.

Der **viszerale** Schmerz entsteht durch Reizung der Schmerzrezeptoren in den inneren Organen des Brust-, Bauch- und Beckenraumes. Er lässt sich schwer lokalisieren und kann sich drückend und ziehend, mitunter auch krampfartig (durch rasche und starke Dehnung der Hohlorgane, z. B. bei einer Gallenkolik) anfühlen.

Neuropathische Schmerzen

Im Unterschied zum nozizeptiven Schmerz wird hier Schmerz durch die **Reizung der Nerven** des zentralen oder peripheren Nervensystems erzeugt. Der Entstehungsort des Schmerzes entspricht nicht dem Schmerzort.

Das schmerzleitende System ist also direkt selbst betroffen. Nervenschmerzen äußern sich entweder

- als Attacken: einschießend, schneidend, stechend oder
- als Dauerschmerz: brennend und bohrend.

7.1.3 Einteilung der Schmerzen nach der Zeit

Akute Schmerzen

Das sind Schmerzen, die weniger als drei Monate andauern und ein voraussichtliches Ende haben.

Chronische Schmerzen

Sie halten lange an (drei Monate oder länger). Der chronische Schmerz kann dauerhaft oder in Form von immer wieder auftretenden Schmerzen (z. B. Migräne) erlebt werden.

Beim chronischen Schmerz wird die Schmerzschwelle gesenkt, und die Rezeptoren im Rückenmark (am Hinterhorn des Rückenmarks) verstärken allmählich die Übertragung von Schmerzreizen an das Gehirn. Bereits sehr leichte Reize können dann die Schmerzempfindung für die PatientInnen drastisch erhöhen, und es wird schwer, diese Reaktion schmerztherapeutisch wieder zu löschen.

Bei chronischen Schmerzen kann sich der Schmerz zu einer eigenständigen Krankheit (= **Schmerzkrankheit**) entwickeln. In der Palliative Care werden die Symptome dieser Schmerzkrankheit behandelt und nicht die Ursache der Schmerzen, weil diese meist nicht mehr heilbar ist.

Die Gate-Theorie

Vereinfacht ausgedrückt gründet diese Theorie auf der Annahme, dass Informationen aus anderen Nervenfasern (z. B. für Temperaturempfindungen oder Berührungsempfindungen über die Haut) mit den Informationen der Schmerzimpulse *konkurrieren* , da unser Gehirn nur eine beschränkte Anzahl an Informationen auf einmal verarbeiten kann. Nicht alle Reize können das Tor zur Bewusstwerdung gleichzeitig passieren. Aus diesem Grund haben auch zusätzliche Behandlungsangebote wie Entspannung, Hypnose, Massagen, Kälte- und Wärmeanwendungen und Akupunktur Erfolg in der Schmerzbekämpfung.

konkurrieren
wetteifern

Die Schmerztoleranz

Als Schmerztoleranz wird das Ausmaß an Schmerzen bezeichnet, das ein Mensch ertragen will (vgl. McCaffery 1997). Die Schmerztoleranz ist von Mensch zu Mensch sehr unterschiedlich und kann auch bei einem Menschen in verschiedenen Situationen variieren.

Kernaussage

PatientInnen mit lang andauernden oder wiederholten Schmerzen zeigen eine zunehmend geringere Schmerztoleranz!

7.1.4 Was den Schmerz beeinflusst

Die Subjektivität des Schmerzerlebens wird deutlich, wenn man die Einflussfaktoren näher beleuchtet. Im Folgenden werden einige Einflussfaktoren beispielhaft dargestellt.

- **Sozialer/kultureller Hintergrund**: Wie war der Umgang mit Schmerz in der Kindheit? Wie habe ich gelernt, mich zu verhalten und welches Verhalten haben meine Bezugspersonen gezeigt (Zähne zusammenbeißen oder Trost)? Die eigenen Schmerz-Lerngeschichten der professionellen BetreuerInnen aus Pflege und Medizin spielen eine entscheidende Rolle in ihrer Haltung SchmerzpatientInnen gegenüber. Ab welchem Moment und in welcher Form ist es in der eigenen Kultur angebracht, Schmerz zu zeigen? Kann es sich ein alter Mann, der zeit seines Lebens „tapfer" sein musste, zugestehen, seine Schmerzen zu äußern?
- **Persönlichkeit und persönliche Einstellung zu Schmerzen**: Jeder Mensch hat im Laufe seines Lebens unterschiedliche Strategien im Umgang mit Schmerz entwickelt. Diesen individuellen Strategien ist mit Respekt zu begegnen. Was für mich eine bewährte Möglichkeit in der Bewältigung von Schmerzerleben darstellt, kann sich für den Patienten, die Patientin ganz anders darstellen.
- **Die Bedeutung der Schmerzen**: Es hat einen entscheidenden Einfluss auf das Schmerzerleben, ob Betroffene den Schmerz mit dem Fortschreiten der Erkrankung in Zusammenhang bringen oder den Schmerz als Strafe (Folge von Fehlverhalten) erleben bzw. Schuldgefühle haben. Es ist so zu verstehen, dass Schuldgefühle das Schmerzempfinden verstärken können (z. B.: Ein alkoholisierter Autofahrer tötet Menschen durch einen Verkehrsunfall. Sein Schmerzempfinden kann durch seine damit verbundenen Schuldgefühle erhöht sein).
- **Schwankungen**: abhängig von Tageszeit, emotionalem Befinden in verschiedenen Situationen, Wetter, Schwankungen des vegetativen Nervensystems
- **Angst und Schmerz**: Angst verstärkt die Schmerzwahrnehmung. Angstlindernd zu handeln bedeutet in pflegerischer Hinsicht vor allem, den PatientInnen Sicherheit zu geben. Es ist sehr wichtig, die Angst des Patienten oder der Patientin wahr- und ernst zu nehmen sowie verlässlich und für die PatientInnen nachvollziehbar zu handeln. Einfache Dinge, wie die versprochene Wärmeflasche oder

andere Maßnahmen, müssen verlässlich durchgeführt werden. Die PatientInnen müssen darauf vertrauen können, dass Pflegepersonen da sind, wenn sie sie brauchen, und dass ihre Ängste auf ein offenes Ohr treffen und verstanden werden.

Anregung

Können Sie sich noch erinnern, wie Sie sich als Kind oder Jugendliche/r bei Schmerzzuständen verhalten haben? Welche Verhaltensweisen wurden von Ihnen erwartet? Wie haben Ihre Bezugspersonen auf Ihre Schmerzäußerungen reagiert?

Das Schmerzgedächtnis

Bei starken Schmerzreizen wird Glutamat in großen Mengen im Rückenmark freigesetzt, und das führt dann nicht nur zu einer kurz andauernden Erregung der Hinterhornneurone, sondern es kann auch lang anhaltende Veränderungen im Gehirn und im Nervensystem induzieren. Das bedeutet, dass intensive, wiederholte und länger andauernde Schmerzen Spuren im Gehirn hinterlassen. Diese Erinnerungsspuren haben zur Folge, dass durch den wiederholten Schmerzreiz eine Art Spontanaktion der Zellen erfolgt und es letztlich zu Schmerzwahrnehmungen ohne Schmerzreiz kommen kann. Deshalb ist es wesentlich, chronische Schmerzen möglichst rasch zu behandeln.

7.1.5 Schmerzdimensionen

Kernaussage

Schmerz ist immer ein multidimensionales Geschehen.

Das bedeutet, dass das Phänomen Schmerz für den Menschen immer auf mehreren Ebenen (siehe unten) erfahren wird. In der Pflege ist dieser Blickwinkel durchaus üblich, da Pflegemodelle den Menschen als physisches, psychisches, soziales und spirituelles Wesen begreifen, das diese vier Bereiche in sich vereint, wobei sich die Bereiche wechselseitig beeinflussen. Der Mensch in seinem Schmerz wird in dieser Gesamtheit erfasst und nicht auf einen Bereich (wie z. B. nur auf den körperlichen) reduziert. Im Folgenden werden die vier Dimensionen oder Ebenen zur Erklärung schematisch getrennt:

Körperliche Dimension

Auf dieser Ebene wird das Schmerzgeschehen über den Körper wahrgenommen. Aber: Es gibt keinen rein körperlichen Schmerz, denn immer sind die PatientInnen dadurch auch mehr oder weniger seelisch und emotional beeinträchtigt.

Psychische Dimension

Der Schmerz wird ausgelöst und verstärkt u. a. durch Ungewissheit, Ängste, Schuldgefühle, Trennungssituationen und erlebte Enttäuschungen.

Soziale Dimension

Schmerz kann ausgelöst werden z. B. durch Angst vor Einsamkeit, durch veränderte soziale Rollen innerhalb der Familienstruktur, durch die Sorge um die Angehörigen.

Beispiel

Ein Patient, der bislang die Rolle des starken, beschützenden Vaters eingenommen hat, verändert sich durch seine tödliche Krankheit in seiner Rolle und wird zum hilfsbedürftigen, in manchen Bereichen abhängigen Menschen. Die Tochter ist nun in der Situation, sich schützend gegenüber dem Vater zu verhalten. Oft ist den Betroffenen nicht bewusst, dass dieser Mechanismus auch schmerzhaft für sie sein kann, da er nicht so einfach erkennbar ist.

Spirituelle Dimension

Der Mensch wird als eine Einheit von Körper, Seele und Geist verstanden. Bei religiösen und spirituellen Fragen geht es um Fragen hinsichtlich der Sinnhaftigkeit des eigenen Lebens oder um die eigene Lebensbilanz. Es geht um Zukunftsängste und um die Frage, was nach dem Tod kommt. Diese Fragen können die schwer kranken Menschen intensiv beschäftigen und sehr belasten. Das kann sich auch schmerzverstärkend auswirken.

Kernaussage

Schmerz ist ein individuelles Geschehen. Die Auswirkung des Schmerzes eines Menschen kann man nur verstehen und erfassen, wenn er im Zusammenhang mit seiner gesamten Lebenssituation und seiner Persönlichkeit gesehen wird. Dies ist für die Schmerztherapie und die Begleitung eines Menschen mit chronischen Schmerzen von größter Bedeutung.

Total pain

Cicely Saunders hat diesen Begriff geprägt und meinte damit die Gesamtheit des Schmerzes und Leidens, die Menschen erfahren können, auf allen Ebenen. Jenseits von körperlichem Schmerz kann tiefes Leid durch schmerzliche Verluste, Einsamkeit, Hoffnungslosigkeit und Ängste auftreten.

Total pain ist eine Erfahrung von unendlichem, sinnlosem Leiden, das Isolation und tiefste Verzweiflung zur Folge hat (Saunders 1969). Dieser umfassende (totale) Schmerz lässt sich nicht durch die Gabe von Analgetika beeinflussen. Total pain, dieses globale Leid, umfasst das Abschiednehmen des schwer kranken und sterbenden Menschen von seiner Umwelt, seiner Vergangenheit, Gegenwart und Zukunft und seiner eigenen, bisher erlebten Personalität (Müller 2006).

Pflegende können diesem Leid begegnen, indem sie es mit den PatientInnen mit-aushalten und, wenn es keine Linderung zu geben scheint, sich nicht distanzieren, die Kranken in ihrem Bedürfnis nach Wertschätzung, Respekt und Sicherheit unterstützen. Das gemeinsame Aushalten unabänderlicher Situationen schafft häufig eine vertrauensvolle Nähe, die an sich schon hilfreich für die leidenden Menschen ist. Nicht allein gelassen zu werden in leidvollen Situationen ist existenziell wichtig für die PatientInnen. Es kann dabei nicht um ein rasches Lösen des Problems gehen, auch nicht um Ablenkung. Es geht vielmehr um ein solidarisches Verstehen, um eine Wiedergabe des Verstandenen, um Anteilnahme und Mitgefühl.

7.1.6 Die individuelle Schmerzeinschätzung

Kernaussage !!!

> Nur die Betroffenen selbst können beurteilen, wie stark sich die Schmerzen anfühlen.

Dies ist der wichtigste Grundsatz in der Schmerztherapie. Wenn wir nicht in der Lage sind, diese Einschätzung für gültig zu erklären und nicht alle weiteren Interventionen danach ausrichten, wird nicht nur die Schmerzbehandlung fehlschlagen, sondern es wird auch eine wichtige pflegeethische Grundhaltung, die Loyalität den PatientInnen gegenüber, verletzt.

Wenn verschiedene Personen den Schmerz eines Patienten oder einer Patientin einschätzen sollen, kommen sie zu unterschiedlichen Ergebnissen, nicht zuletzt durch ihren eigenen Umgang und ihre persönlichen Erfahrungen mit Schmerz. Das eigene Verhalten zum Maßstab zu erheben, wäre hier ein großer Fehler. Neigt man beispielsweise selbst dazu, die Zähne zusammenzubeißen, kann man Gefahr laufen, dieses Verhalten auch von den PatientInnen zu erwarten, und jemanden, der über Schmerzen klagt, innerlich zu verurteilen.

Anregung

> Schreiben Sie bitte kurz auf, welches Verhalten Sie von Ihrem Umfeld benötigen, wenn Sie selber Schmerzen haben. Lassen Sie dieselbe Übung von drei anderen Personen durchführen: Benöti-

gen sie das gleiche oder gibt es Unterschiede? Sie werden in der Praxis feststellen, dass Menschen mit Schmerzzuständen völlig unterschiedliche Erwartungen an ihr Umfeld hegen.

7.1.7 Das Schmerzassessment

„Der in der Pflege häufig benutzte Begriff ‚Assessment' bedeutet eine Beurteilung des Gesundheitszustandes, der die Sammlung und Auswertung klinischer Daten erfordert." (Gorden 2001)

Assessment
die Sammlung und Interpretation von Informationen zur Bewertung der aktuellen Situation

Beim Schmerz*assessment* geht es um die momentane Einschätzung der Schmerzsituation eines Patienten oder einer Patientin. Dieser Aufgabenbereich obliegt dem ärztlichen wie auch dem pflegerischen Personal, da beiden diese Einschätzung als Grundlage für die weitere Maßnahmenplanung dient. Es ist wichtig, dass beide Berufsgruppen in diesem Bereich gut zusammenarbeiten und sich dieser Aufgabenüberschneidung bewusst sind. Es wäre unnötig, die PatientInnen noch zusätzlich damit belasten zu müssen, dass sie zweimal dieselben Fragen gestellt bekommen. Hilfreich ist in diesem Fall ein gemeinsamer Anamnese-Fragebogen für Medizin und Pflege oder aber eine gegenseitige gute Absprache über die bereits erhobenen Fragen.

Schmerzlokalisation

Die PatientInnen können ihre Schmerzen auf einer Zeichnung des Körpers markieren oder direkt auf den Schmerzbereich zeigen. Eine rein verbale Beschreibung kann mitunter verwirrend und zu ungenau sein.

Intensität

Die Schmerzstärke wird mittels Skalen erfasst. Dabei markiert der Patient oder die Patientin auf einer horizontalen oder vertikalen Linie einen Punkt, der dem momentanen Schmerzzustand entspricht. Es können verschiedene Typen von Schmerzskalen eingesetzt werden:

Rating
von engl. to *rate* = einschätzen. Rating ist ein Verfahren zur Einschätzung von Personen oder Situationen mithilfe von Skalen.

Nummerische *Rating*skalen (NRS): Die Betreffenden geben ihr Schmerzempfinden auf einer Skala von 0 – 10 an:

0 1 2 3 4 5 6 7 8 9 10

kein Schmerz **stärkster vorstellbarer Schmerz**

Beachten Sie: Manchen Menschen fällt es grundsätzlich schwer, ihre empfundenen Schmerzen in Zahlen auszudrücken und auf eine Zahlenskala zu übertragen.

Verbale Ratingskalen (VRS): Es wird häufig eine vierteilige Skala verwendet, weil schwerkranke Menschen mit einer zehnteiligen Skala oft überfordert sind.

kein Schmerz
gut erträglich
gerade noch erträglich
unerträglich

Visuelle *Analog***skalen (VAS)**: Auf einer ca. 10 cm langen Linie wird das momentane Schmerzempfinden markiert:

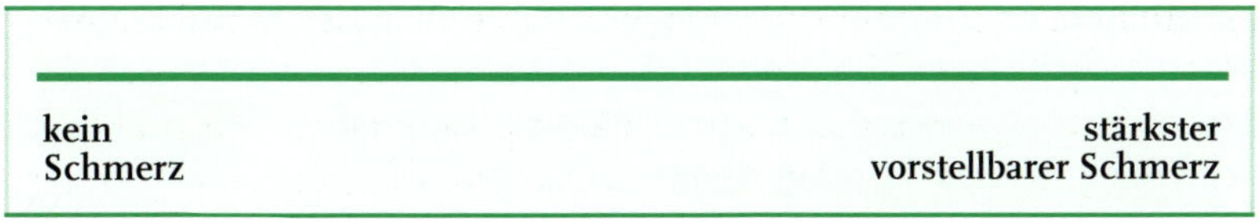

analog

von griech. *analogos* = verhältnismäßig, übereinstimmend, einem anderen, Vergleichbaren entsprechend oder gleichartig

Smiley-Skalen: Ab ca. vier Jahren können Smiley-Skalen für Kinder eingesetzt werden.

Schmerzschieber: Es werden auch häufig sogenannte „Schmerzschieber“ eingesetzt, auf denen der oder die Betreffende mittels eines Schiebers die aktuelle Schmerzsituation angeben kann.

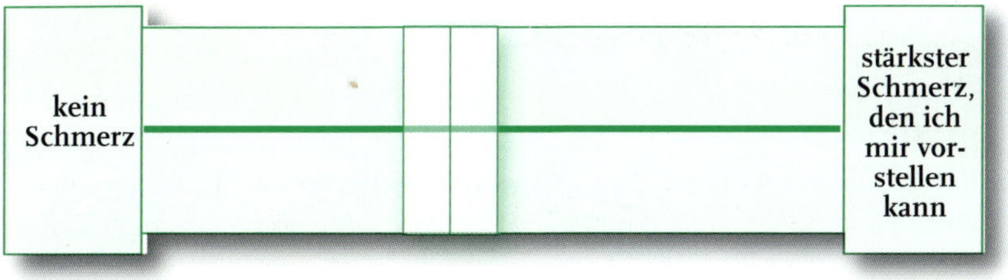

In jedem Fall ist zu bedenken, dass ein einmal von einem Patienten oder einer Patientin gewähltes Instrument zur Schmerzerfassung immer angewendet werden muss, um den tatsächlichen Schmerzverlauf optimal dokumentieren zu können.

Kernaussage

> Es ist wichtig, gemeinsam mit den PatientInnen das für sie passende Messinstrument zu wählen und immer dasselbe Messinstrument zu verwenden.

Schmerzassessment bei speziellen Gruppen von PatientInnen

- Betagte und Hochbetagte
- Kinder im vorsprachlichen Alter
- Minoritäten und nicht Deutsch Sprechende
- Drogenabhängige
- PatientInnen mit psychischen Erkrankungen

Für diese PatientInnen kann eine Smiley-Skala hilfreich sein; oft ist es jedoch das veränderte Verhalten der PatientInnen, das einen Hinweis auf unzureichend behandelte Schmerzen gibt.

Körpersprache: eingeschränkte Bewegungen oder sehr ruhiges Verhalten, das Schützen von Körperteilen, eine abnorme Haltung, eine Veränderung der Gangart oder eine Haltungsänderung, Hin- und Herschaukeln, Nesteln und Unruhe.

Gesichtsausdruck: verstärkter oder verminderter Blickkontakt, Tränen, Grimassieren, angespannte Muskulatur, ängstlicher Blick, zusammengekniffene Augen und zusammengebissene Zähne, Anspannung im Kieferbereich.

Stimmlicher Ausdruck: Seufzen, Weinen, Stöhnen, Wechsel der Tonlage, beeinträchtigte Sprache, Fluchen, Klagen, abgehackte Sprechweise.

Andere Auffälligkeiten: Rückzug, still werden, unkommunikatives Verhalten, fehlendes Interesse an Nahrung und an der Umgebung, verändertes Verhalten insgesamt.

Kognitiv beeinträchtige PatientInnen

Das Schmerzassessment bei kognitiv beeinträchtigten PatientInnen, wie etwa bei dementen Menschen, stellt oft eine besondere Herausforderung für die Pflege dar. Die PatientInnen sind häufig nicht in der Lage, ihre Schmerzen adäquat auszudrücken, die Lokalisierung bleibt diffus und meist kann sich die Pflege in der Schmerzeinschätzung nur auf nonverbale Schmerzäußerungen (wie Unruhe, Abwehr) stützen. Meist deuten plötzliche Veränderungen der Stimmung, insbesondere Aggressivität, unmotiviertes Schreien oder dysphorische Verstimmung auf mögliche Schmerzen hin. Spezielle Assessment-Instrumente zur Einschätzung von Schmerz bei kognitiv beeinträchtigen Patienten sind Dolo-Plus, ECPA oder BESD.

Schmerzqualität

Auf welche Art und Weise wird der Schmerz empfunden? Es stehen den PatientInnen dazu eine Reihe von Eigenschaftswörtern zur Verfügung: z. B. klopfend, schießend, stechend, spitz, krampfartig, nagend, brennend, dumpf, stark, schwach, heftig, erschöpfend, unerträglich, ängstigend, strapaziös. Daraus kann man einen Rückschluss ziehen, um welche Art von Schmerz es sich handelt (→ Unterscheidung nozizeptiver/neuropathischer Schmerz, S. 152 f).

Zeitliche Aspekte: Damit soll die Zeitdauer des Schmerzes erfasst werden. Bleibt die Schmerzintensität immer gleich wahrnehmbar oder verändert sie sich? Dazu ist es auch notwendig, zu erheben, welche Auswirkungen Aktivitäten, Maßnahmen und Ereignisse auf das Schmerzgeschehen haben und hatten. Wird der Schmerz zu einem bestimmten Tageszeitpunkt verstärkt wahrgenommen (z. B. Schmerzen immer abends oder nach dem Aufstehen in der Früh)?

Art des Ausdrucks: Die Schmerzäußerung der PatientInnen kann sowohl verbal als auch durch nonverbales Verhalten (v. a. Gesichtsausdruck, Schonhaltungen etc.) erfolgen (siehe oben).

Beachte: Manche Menschen können Schmerzen nur schwer zugeben. Auch beispielsweise aggressives Verhalten kann ein Ausdruck von Schmerz sein.

Kernaussage

Für Pflegepersonen bedeutet dies, die PatientInnen genau auf das nonverbale Verhalten hin zu beobachten und sich Informationen von Angehörigen darüber einzuholen sowie diese Beobachtungen zu dokumentieren.

Schmerzlindernde und schmerzverstärkende Faktoren: Oft wurden zu Hause schmerzlindernde Maßnahmen (z. B. warme Wickel, spezielle Lagerungen, Entspannungsübungen etc.) durchgeführt. Es ist wichtig, solche Maßnahmen als Ressource zu erkennen und in die Planung zu integrieren. Schmerzverstärkende Faktoren sollen nach Möglichkeit vermieden werden.

Auswirkungen des Schmerzes: Dabei soll erfasst werden, auf welche Lebensbereiche (z. B. Schlaf, Appetit, körperliche Aktivitäten, soziale Kontakte etc.) die Schmerzen Einfluss nehmen, um einen Überblick über die gesamte Situation des Patienten oder der Patientin zu erhalten. Es können dabei auch sehr intime Bereiche (Auswirkungen auf das Sexualleben) zur Sprache kommen.

Die Bedeutung des Schmerzes für den Patienten, die Patientin: PatientInnen haben meist Vorstellungen über die Ursache der Schmerzen, und vielfach geben sie dem Schmerz eine eigene Bedeutung wie etwa „Das ist, weil ich für mein Fehlverhalten büßen muss" oder „Der Schmerz kommt, weil der Tumor wächst". Es kann hilfreich sein, zu wissen, welche Bedeutung chronischer Schmerz für die PatientInnen hat.

Schmerzverlaufsprotokoll/Schmerztagebuch

Dieses ist ein wichtiges Hilfsmittel, um einen Überblick über die Schmerzstärke und die Häufigkeit der auftretenden Schmerzen zu gewinnen. Ziel ist es, die Wirkung von gesetzten Maßnahmen zu überprüfen und schmerzverstärkende Faktoren sowie Abhängigkeiten in den einzelnen Lebensbereichen zu ergründen.

Ovarialkarzinom
Eierstockkrebs

Beispiele

Bei einer Patientin, die an einem metastasierenden *Ovarialkarzinom* leidet, zeigt das Schmerztagebuch, dass jeden Abend gegen 19:00 Uhr Schmerzspitzen auftreten. In der Schmerztherapie kann das berücksichtigt werden; durch eine vorbeugende Gabe von Schmerzmedikamenten werden diese Schmerzen abgefangen, bevor sie entstehen.

Ein Mann leidet in deutlicher Regelmäßigkeit am Morgen nach dem Aufstehen vermehrt unter Schmerzen. Er bekommt die erste Dosis seiner Analgetika eine Stunde vor dem Aufstehen und kann damit seine morgendlichen Schmerzen unter Kontrolle bringen.

In einem Schmerztagebuch können verschiedene Parameter wie

- Uhrzeit und Dauer,
- Schmerzausmaß,
- Schmerzqualität,
- Auswirkungen der Schmerzen,
- Auftreten von anderen Beschwerden (Verstopfung, Schlafstörungen),
- schmerzlindernde Maßnahmen

erfasst werden. Je nach Situation sind die PatientInnen selbst in der Lage, das Blatt zu führen, andernfalls bedarf es der Unterstützung durch das Pflegepersonal.

Häufig ändern sich Schmerzen immer wieder. Deshalb sind Verlaufskontrollen in der Palliativmedizin unbedingt erforderlich. Stabile, gleich bleibende Schmerzen sind eher selten, und auch dann lohnt es sich, zumindest einmal am Tag eine Schmerzmessung zu machen. Das kann ganz kurz, durch eine kleine Notiz auf dem Kalender durch den Patienten, die Patientin selbst oder durch Pflegende in der PatientInnendokumentation, erfolgen.

7.1.8 Schmerz und Lebensqualität

Der chronische Schmerz kann erhebliche Auswirkungen auf die Lebensqualität und das Wohlbefinden eines Menschen haben. McCaffery sagt, dass der chronische Schmerz die am stärksten mit Angst besetzte menschliche Erfahrung ist. PatientInnen berichten häufig, dass die Angst vor unerträglichen Schmerzen für sie größer sei als die Angst zu sterben.

Starke Schmerzen können so intensiv wahrgenommen werden, dass die Person von dieser Empfindung vollkommen beherrscht und überwältigt wird. Das Fühlen, Denken und Handeln reduziert sich allein auf den Schmerz. Im schlimmsten Fall kann Schmerz die Lebensqualität in dem Maße beeinträchtigen, dass sich die Situation bis hin zum Sterbewunsch entwickeln kann.

Um auf die Lebensqualität positiven Einfluss nehmen zu können, ist es wichtig, schmerzkranken PatientInnen größtmögliche Selbstständigkeit und Unabhängigkeit zu ermöglichen.

Jede Maßnahme, die die PatientInnen dazu ermächtigt, selbst aktiv zur Schmerztherapie beizutragen, ist unbedingt zu begrüßen und zu fördern. Die PatientInnen selbst sind die wahren ExpertInnen für ihren Schmerz.

Zusammenarbeit mit den Bezugspersonen

Die Zusammenarbeit mit den betroffenen PatientInnen und ihren Bezugspersonen ist von größter Bedeutung. Je besser PatientInnen und ihre Angehörigen hinsichtlich des Schmerzgeschehens und geeigneter Maßnahmen aufgeklärt sind, desto eher lassen sich Unsicherheiten oder Überforderungen abbauen. Der Schmerz verliert dann für die Betroffenen das Unheimliche und Bedrohliche. Zusätzlich lässt sich in dieser Zusammenarbeit die *Compliance* steigern, was sich ebenso positiv auf die Schmerzbehandlung auswirkt. Es gehört zu den Aufgaben der Pflege, im Rahmen der interdisziplinären/interprofessionellen Zusammenarbeit die PatientInnen (und auf Wunsch auch die Angehörigen) über Fragen in der Schmerzbehandlung zu informieren.

> *Compliance*
> die Bereitschaft von PatientInnen, bei der Therapie mitzuarbeiten

Es gilt, gemeinsam mit den PatientInnen und ihren Bezugspersonen erreichbare Ziele in der Schmerztherapie zu definieren, geeignete und realistische Maßnahmen zu planen und umzusetzen.

Besonderheit Placebo

Placebo bedeutet wörtlich übersetzt: „Ich werde angenehm sein." Es handelt sich um ein Scheinpräparat, das einem echten Präparat im Aussehen gleicht, aber keine medizinisch wirksamen Substanzen enthält. Vorwiegend finden Placebos bei der Erprobung von Medikamenten zu Kontrollzwecken Anwendung (vgl. Frowein 1999).
Placebos zur Schmerzbehandlung einzusetzen wird heftig kritisiert: Eine Schmerzlinderung nach Gabe eines Placebos bedeutet nicht, dass der oder die Betreffende keine Schmerzen gehabt hat.

Die Verabreichung von Placebos bringt Pflegepersonen in einen moralischen Konflikt, da sie grundlegende Werte und Prinzipien, u.a. die Wahrhaftigkeit und Loyalität gegenüber den PatientInnen, verletzen müssen. Sobald der Patient, die Patientin glaubt, von der Pflegeperson ein Schmerzmedikament zu erhalten (auch wenn sie es nicht ausdrücklich betont), ist sie dieser Gewissensfrage ausgesetzt.

Kernaussage

> Die Verabreichung von Placebos in der Schmerztherapie stellt einen Vertrauensbruch dar und ist absolut abzulehnen!

Das Vertrauen der PatientInnen zur Pflegeperson, zu ÄrztInnen und in die Institution insgesamt kann damit nachhaltig geschädigt werden. Pflegende, die SchmerzpatientInnen Placebos verabreichen, signalisieren damit, dass sie deren Leiden nicht ernst nehmen. Selbst wenn das Placebo Erfolg haben sollte, kann das verheerende Folgen haben: Die PatientInnen werden dieses Medikament weiterhin nehmen wollen, und es ist leicht vorstellbar, dass der Betrug früher oder später erkannt wird.

7.2 Nichtmedikamentöse Schmerztherapie

In den meisten Fällen kann die Schmerzursache nicht oder nicht schnell genug beseitigt werden. In diesem Fall setzt sich die Schmerztherapie aus folgenden Bereichen zusammen:

- physikalische Therapie (Wärme- und Kälteanwendungen, Lagerungen)
- psychologische Verfahren (z.B. Entspannungstechniken)
- *alternative* Möglichkeiten (→ Kap. 7.4, Komplementäre Unterstützungsangebote)
- medikamentöse Therapie

alternativ
von lat. *alternus* = „abwechselnd". Im Gegensatz zum Herkömmlichen stehend

7.2.1 Physikalische Therapie

Wärme- und Kälteanwendungen werden zur Schmerzlinderung schon seit Jahrhunderten genutzt und können auch in der palliativen Pflege einen wichtigen Beitrag zur Schmerzlinderung leisten.

Die PatientInnen erfahren mit solchen Anwendungen viel Fürsorge, Zuwendung und Berührung durch die Pflegeperson und fühlen sich in ihrer Situation ernst genommen. Das kann die Entspannung und das Wohlbefinden der Betroffenen zusätzlich positiv beeinflussen.

Wärmeanwendungen

Man unterscheidet zwischen trockener und feuchter Wärme. Wasser ist ein guter Wärmeleiter, weshalb die Effekte von feuchter Wärme und Kälte (z.B. Wickel, Kompressen) größer sind als jene von trockener Wärme- und Kältezufuhr (z.B. Wärmflasche, Kirschkernsäckchen).

Wirkung von Wärme

- krampflösend und entspannend
- vermehrte Durchblutung der Haut sowie erhöhter Gewebestoffwechsel
- verringert die *Peristaltik* und vermindert die Magensäure

Peristaltik
Bewegungen der Magen- und Darmmuskulatur

Kontraindikationen: Wärme soll nicht eingesetzt werden u. a. bei

- Blutungen oder Schwellungen
- beeinträchtigtem Wahrnehmungsvermögen, Sensibilitätsstörungen; auch nicht bei bewusstlosen PatientInnen
- *malignen* Prozessen nahe der Hautoberfläche

malign
bösartig. Maligne Tumoren sind bösartige Geschwülste.

Kälteanwendungen

Trockene Kälteanwendungen

- Coldpacks
- selbst gemachte Kältepackungen: verschließbare Plastiktüten/Gefrierbeutel gefüllt mit einem Drittel Alkohol und zwei Drittel Wasser oder gefüllt mit Schmierseife ins Gefrierfach geben; es können auch gefrorene Erbsen oder Kirschkerne als Füllung verwendet werden

Eisanwendungen werden häufig eingesetzt bei

- Kopfschmerzen
- chronischen Rückenschmerzen
- Juckreiz
- akuten, leichten Verletzungen, um Blutungen und Schwellungen zu vermeiden
- Punktionen (vor der Punktion Eis 15–20 Sekunden lang auf die Haut reiben)
- Herpesläsionen

Eisanwendungen sollen nicht länger als zehn Minuten dauern, da es sonst zu Gewebeverletzungen kommen kann. Die Anwendung ist abzusetzen, wenn es zu einem Taubheitsgefühl, Blässe, einer Erweiterung der Gefäße oder zum Frösteln kommt. Eisanwendungen sind möglich in Form von

- Eiswürfeln: direkt auf die Haut legen
- in Eis getauchten Frotteetüchern (gut auswringen)

Wirkung von Kälte

- Bei kurzer Kälteanwendung wird der Muskeltonus erhöht.
- Durch die Kühlung der Nervenrezeptoren und -fasern wird die Hautempfindlichkeit herabgesetzt und der Gewebestoffwechsel vermindert.
- Kälte fördert die Peristaltik.

Kontraindikationen: Kälte soll nicht angewendet werden u. a. bei

- Magen-Darm-Krämpfen: Kälte verstärkt die Peristaltik.
- Kälteallergie: Es bilden sich Quaddeln, es kommt zu Juckreiz, einer Schwellung der Augenlider und in seltenen Fällen zu einem Kälteschock.
- Magengeschwüren: Kälte am Bauch kann die Magensäure vermehren.

Was ist besser: Wärme oder Kälte?

Die Effekte der Kühlung sind von längerer Dauer als jene der Erwärmung, da die Gefäße nach der Kälteanwendung verengt bleiben und die Erwärmung des entsprechenden Gewebes verzögert wird. Die Wirkung von Wärme und Kälte bleibt nicht nur lokal begrenzt, sondern es kann auch zu entfernten Wirkungen kommen. Wärme und Kälte können auch bei gleichen Beschwerden erfolgreich angewandt werden (vgl. McCaffery, S. 207).

Ob nun im Einzelfall Kälte oder Wärme angewendet werden soll, ist nicht immer eindeutig. In jedem Fall müssen Kontraindikationen bedacht werden, und im Bedarfsfall kann es notwendig sein, mit einem Arzt oder einer Ärztin über die Art der Anwendung Rücksprache zu halten. Spricht nichts gegen eine Kälte- und Wärmeanwendung, sollen die PatientInnen selbst über die Anwendungsform entscheiden, da sie selbst am besten wissen, was ihnen Wohlbefinden schafft. Unterstützend kann durch kurzes Auflegen von Wärme und Kälte ausprobiert werden, was den PatientInnen angenehmer erscheint. Wärme und Kälte können auch abwechselnd in individuell gesetzten Intervallen verwendet werden.

Lagerungen

Es ist von besonderer Wichtigkeit, bei PatientInnen mit chronischen Schmerzen geeignete Lagerungen auszuwählen, da diese ebenso zur Schmerzlinderung beitragen können. Die Wahl richtet sich nach dem jeweiligen Schmerzgeschehen und dem subjektiven Empfinden des oder der Betroffenen (z. B. bauchdeckenentspannende, atmungsunterstützende Lagerung). Allein die Unbeweglichkeit der bettlägerigen PatientInnen kann Schmerzen in der Muskulatur verursachen.

Transkutane elektrische Nervenstimulation (TENS)

Mittels an der Haut angebrachter Elektroden werden elektrische Reize ausgelöst. Das aktiviert körpereigene, schmerzunterdrückende Systeme des Zentralnervensystems, die die Weiterleitung der Schmerzimpulse hemmen. Botenstoffe wie Endorphine, Dopamin, Noradrenalin und Serotonin werden verstärkt freigesetzt, sie unterdrücken die Schmerzen und bewirken eine Verbesserung der Durchblutung sowie eine Muskelentspannung.

Biofeedbackverfahren

Diese Methode kann Körpervorgänge bewusst machen. Mittels spezieller Sensoren werden Pulsfrequenz, Atmung, Durchblutung und Handtemperatur des Patienten oder der Patientin gemessen und über ein PC-Programm am Bildschirm dargestellt. Dadurch ist es möglich, die Körperfunktionen besser zu beeinflussen.

7.2.2 Entspannungstechniken

Die folgenden Entspannungstechniken sind auch zur Linderung von anderen Symptomen gut einsetzbar.

Entspannung

Die Entspannung der Skelettmuskulatur bewirkt einen Zustand von relativer Angstfreiheit. Sie wirkt z. B. der sich aufschaukelnden Spirale Schmerz – Angst – Muskelanspannung – Schmerz entgegen. Es sind inzwischen eine Reihe von Entspannungsübungen (auch unter Einsatz von Musik, z. B. durch Klangmeditationen) für Menschen mit chronischen Schmerzen entwickelt worden, die es überlegt einzusetzen gilt und die unterstützend in der Schmerztherapie angeboten werden können. Es ist wichtig, sich über die jeweilige Entspannungsübung genau zu informieren und auf grundsätzliche Dinge zu achten:

- Eine Entspannungsübung darf den PatientInnen nicht „aufgezwungen" werden.
- Die PatientInnen müssen einen passenden Zeitpunkt wählen können.
- Die Pflegeperson muss selbst bei der Übung einen ruhigen Eindruck vermitteln können (Sprechtempo, Sprachmelodie etc.).
- Den PatientInnen soll nicht das Gefühl vermittelt werden, dass die Schmerzen nach dieser Übung aufhören müssen oder dass die Übung anstatt eines Schmerzmedikamentes angeboten wird.

Möglichkeiten für Entspannungsübungen sind:

- CDs mit Entspannungsmusik
- Atemtherapie (durch bewusstes Atmen werden innere Harmonie und Spannungszustände wahrgenommen)
- autogenes Training nach Schulz (Training zur Selbstentspannung)
- progressive Muskelrelaxion nach Jacobson (Tiefenmuskelentspannung; Muskelgruppen werden dabei maximal angespannt und anschließend wieder vollständig entspannt)
- Meditationen nach speziellen Techniken (häufig aus dem asiatischen Raum)

Imagination

Fantasie, Einbildungskraft, bildhaft anschauliches Denken

Imagination

Bei dieser Technik wird versucht, sich über innere Bilder eine Schmerzlinderung vorzustellen, die tatsächlich zu einer verminderten bzw. veränderten Schmerzwahrnehmung führt. Man geht davon aus, dass Menschen in der Lage sind, in ihrer Vorstellung solche Bilder zu entwickeln. Zu beachten ist dabei: Diese Technik kann bei Menschen mit psychiatrischen Erkrankungen auch Gefahren in sich bergen. Die Durchführung dieser Technik kann deshalb nur mit geeigneter Ausbildung erfolgen (z. B. Psychotherapie, Hypnose-Grundkurs).

Gezielte Maßnahmen zur Ablenkung

Ablenkung erzielt eine schmerzlindernde Wirkung, weil sich die Konzentration für eine gewisse Zeit vom Schmerz weg hin auf andere Reize (hören, sehen, fühlen etc.) richtet.

Viele PatientInnen mit chronischen Schmerzzuständen haben bereits selbst mit diversen Ablenkungsstrategien Erfahrung gesammelt (z. B. fernsehen, Musik hören, lesen etc.). Auch Besuche können die Konzentration vorübergehend vom Schmerz ablenken.

Ablenkung kann als gezielte Maßnahme von den Pflegepersonen angeboten werden. Es ist wichtig, die PatientInnen über das Ziel – nämlich die Schmerzsituation etwas erträglicher zu machen – und die Vorgehensweise zu informieren sowie ihr Einverständnis dazu einzuholen. Die Art der Ablenkung muss auf den jeweiligen Menschen abgestimmt werden. Der richtige Zeitpunkt für Ablenkung liegt vor dem Einsetzen starker Schmerzen. Mögliche Ablenkungsmaßnahmen sind z. B.:

- Gespräche führen über ein Interessengebiet der PatientInnen und das Gespräch dabei auf die gelungenen Aspekte ihres Lebens lenken: „Woran erinnern Sie sich gern?“, „Was macht Ihnen Freude?“
- Gemeinsames leises Singen von Liedern oder Sprechen von Liedertexten/Gedichten.

Weitere Maßnahmen zur Schmerzkontrolle finden sich in → Kap. 7.4, Komplementäre Unterstützungsangebote.

7.2.3 Aufgaben von Pflegepersonen in der Schmerztherapie

- Schmerzassessment, Schmerzanamnese, Schmerzanalyse
- Dokumentation
- Schmerztherapie nach AVO
- nichtpharmakologische Maßnahmen
- Patienten-Edukation
- Evaluation
- Aufbau einer vertrauensvollen Pflegebeziehung zu den PatientInnen und zu ihren Bezugspersonen: nur so können weitere Schritte Früchte tragen

- Information des Patienten oder der Patientin: Den Betreffenden müssen die Maßnahmen ausreichend erklärt werden
- Erstellung des Pflegeplans: Dazu steht an der Basis eine genaue Anamnese der Situation des Patienten oder der Patientin. Es sei an dieser Stelle nochmals betont, dass das Ziel und die geeigneten Maßnahmen unbedingt zusammen mit den PatientInnen (und oft auch ihren Bezugspersonen) festgelegt werden sollen, um effizient zu sein
- Die Wahl des idealen Zeitpunktes einer Anwendung: Zusammen mit dem Patienten oder der Patientin soll ein guter Zeitpunkt für die Maßnahme gewählt werden, um auch die nachfolgende Ruhezeit einhalten zu können. Zu beachten sind Besuchszeiten und die Zeitpunkte anderer notwendiger Maßnahmen (Untersuchungen, Verbandwechsel, WC-Gang etc.)
- Kenntnis und korrekte Anwendung von pflegerischen, schmerzlindernden Maßnahmen (z. B. Lagerungen, Wickel und andere nichtpharmakologische Maßnahmen)
- Regelmäßige Auswertung der Wirkung von schmerzlindernden Maßnahmen und Vorschläge zur Schmerztherapie im interprofessionellen Team
- Genaue PatientInnenbeobachtung auf Unverträglichkeiten während einer Anwendung oder medikamentösen Therapie sowie Kenntnisse über Wirkung, Nebenwirkungen und Verabreichungsarten von Schmerzmedikamenten (siehe den folgenden Abschnitt)

7.3 Medikamentöse Schmerztherapie

Grundsätze

Wahl der geeigneten Substanzen sowie der *Applikationsart*. Wenn möglich, ist eine **orale** Schmerzmittelgabe anzustreben.

Applikation

Verabreichung. Bei der oralen Applikation werden die Medikamente durch den Mund gegeben.

- Die PatientInnen müssen über ihre Schmerztherapie genauestens **aufgeklärt** und als PartnerInnen angesehen werden, damit sie ihre individuelle Therapie mitgestalten und darüber bestimmen können.
- Die Medikation muss **regelmäßig** und unter Einhaltung eines **fixen Zeitschemas** eingenommen werden, damit es zu einem gleichmäßigen Wirkstoffspiegel und zur Vermeidung von Schmerzspitzen kommt. Die PatientInnen müssen also das nächste Medikament einnehmen, bevor Schmerz spürbar wird. Dabei ist es entscheidend, dass die PatientInnen verstehen, dass eine gelingende Schmerztherapie bei chronischen Schmerzen einsetzt, *bevor* der Schmerz auftritt.
- Die Dosierung muss **individuell** erfolgen und kontinuierlich angepasst werden. Die Verordnung einer Reservedosis an Schmerzmedikamenten ist angezeigt. Damit wird sichergestellt, dass die PatientInnen bei

eventuell auftretenden *Durchbruchschmerzen* rasch Linderung erfahren. Die Betroffenen werden durch Durchbruchschmerzen sehr in ihrer Lebensqualität eingeschränkt. Sie leben in ständiger Angst vor neuen Schmerzattacken. Manchmal treten diese Schmerzattacken zwei- bis viermal täglich auf und dauern 10 bis 30 Minuten. Hier ist eine rasch wirksame Medikation unerlässlich.

- Um Nebenwirkungen vorbeugen zu können, bedarf es einer entsprechenden *Begleitmedikation*.

Durchbruchschmerzen

plötzlich und meistens nicht vorhersehbar auftretende, sehr heftige Schmerzen, v. a. bei TumorpatientInnen. Durchbruchschmerzen können auch bei sonst effektiver Schmerztherapie auftreten. Es sind besondere Schmerzspitzen in einem ansonsten gut kontrollierten Schmerzgeschehen.

Begleitmedikation

Medikamente, die gegeben werden, um entweder die Wirkung eines Medikamentes zu verstärken und/oder um Nebenwirkungen zu vermeiden oder zu lindern.

7.3.1 Das Stufenschema der WHO zur Schmerzbehandlung

Das WHO-Stufenschema zur medikamentösen Schmerztherapie ist international anerkannt. Es besteht aus drei Stufen:

Stufe 1	Stufe 2	Stufe 3
Nicht-Opioid-Analgetika Substanzen: z. B. Metamizol, Diclofenac, Naproxen, Ibuprofen, Paracetamol, Acetylsalicylsäure	**Schwache Opioide** Substanzen: z. B. Tramadol, Codein, Dihydrocodein	**Starke Opioide** Substanzen: z. B. Morphin, Fentanyl, Buprenorphin, Methadon, Nicomorphin, Hydromorphon, Oxycodon
	+ Co-Analgetika	

Abbildung 6
Stufenschema der WHO zur Schmerzbehandlung

Stufe 1

Bei geringeren Schmerzen wird mit Medikamenten aus der Stufe 1 begonnen. Diese Substanzen haben eine analgetische (schmerzstillende), antipyretische (fiebersenkende), antiinflammatorische (entzündungshemmende) und/oder spasmolytische (krampflösende) Wirkung. Ist die schmerzstillende Wirkung nicht ausreichend, können diese Substanzen auch zusätzlich mit einem Medikament aus der Stufe 2 verabreicht werden. Dabei ist zu beachten, dass die Medikamente der Stufe 1 einen sogenannten *Ceiling-Effekt* haben. Eine über die empfohlene Tageshöchstdosis hinausgehende Gabe dieser Medikamente führt nicht zu stärkerer Wirkung, wohl aber zu einer Verstärkung der Nebenwirkungen.

Ceiling-Effekt

Als Ceiling-Effekt (Sättigungseffekt) wird die Eigenschaft einiger Wirkstoffe beschrieben, dass es trotz Dosissteigerung zu keiner Zunahme der Wirkungen kommt. Nebenwirkungen können hingegen weiter zunehmen.

Stufe 2

In der Stufe zwei werden ein schwaches *Opioid* +/– das Basismedikament verabreicht. Die schwachen Opioide kommen bei mittelgradigen bis starken Dauerschmerzen und bei nicht ausreichend schmerzstillender Wirkung von Analgetika der Stufe 1 zur Anwendung.

Opium

Wirkstoff Morphin, ein natürlicher Inhaltsstoff des Schlafmohns.

Stufe 3

Auf Stufe 3 des WHO-Stufenschemas wird das schwach wirksame Opioid durch ein stark wirksames ersetzt. Es sollte zusätzlich mit einem Nicht-Opioid-Analgetikum der Stufe 1 kombiniert werden.

Als stark wirksame Opioide stehen verschiedene galenische Zubereitungen zur Verfügung, als Tabletten, kurz wirksam und auch in Retard-Form, als Tropfen, Lösung oder als Suppositorien.

Eine für die PatientInnen besonders vorteilhafte Form stellt die transdermale Applikation mittels Pflaster dar. Dabei muss jedoch berücksichtigt werden, dass die Anflut-Zeit durchschnittlich 12 Stunden beträgt und dass nach Entfernen des Pflasters der Wirkstoff noch bis zu 17 Stunden zur Verfügung steht. Die empfohlene Wirkdauer von transdermalen Opioiden ist je nach PatientIn oft unterschiedlich. So kann es sein, dass ein Patient, eine Patientin stets am Tag vor dem Pflasterwechsel (üblicherweise nach 72 Stunden) erneut Schmerzen bekommt. Dann empfiehlt sich ein Pflasterwechsel routinemäßig bereits nach 48 Stunden.

Opioide

alle Substanzen mit morphinähnlicher Wirkung. Sie werden synthetisch hergestellt.

Beachte: Bei starken Schmerzen ist auch ein Einstieg auf höherer Stufe möglich; meist wird Stufe 2 dann übersprungen. Kombinationen von Stufe 1 und Stufe 2, ebenso wie auch von Stufe 1 und Stufe 3, sind sinnvoll. Eine Kombination von schwachen Opioiden (Stufe2) und starken Opioiden (Stufe 3) sollte jedoch vermieden werden.

Begleitmedikamente und Co-Analgetika

Als eventuell erforderliche Begleitmedikamente können Präparate zum Magenschutz (bei nicht steroidalen Antirheumatika), Laxanzien und Antiemetika je nach Bedarf eingesetzt werden.

In der Therapie chronischer Schmerzen werden häufig Co-Analgetika eingesetzt. Die Schmerzen können damit besser und mit weniger Nebenwirkungen kontrolliert werden. Häufig eingesetzte Co-Analgetika sind trizyklische Antidepressiva, Antikonvulsiva (gegen neuropathische Schmerzen) oder Kortikosteroide (zur Reduktion perineuraler und entzündlicher Ödeme). Als weitere Ko-Analgetika, etwa für den Einsatz bei Knochenschmerzen, können Bisphosphonate eingesetzt werden, bei Spasmen Baclofen, oder Benzodiazepine und Cannabinoide zur Muskelrelaxation. Es ist unerlässlich, sich genau über Wirkung, Nebenwirkungen, Verabreichungsart sowie wichtige Hinweise zur sicheren Anwendung dieser Präparate zu informieren. Es liegt in der Eigenverantwortung des diplomierten Pflegepersonals, sich dieses Wissen anzueignen und verantwortungsbewusst zu handeln.

Kernaussage

Die medikamentöse Tumorschmerztherapie besteht meistens aus einer Kombination von mehreren Medikamenten.

7.3.2 Opioide

Opioide wirken über spezifische Rezeptoren im Rückenmark/Gehirn und peripher im Körper.

Applikationsarten von Opioiden

- **sublingual oder transmukosal** (über die Schleimhaut der Mundhöhle): vor allem als rasch wirksame Bedarfsmedikation bei Durchbruchschmerz
- **rektal**: z. B. wenn vorübergehend keine orale Einnahme möglich ist (Vorsicht: die *Retardwirkung* ist herabgesetzt)
- über die PEG-Sonde
- *subkutan*: als Einzelgabe; meist kommen hier aber Pumpsysteme mit einer konstanten Flussrate zum Einsatz, die Schmerzmittelgaben können von den PatientInnen gesteuert werden, d. h. sie können sich selbst ergänzend zur konstanten Schmerzmedikation zusätzliche Gaben setzen
- *intravenös*
- **rückenmarksnahe Kathetertechniken**: Diese werden eingesetzt, wenn die anderen Verabreichungsformen nicht ausreichend wirken oder die Nebenwirkungen schwer behandelbar sind. Der große Nachteil besteht vor allem in der erhöhten Infektionsgefahr. Der Vorteil ist, dass bereits sehr geringe Mengen eines Medikamentes wirksam sind
- *transdermal*: Diese Verabreichungsform ist hilfreich z. B. bei Schluckstörungen, wiederholtem Erbrechen oder bei einem Durchgangshindernis im Darm (Ileus). Der Magen-Darm-Trakt kann damit umgangen werden.

  Die Wirksamkeit wird jedoch erst nach mehreren Stunden durch langsame Anflutung zur Gänze erreicht. Geeignete Hautstellen dafür befinden sich am Körperstamm (Brustkorb und Rücken). Diese Zonen sind sehr gut durchblutet und ermöglichen eine optimale *Resorption* der Substanz. Die betreffende Hautstelle soll vorher gereinigt werden, und das Kürzen einer eventuell vorhandenen Körperbehaarung mit der Schere ist angezeigt (keine Rasur!). Das Pflaster darf nicht auf entzündete Hautbezirke geklebt werden. Eine Überwärmung der Haut wie z. B. durch Sonnenbad, Wärmeflasche, Sauna oder heißes Bad ist zu vermeiden, da eine erwärmte Haut zu einer erhöhten Aufnahme des Wirkstoffes führt. Nach Entfernen des Pflasters soll auf das betreffende Hautareal sieben Tage lang kein neues Pflaster angebracht werden. Die transdermale Verabreichungsart eignet sich nur bedingt zur Einstellung einer Schmerztherapie (d. h. zur Erhebung des tatsächlichen Medikamentenbedarfs), da ein *Titrieren* bis zum Erreichen der geeigneten Dosis mit transdermaler Applikation kaum möglich ist.

Retardwirkung

von lat. *retardare* = verzögern, Medikamente mit länger dauernder Wirkung

subkutan

Injektion unter die Haut

intravenös

Injektion in die Vene

transdermal

Verabreichung über die Haut – etwa in Form von Pflastern

Resorption

Aufnahme in den Organismus

Titrieren

Verabreichung kleiner Teilmengen

- *intranasal*: Diese Verabreichungsform stellt aufgrund der leichten Anwendbarkeit und dem sehr schnellen Wirkungseintritt eine sehr vorteilhafte Medikamentengabe bei Durchbruchschmerzen dar

intranasal
Verabreichung über die Nasenschleimhaut – etwa in Form von Sprays

Nebenwirkungen von Opioiden

Häufig lösen bei medizinischen Laien allgemein verankerte Fehlmeinungen über Nebenwirkungen von Opioiden große Ängste aus, die zudem oft auch nicht angesprochen werden.

Kernaussage

PatientInnen und deren Angehörige benötigen eine gute und sachliche Information und Aufklärung bezüglich einer Opioidtherapie.

Die Nebenwirkungen von Opioiden sind gut bekannt und können in der Regel durch vorbeugende Maßnahmen verhindert werden. Organschäden werden durch die Gabe solcher Medikamente – auch bei langjähriger Einnahme – nicht hervorgerufen.

Atemdepression: Schmerz wirkt einer Atemdepression, die durch Opioide ausgelöst werden kann, physiologisch entgegen, weshalb diese Reaktion bei bestehendem Schmerz nicht zu erwarten ist. Bei schmerzfreien, gesunden Menschen jedoch würde eine Opioidgabe je nach Dosis zu einer Atemdepression führen können. Der medikamentöse *Antagonist* von Opioiden ist Naloxon. Dieses Medikament muss in jedem Notfallkoffer vorhanden sein. Eine Gabe dieses Medikaments hebt natürlich auch die schmerzlindernde Wirkung der Opioide auf, wodurch es zu massiven Durchbruchschmerzen kommen kann.

Antagonist
Gegenspieler

Psychische und physische Abhängigkeit: Solange Opioide aufgrund ihrer schmerzstillenden Wirkung eingenommen werden, besteht auch kein *relevantes* Risiko für eine psychische Abhängigkeit. Physisch kann eine Entzugssymptomatik entstehen, wenn das Medikament zu abrupt abgesetzt wird. Das trifft jedoch auch auf andere Medikamente zu (z. B. Kortikosteroide, Benzodiazepine etc.). Die Entzugssymptomatik äußert sich in Symptomen wie Schwitzen, Zittern, Herzrasen, Durchfall, Unruhe, Muskelkrämpfen, Fieber, erweiterten Pupillen. Deshalb erfolgt das Absetzen von Opioiden schleichend.

relevant
bedeutsam, von Bedeutung, wichtig, wesentlich

Toleranzentwicklung: Unter Toleranzentwicklung versteht man, dass die Dosis eines Medikamentes stetig erhöht werden muss, um die Wirkung zu erhalten. Eine Dosissteigerung von Opioiden ist meist auf eine Veränderung im Verlauf der Erkrankung zurückzuführen und nicht auf ein Nachlassen der Medikamentenwirkung. Es gibt auch keine allgemeine Höchstgrenze für Morphin. Die Dosierung ist bei jedem Menschen ganz individuell.

Beispiel

Das folgende Fallbeispiel einer 49-jährigen Patientin zeigt, welch große Auswirkungen die Angst vor einer Toleranzentwicklung für ihre Lebensqualität hatte. Eine 49-jährige Frau leidet an einem Mammakarzinom mit Knochenmetastasen. Zunächst scheinen die Schmerzen der Frau gut unter Kontrolle zu sein, aber den Angehörigen fällt ein zunehmender Rückzug der Patientin auf. Sie mag nicht mehr spazieren gehen, hat kaum mehr Interesse an ihren geliebten Hunden. Sie verbringt die meiste Zeit im Bett und möchte auch keine Besuche mehr. Auf Fragen nach möglichen Schmerzen erklärt sie, keine Schmerzen zu haben. Ein Versuch mit einer Steigerung der bisherigen Opioiddosis verändert die Situation rasch: Die Patientin ist wieder aktiver, nimmt am Familienleben teil und beschäftigt sich nun wieder mit viel Freude mit ihren Haustieren. Im Nachhinein stellt sich heraus, dass sie die Schmerzmitteldosis so gering wie möglich halten wollte, weil sie fürchtete, dass die Schmerzmittel sonst möglicherweise durch Gewöhnung an Wirkung verlieren könnten.

Sedierung: Eine verstärkte Müdigkeit tritt häufig zu Beginn einer Opioidmedikation auf, nach ein bis zwei Wochen legt sich das wieder. Oft ist das erhöhte Schlafbedürfnis aber auch das Resultat von vorausgegangenen Schlafstörungen durch die Schmerzen.

Laxanzien
Abführmittel

Obstipation: Die Obstipation (Verstopfung) entsteht aufgrund der Bindung an Opioidrezeptoren im Darm, die die Kontraktion, das Zusammenziehen der Darmmuskulatur hemmen. Der Darminhalt verweilt längere Zeit im Darm, was den Stuhl aufgrund von Wasserentzug eindicken lässt. Während einer Opioidtherapie werden *Laxanzien* routinemäßig verabreicht. Die Aufgabe der Pflege ist es hier, auf regelmäßigen Stuhl zu achten und eine geeignete und regelmäßige Laxanzieneinnahme zu gewährleisten. In selteneren Fällen bewirken Opioide durch eine Erhöhung des Sphinktertonus auch eine Blasenentleerungsstörung.

Übelkeit und Erbrechen: Die PatientInnen leiden zu Beginn in ca. 20 % der Fälle an dieser Nebenwirkung, weshalb häufig vorbeugend Antiemetika (für ca. zehn Tage) gegeben werden.

Kernaussage

Opioide fallen unter das Suchtmittelgesetz, weshalb auf die gesetzlichen Bestimmungen im Umgang mit diesen Präparaten geachtet werden muss!

7.3.3 Pflegerische Aufgaben in Zusammenhang mit der Schmerztherapie

Die Information, Anleitung und Unterstützung der PatientInnen und ihrer Angehörigen stellt einen wesentlichen Aufgabenbereich in der Schmerztherapie dar. Ziel ist, dass die PatientInnen ausreichend Wissen und Sicherheit erlangen, um selbst ihre Schmerztherapie überblicken zu können und „im Griff" zu haben.

Über die regelmäßige und korrekte Auswertung hinsichtlich der Wirkung der Schmerztherapie und durch die Weiterleitung von beobachteten Nebenwirkungen an das ärztliche Personal leisten Pflegepersonen einen wichtigen Beitrag für die optimale Zusammenstellung der Schmerzmedikation.

Aufgrund der Beobachtung der PatientInnen und ihrer Kenntnisse in der Schmerztherapie können Pflegepersonen wertvolle Vorschläge für Veränderungen in der Schmerztherapie einbringen (z. B. Änderung der Verabreichungsform oder Dosierung des Medikamentes).

Kernaussage

Ein gelingendes Schmerzmanagement
- erfordert eine enge interprofessionelle Zusammenarbeit
- erfordert die Berücksichtigung physiologischer, psychologischer und sozialer Faktoren
- soll nicht nur medikamentös sein
- ermöglicht den PatientInnen ein hohes Maß an Selbstständigkeit

7.4 Komplementäre Unterstützungsangebote

Es existiert eine Vielzahl an alternativen Möglichkeiten und ergänzenden Angeboten zur Schmerzlinderung. Im Folgenden einige Ansätze, die in der Praxis häufig eingesetzt werden. Diese Maßnahmen zielen insgesamt darauf ab, den Menschen in seiner Selbstheilungskraft zu unterstützen und sein Wohlbefinden zu fördern. Mit diesen *komplementären* Unterstützungsangeboten wird intensive menschliche Zuwendung, je nach Maßnahme auch zusätzlich verbunden mit Körperkontakt, transportiert.

komplementär
von lat. *complementum* = Ergänzung, Nachtrag. Unter Komplementärmedizin sind Angebote zu verstehen, die die klassische Schulmedizin ergänzen können.

Es gilt, sich im Team über die jeweiligen Anwendungen abzusprechen und zusammen mit den PatientInnen passende Möglichkeiten auszuwählen. Darüber hinaus ist es sinnvoll, die Wirksamkeit komplementärer Interventionen ebenso sorgfältig zu dokumentieren, wie das bei pharmakologischen Maßnahmen erfolgt.

Voraussetzungen für die Anwendung

Neben allen Maßnahmen, die zur sicheren Anwendung beitragen, sollen an dieser Stelle folgende Punkte besonders hervorgehoben werden:

- Der Patient oder die Patientin ist über unterstützende Angebote informiert und wünscht die geplante Maßnahme.
- Jene Personen, die spezielle Maßnahmen anwenden, verfügen über ein entsprechendes Wissen darüber (Fortbildungen, nötige Ausbildungen, Fachliteratur etc.) und üben Tätigkeiten nur aus, wenn sie innerhalb ihres gesetzlichen Tätigkeitsbereichs liegen. Es sei hier extra betont, dass auch komplementäre Maßnahmen Kontraindikationen und Nebenwirkungen haben können. Ohne ausreichendes Wissen kann den PatientInnen Schaden zugefügt werden.

Homöopathie

In der Homöopathie werden natürliche Substanzen (Auszüge aus Pflanzen) zur Unterstützung der Selbstheilung eingesetzt. Es werden dabei jene Ausgangssubstanzen gewählt, die dem bestehenden Leiden ähnlich sind (= Ähnlichkeitsregel oder Simile-Prinzip). Die gewählte Substanz wird potenziert, das heißt, sie wird in mehreren Schritten mit Lösungsmitteln verschüttelt oder verrieben und verdünnt. Durch diese Maßnahme wird eine Wirkungsumkehr erreicht. Die Basis für die Wahl der geeigneten Substanzen ist eine genaue, oft zeitintensive Anamnese.

Reflexzonentherapie

Head'sche Zonen
benannt nach dem englischen Neurologen H. Head (1861–1940)

Stimulation
Anregung, Reizung, Erregung, auch Motivation

Die Reflexzonentherapie beruht auf der Annahme, dass die inneren Organe über Nervenfasern mit bestimmten Zonen (*Head'sche Zonen*) in der Haut verbunden sind. Dadurch können einerseits gestörte Funktionen von inneren Organen auf diese Zonen reflektiert werden und andererseits kann die *Stimulation* dieser Bezirke auf innere Organfunktionen wirken. Durch verschiedene Stimulationstechniken dieser Zonen kann (neben anderen Effekten) eine Linderung von Symptomen erzielt werden. Sehr bekannt und häufig eingesetzt wird die Fußreflexzonenmassage.

Akupunktur

Bei der Akupunktur werden spezielle Akupunkturnadeln in ganz bestimmte Hautpunkte entlang der Energielinien (Meridiane) des Körpers gestochen. Diese Nadeln sind unterschiedlich lang und unterscheiden sich auch in ihrem Durchmesser. Sie können gedreht, erhitzt oder unter Strom gesetzt werden.

Nach der Traditionellen Chinesischen Medizin wirkt die Akupunktur durch Harmonisierung der Lebensenergie Qi, indem ein Gleichgewicht zwischen den beiden Polen Yin und Yang hergestellt wird.

Die Naturwissenschaft erklärt die Wirkung durch eine Aktivierung zentraler schmerzhemmender Mechanismen.

Akupressur

Bei der Akupressur werden dieselben Energieareale gereizt wie bei der Akupunktur, nur erfolgt die Stimulation mit Druck oder Massage. Der Druck wird mit der Hand (z. B. Daumen oder Zeigefinger) in Form kleiner, kreisender Bewegungen ausgelöst. Das Ausmaß der Druckstärke wird so gewählt, dass sie die PatientInnen gerade noch ertragen können.

Der Vorteil bei dieser Methode ist, dass die PatientInnen sie selbst anwenden können.

Aromapflege

Bei der Aromapflege geht es um die therapeutische oder vorbeugende Anwendung von natürlichen Duftstoffen in Form von ätherischen Ölen. Diese Öle werden durch Wasserdampfdestillation von Pflanzen oder durch Auspressen von Fruchtschalen gewonnen. Sie werden über Mund und Nase eingeatmet oder gelangen über die Haut in den Blutkreislauf. Ätherische Öle wirken direkt auf das autonome Nervensystem und den Hormonhaushalt und sind je nach Substanz entspannend, angstlösend, krampflösend, schleimlösend, kreislaufstärkend, antibakteriell, antiviral, antimykotisch, antiphlogistisch u. v. m. (vgl. Price/Price 2003, S. 96 ff.). Daraus ergibt sich eine ganze Palette an Anwendungsgebieten:

- Raumaromatisierung
- Inhalationen
- Bäder (Sitz-, Hand-, Fußbäder)
- Waschungen (z. B. beruhigende oder belebende Waschungen)
- Wickel und Auflagen
- Massagen, Einreibungen

Einreibungen mit Schmerzöl

100 ml Mandelöl
20 gtt Lavendelöl
10 gtt Pfefferminzöl
5 gtt Wacholderöl

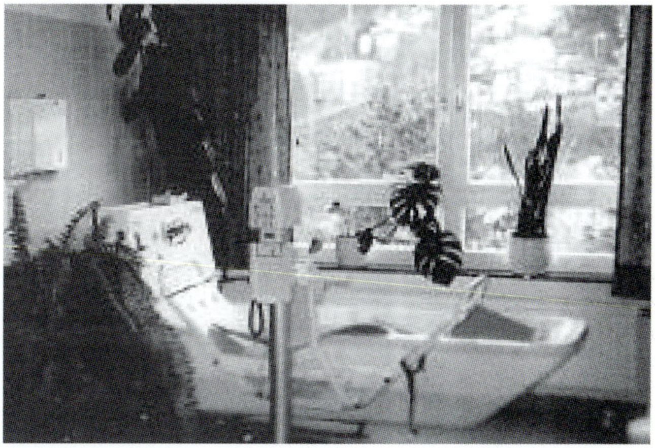

Die Atmosphäre im Raum – hier mit einer Badewanne – kann wesentlich zum Wohlbefinden der PatientInnen beitragen.

Foto: Angelika Feichtner

Wickel und Kompressen

Der Wickel ist eine zirkuläre Einhüllung eines Körperteils. Er besteht aus einem Innentuch und ein bis zwei trockenen und breiteren Außentüchern (sie sollen das Innentuch um 3–4 cm überlappen), die zirkulär um den jeweiligen Körperteil (z. B. Bauch, Waden) gewickelt werden.

Bei Kompressen (= Auflagen, Umschläge) wird das innerste Tuch nicht zirkulär gewickelt, sondern auf die betreffende Körperstelle aufgelegt.

Je nach Art und Zusatz des Wickels kann die Wirkung schmerzstillend, beruhigend, entspannend, schleimlösend, durchblutungsfördernd, entzündungshemmend, krampflösend, wundheilungsfördernd u. v. m. sein.

Zusätze für Wickel und Kompressen

Der Wickel kann mit diversen Zusätzen hergestellt werden, die eine bestimmte Wirkung entfalten:

- getrocknete Blüten und Blätter
- Wurzeln
- Samen
- Tinkturen/Essenzen
- ätherische Öle und ölhaltige Samen

Massagen

Massagen wirken sowohl körperlich (durchblutungsfördernd, muskelentspannend) als auch mental beruhigend und entspannend. Durch den intensiven Körperkontakt können Massagen sehr zum Wohlbefinden der PatientInnen beitragen. Massagen sind in der Betreuung schwer kranker Menschen besonders angezeigt, wenn diese wenig körperlichen Kontakt erfahren oder die verbale Kommunikation eingeschränkt ist. Vor allem die Körperregionen Rücken, Nacken, Hände und Füße eignen sich sehr gut für eine Massage. Es werden dazu bestimmte Grifftechniken (z. B. Streichungen, Knetungen etc.) angewandt. Auch kann eine Massage mit ätherischen Ölen aus der Aromapflege kombiniert werden.

Einige Grundsätze bei Massagen

- mit den Händen einen ständigen Kontakt mit dem Körper der PatientInnen halten
- gezielter und richtiger Einsatz von Druck
- angemessene Geschwindigkeit
- rhythmisch bleiben, keine ruckartigen Bewegungen
- Dauer: zwischen 5 und 15 Minuten (abhängig vom Körperbereich)

Musiktherapie

Man geht davon aus, dass Musik durch die Stimulierung des limbischen Systems, des Gefühlszentrums im Gehirn, eine Veränderung der Stimmung bewirkt. Auch die verschiedenen vom menschlichen Nervensystem gesteuerten Körperfunktionen (Muskelaktivität, Herzfrequenz, Hauttemperatur, Hautwiderstand etc.) werden durch Musik beeinflusst. Um eine Entspannung durch Musik zu erzielen, sollte sich die Musik am Herzschlag (60–70/min) orientieren. Ruhige, fließende Melodien können innere Ruhe, Entspannung und Zufriedenheit bewirken. Niedrige Frequenzen eignen sich besser für eine Entspannung als hohe (vgl. Bernatzky 2001).

Vertiefung des Lernstoffes

Zusammenfassung

Schmerz ist ein sehr komplexes Geschehen, das von vielen Faktoren beeinflusst wird. Die Mehrdimensionalität von Schmerz muss erkannt werden, damit die Therapie nicht einseitig bleibt.

Nur die Betroffenen selbst können das Missempfinden beschreiben und einschätzen. Sie werden damit zum einzigen Maßstab, nach dem sich die jeweilige Schmerztherapie zu richten hat.

Das gemeinsame Bestreben ist es, Schmerzen auf ein für den betroffenen Menschen gut erträgliches Maß zu bringen. Eine fachgerechte Schmerzanamnese und das Wissen um die Grundsätze und Möglichkeiten in der Schmerztherapie tragen dazu bei, dieses Ziel zu erreichen.

Zum Üben

1. Was ist ein „Schmerzgedächtnis“ und welche Bedeutung hat es für Sie in der Pflege?
2. Was hat es zu bedeuten, dass Schmerz ein multidimensionales Geschehen ist?
3. Wie erfolgt die Schmerzeinschätzung? Was beachten Sie speziell bei Betroffenen, mit denen Sie nur nonverbal kommunizieren können?
4. Welchen Sinn hat ein Schmerztagebuch?
5. Welche Konsequenzen hat die Verabreichung von Placebos?
6. Wie können Kälte und Wärme in der Schmerztherapie angewandt werden?
7. Was ist das Aufgabengebiet von Pflegepersonen in der Schmerztherapie allgemein?
8. Nach welchen Grundsätzen richtet sich die medikamentöse Schmerztherapie?
9. Wie lautet das Stufenschema zur Schmerzmedikation der WHO?
10. Welche Nebenwirkungen haben Opioide? Was kann dagegen unternommen werden?
11. Welche komplementären Unterstützungsangebote kennen Sie?

Zum Nachlesen

Bernatzky L., Märkert I. (2009): Schmerztherapie in der Pflege. Schulmedizinische und komplementäre Methoden. Springer, Wien.

Dieses Buch bietet einen ganzheitlichen Zugang zum Thema Schmerzbehandlung in der Palliative Care und ermöglicht einen gu-

Zum Nachlesen

ten Überblick über die verschiedenen Möglichkeiten der Schmerztherapie.

Kreße H. (2011): 100 Fragen zum Umgang mit Schmerz in der Pflege. Schlütersche, Hannover.

Heide Kreße ist Pain Nurse, algesiologische Fachassistentin und Alliative-Care-Fachschwester. Ihr Buch ist geeignet für alle Menschen, die entweder Menschen mit Schmerzen betreuen als auch für jene Menschen, die selbst von Schmerzen betroffen sind.

Kojer M., M. Schmidl (2011): Demenz und Palliative Geriatrie in der Praxis: Heilsame Betreuung unheilbar demenzkranker Menschen. Springer, Wien.

In diesem sehr empfehlenswerten Buch werden Grundlagen und Grundhaltungen zur palliativen Betreuung demenziell veränderter Menschen vermittelt. Ein besonderer Schwerpunkt dabei ist das Erfassen von Schmerz bei Dementen.

8 Begleitung von Angehörigen und Bezugspersonen

Lernziel

Nach dem Studium dieses Kapitels sollten Sie ...

... die Begleitung von Angehörigen auch als pflegerischen Aufgabenbereich der Palliative Care begreifen.

... Angehörige als wichtige Ressource für PatientInnen und Pflege erkennen.

... häufige Ängste von Angehörigen nachvollziehen können.

... Grundsätzliches über ein wünschenswertes Verhalten der Pflegepersonen gegenüber den Angehörigen wissen.

8.1 Die Bedeutung von Bezugspersonen für die PatientInnen

Als „Angehörige" werden in der Regel nah und entfernt verwandte Personen bezeichnet. Oft sind es aber gerade auch nicht verwandte Personen (FreundInnen), die für die PatientInnen eine große Bedeutung haben, zu denen eine enge Bindung besteht und die sich dem Patienten, der Patientin zugehörig fühlen. Aus diesem Grund müssen wichtige Bezugspersonen ebenso als An- und Zugehörige betrachtet werden.

„Als Angehörige im Sinne von ‚zum Patienten gehörend' gelten all jene, die in irgendeiner Form eine bedeutende oder entscheidende Rolle oder Funktion im Leben des Patienten ausübten, sei dies in verwandtschaftlicher, kollegialer, helfender, begleitender oder verursachender Form."

(Fässler-Weibel 2001, S. 45)

Die PatientInnen bestimmen also, welche Personen ihr Vertrauen genießen. Es ist daher für den Betreuungsprozess von besonderer Wichtigkeit, zu erfahren, welche Personen das sind, um im Sinne der PatientInnen handeln zu können.

Das Leben und auch das Sterben eines Menschen sind zum wesentlichen Teil auch von der *Interaktion* mit seiner sozialen Umwelt geprägt. Die Angehörigen sind mit den Betroffenen meist durch eine langjährige gemeinsame Vergangenheit verbunden und können ihnen angesichts der Konfrontation mit dem Tod emotionale Stabilität und Sicherheit geben. Sie kennen die PatientInnen sehr gut, und sie können individuelle Signale schneller deuten.

Interaktion
aufeinander bezogenes Handeln zweier oder mehrerer Personen

Wir müssen lernen, dass Angehörige die direkten Bezugspersonen der PatientInnen sind und es daher unsere Aufgabe ist, diese Personen zu stützen und zu begleiten, damit sie ihre Sterbenden betreuen können. Eine lebensbedrohende Erkrankung stürzt nicht nur den Patienten oder die Patientin in eine tiefe, existenzielle Krise, sie bedroht auch das Gleichgewicht des ganzen Familiensystems. Diese Krise wird kollektiv erlebt. Das Einbeziehen der Angehörigen in den Pflegeprozess wurde in der Palliativbetreuung von jeher als wesentlicher Grundpfeiler erkannt. Eine schwere Erkrankung und das Sterben eines Menschen betreffen nicht nur ihn selbst, sondern ebenso seine engen Vertrauten. Sie erleben den Prozess mit, er macht sie ebenso traurig, verzweifelt, leidend, hadernd, ängstlich.

Kernaussage

Es wird kaum gelingen, PatientInnen umfassend zu betreuen, wenn wir dabei nicht auch ihr soziales Umfeld miteinbeziehen!

Das Erstellen eines Genogramms (grafische Darstellung des Familienstammbaums) ist ein wertvolles Hilfsmittel, um sich einen Einblick in die familiären Beziehungen des kranken Menschen zu verschaffen. Auch verstorbene Familienmitglieder haben im Genogramm ihren geordneten Platz, und Ereignisse wie Ehe, Trennung, Scheidung, Abtreibung werden ebenso dargestellt. Mittels dieser Zeichnung können wiederkehrende Konstellationen und Verhaltensweisen einer Familie sichtbar werden.

8.2 Häufige Ängste Angehöriger

Die Angst ist ein sehr zentrales Thema in der Begleitung von Angehörigen, das besonderer Aufmerksamkeit durch uns Pflegepersonen bedarf. Im Wesentlichen können vier Arten von häufigen Ängsten Angehöriger unterschieden werden (vgl. Student et al. 1999, S. 171 ff.):

Angst vor der Ungewissheit

Äußerung eines Angehörigen: „*Was wird noch alles auf uns zukommen?*“

Da das Sterben heute großteils in Institutionen stattfindet, fehlen vielen Angehörigen Alltagskenntnisse und Verhaltensmuster für die Betreuung von Sterbenden. Hier ist es entscheidend, die Ängste und die Fragen der Angehörigen ernst zu nehmen, ihnen die Vorgänge, soweit möglich, zu erklären und sie über die pflegerischen Handlungen zu informieren.

Angst vor dem Leiden

Äußerung eines Angehörigen: „*Am schlimmsten ist, dass sie mir so leid tut.*“

Es ist äußerst belastend, einen geliebten Menschen leiden zu sehen und nichts zur Entlastung beitragen zu können.

Vor allem die Angst vor Schmerzen zählt zu den größten Ängsten der Angehörigen. Hier kann die Aufklärung über die vielfältigen Möglichkeiten der modernen Schmerztherapie zusammen mit der Zusicherung von ÄrztInnen und Pflegepersonen, alles daran zu setzen, um eine möglichst schmerzfreie Situation herzustellen, beruhigend wirken. Eine Einbeziehung der Angehörigen in die Schmerztherapie (wenn das gewünscht wird) kann entlastend sein. Zugleich fördert es die Nähe zwischen dem Patienten oder der Patientin und den Angehörigen. Die gemeinsame Zeit kann als besonders wertvoll erlebt werden.

Angst vor Verlusten

Äußerung einer Angehörigen: „*Ich verliere nicht nur meinen Mann, in meinem Leben wird nichts mehr so sein wie davor!*"

Einen nahestehenden Menschen zu verlieren bedeutet in der Regel immer auch, einen schmerzlichen Verlust zu erleben. Hier können die Begleit- und Betreuungspersonen unterstützend wirken, indem sie mithelfen, die Kommunikation der betroffenen Personen aufrechtzuerhalten oder in Gang zu bringen. Angehörigen soll die Möglichkeit eingeräumt werden, Gefühle zuzulassen und auszudrücken, um sich gemeinsam innerlich auf das Sterben vorzubereiten und damit die Verlustangst schrittweise zu bearbeiten.

Angst vor dem Versagen oder davor, etwas Wesentliches versäumt zu haben

Äußerung eines Angehörigen: „*Wenn ich mehr darauf gedrängt hätte, dass sie zum Arzt geht, wäre die Erkrankung vielleicht noch heilbar gewesen.*"

Viele Angehörige werden von dem subjektiven Gefühl gequält, Wichtiges versäumt und vielleicht auch nicht alle medizinischen Möglichkeiten ausgeschöpft zu haben.

8.3 Herausforderungen

8.3.1 Herausforderungen für die Beziehung PatientIn – Angehörige

Unterschiedliche Emotionen

Äußerung einer Angehörigen: „*Mein Mann lässt sich so gehen. Er darf sich doch nicht aufgeben, er muss gegen die Erkrankung kämpfen!*"

Eine wesentliche Schwierigkeit ergibt sich daraus, dass die Phasen im Sterbeprozess von den Betroffenen und ihren Bezugspersonen nicht zeitgleich erlebt werden. Die PatientInnen sind ihrem Erleben der Situation voraus, die Angehörigen können nur auf deren Verhalten reagieren. Es kommt häufig vor, dass PatientInnen und Angehörige zu bestimmten Zeitpunkten emotional unterschiedlich empfinden und sich entsprechend verhalten.

Beispiel

Ein Patient kann sein Sterben innerlich schon ein Stück weit akzeptiert haben, während die Ehefrau noch immer enttäuscht darüber ist, dass ihr Mann nicht mehr um sein Leben kämpft. Es kann für sie in dieser Situation besonders schwierig sein, mitzuerleben, wie ihr Mann erste Signale setzt, den Kampf aufzugeben; es kann aber auch für den Mann eine Belastung bedeuten, das Gefühl zu haben, nicht gehen zu dürfen.

In der Betreuung von schwer kranken Menschen ist es entscheidend, dass es ein gemeinsames Behandlungs- und Betreuungsziel von PatientInnen, Angehörigen und dem professionellen BetreuerInnenteam gibt. Dazu sind die sogenannten Familiengespräche hilfreich. Bei diesen Familiengesprächen nehmen die PatientInnen, Bezugspersonen, Pflegeperson, Arzt oder Ärztin und bei Bedarf auch PsychotherapeutInnen, SozialarbeiterInnen und/oder SeelsorgerInnen teil.

In diesen gemeinsamen Gesprächen geht es um folgende Fragen:

- Was hat sich seit der Aufnahme verändert?
- Was sind die größten Belastungen oder Befürchtungen?
- Wer ist am meisten belastet? (Oft sind nicht die PatientInnen die am meisten belasteten Personen!)
- Was wollen/können wir erreichen? (Die Definition eines realistischen und vor allem **gemeinsamen** Behandlungszieles ist entscheidend.)

Konflikte

Eine schwere Erkrankung löst die Konflikte innerhalb der Familie nicht, im Gegenteil: Sie verschärft bestehende innerfamiliäre Spannungen. Alte Schuldgefühle und Belastungen aus vergangenen Tagen können in dieser Situation erneut aufbrechen. Diese seelische Belastung kann zu einer Verstärkung der körperlich wahrnehmbaren Schmerzen und sonstigen Symptomen für die PatientInnen führen.

Äußerung einer Angehörigen: *„Ich würde so gern etwas für meine Mutter tun, möchte ihr die schwierige Situation erleichtern. Sie lehnt das aber ab, sie sagt, ich könne das nicht, das sollten besser die Schwestern machen."*

Hier können Pflegende Entlastung bieten, indem sie die Tochter in die Pflege miteinbeziehen. Wenn die Pflegenden die Unterstützung durch die Tochter wertschätzend erwähnen, kann es auch der Mutter leichter fallen, deren Hilfe anzunehmen. Es besteht vor allem bei Familien mit unausgesprochenen und ungeklärten Konflikten die Gefahr, dass Pflegende in komplizierte Familienkonflikte hineingezogen werden, oft ohne dies gleich zu bemerken. Wichtig ist, so einen Mechanismus möglichst rasch zu erkennen, um ihn nicht weiter zu nähren. Intervisionen und vor allem Supervisionen sind dazu äußerst hilfreich. Eine große Gefahr besteht darin, sich als Helferperson mehr Verantwortung aufzuladen, als der beruflichen Rolle eigentlich zukommt, oder mit Sofortlösungen aufzuwarten, die für dieses Familiensystem nicht passend sind. Es ist hilfreich, darauf zu achten, auf welche Konflikte man als Helferperson besonders „anspringt" und wie man sich dabei einbringt. Dies kann auch Aufschluss über eigene (noch ungelöste) Themen geben bzw. aufzeigen, wo die persönlichen Schwachstellen der eigenen Abgrenzung liegen.

Was brauchen Angehörige?

- Information, auch über Veränderungen
- Miteinbeziehung in die Pflege
- Unterstützung
- geduldige GesprächspartnerInnen
- Vorausplanung
- Anerkennung
- Verständnis
- Zuwendung

8.3.2 Herausforderungen für die Beziehung Angehörige – Pflegepersonal

Die Angehörigen als PartnerInnen akzeptieren

In der Betreuung von schwer kranken Menschen sind die Angehörigen wertvolle und unverzichtbare PartnerInnen. Es ist entscheidend, dass wir ein Bewusstsein dafür entwickeln, dass die Angehörigen unserer PatientInnen einen wesentlichen Beitrag zur Betreuung leisten können. PatientInnen und Angehörige bilden eine Einheit. Außerdem kennen sie die Kranken viel länger und sehr, sehr viel besser als wir. Mit unserer Unterstützung sind sie in der Lage, sehr viel mehr für die Betroffenen zu tun als wir professionellen BetreuerInnen.

Dazu brauchen sie unsere Anerkennung als kompetente PartnerInnen, unsere Wertschätzung und auf Wunsch auch eine Miteinbeziehung in die Pflege. Für die Kranken sind sie weit wichtiger als die professionellen BetreuerInnen.

Natürlich ist die Betreuung durch die Angehörigen geprägt von der Beziehung, die sie zu dem kranken Familienmitglied haben. Nicht selten findet eine Art Machtumkehr statt. Die zuvor Starken sind nun von der Hilfe der zuvor Schwachen abhängig. In dieser Konstellation wird es nur schwer möglich sein, dass diese Hilfe auch angenommen werden kann. Pflegende haben vielfältige Möglichkeiten, hier unterstützend zu sein.

Angehörige möchten von uns nicht wissen, was sie alles falsch machen oder was sie anders machen sollten. Sie benötigen keine Ratschläge, sie brauchen vielmehr geduldige GesprächspartnerInnen und ZuhörerInnen. Dabei müssen wir uns auch bewusst sein, dass der drohende Verlust eines geliebten Menschen für die Angehörigen einen enormen Stress darstellt.

Die Reaktionen der Angehörigen mögen uns oft „unvernünftig" erscheinen. Es ist wichtig, dass wir ihnen nicht wertend, sondern grundsätzlich wertschätzend gegenüberstehen. Sie befinden sich oft in einer absoluten Krisensituation und es gehört zu unseren Aufgaben, sie in dieser schweren Zeit zu begleiten und zu unterstützen.

Den PatientInnen gilt die ganze Aufmerksamkeit der Umgebung, die Angehörigen leiden mit ihnen, aber nur selten werden sie gefragt, wie es denn ihnen gehe. Dabei sind sie in dieser Zeit oft ebenso bedürftig und verletzbar. Angehörige von schwer kranken und sterbenden Menschen empfinden es als sehr wohltuend, wenn sie gefragt werden, wie es denn ihnen persönlich gehe. Nach dem Befinden des oder der Kranken werden sie ständig gefragt, aber nur selten sagt jemand: „Und wie geht es Ihnen?"

Kernaussage

> Es liegt in unserer Verantwortung, Bedingungen zu schaffen, die es den Angehörigen sterbenskranker Menschen ermöglichen, die verbleibende Zeit gemeinsam zu nützen und Abschied zu nehmen.

Überforderung erkennen und ansprechen

Vor allem jene Angehörigen, die die PatientInnen zu Hause betreuen, oft über Monate und Jahre hinweg, stehen in den letzten Tagen und Wochen, in denen die Pflege meist besonders intensiv wird, knapp vor dem körperlichen und psychischen Zusammenbruch. Viele Angehörige überfordern und verausgaben sich grenzenlos. Leider scheint es, wie die Praxis immer wieder bestätigt, für Angehörige sehr schwierig zu sein, rechtzeitig Hilfe von außen zu holen (vgl. Plandor 2002, S. 272).

Es ist Aufgabe der Pflege, einer Überforderung der Angehörigen so gut wie möglich vorzubeugen. Dazu können folgende Maßnahmen ein erster Schritt in die richtige Richtung sein:

- Beratung über die Wichtigkeit des eigenen Gesundheitszustandes für die Pflege
- Aufzeigen der vielfältigen Möglichkeiten zur Entlastung
- dafür sorgen, dass pflegende Angehörige regelmäßig pflegefreie Tage haben
- andere Dienstleistungen im ambulanten Sektor miteinbeziehen

- Hilfsmittel bereitstellen
- den Angehörigen eine Möglichkeit geben, über ihre Belastungen zu sprechen

Vertiefung des Lernstoffes

Zusammenfassung

Die Angehörigenbetreuung ist ein wesentlicher Aufgabenbereich in der Palliative Care. Oft sind gerade die Angehörigen sehr belastet und benötigen unsere Aufmerksamkeit. In vielen Fällen können Angehörige in die Pflege miteinbezogen werden und sehr zum Wohlbefinden des Patienten oder der Patientin beitragen. Ihre Funktion als wichtige Informationsquelle für die Pflege ist nicht zu unterschätzen.

Zum Üben

1. Mit welchen Ängsten sind Bezugspersonen häufig konfrontiert?
2. Was brauchen Angehörige schwer kranker und sterbender PatientInnen von den Pflegenden?
3. Wozu dienen Familiengespräche?
4. Was können Sie zu einer guten Beziehung zwischen Pflegepersonen und Angehörigen beitragen?

Zum Nachlesen

Wilber K. (2009): Mut und Gnade: Die Geschichte einer großen Liebe – das Leben und Sterben der Treya Wilber. Fischer Taschenbuch, Frankfurt am Main.

Ken Wilber hat mit diesem außergewöhnlichen Buch das Sterben seiner Frau Treya beschrieben. Auf berührende Weise schildert er die Konflikte und die Not der Angehörigen in einer derartig bedrohlichen Situation. Ein mutiges, schonungslos offenes Bekenntnis.

Fässler-Weibel P. (2009): Nahe sein in schwerer Zeit: Zur Begleitung von Angehörigen Sterbender. Topos Plus, Kevelaer.

Peter Fässler-Weibel beschreibt auf einfühlsame Weise, wie professionelle BetreuerInnen die Angehörigen von terminal erkrankten PatientInnen unterstützen.

9 Trauer

Lernziel

Nach dem Studium dieses Kapitels sollten Sie ...

... die Bedeutung von Trauer verstehen und erkennen, dass Trauer Teil des menschlichen Lebens ist.

... verstehen, dass Trauer von Menschen individuell er- und durchlebt wird.

... den Trauerprozess und seine Aufgaben beschreiben können.

... Trauerreaktionen kennen und wissen, wie sich erschwerte Trauer ausdrückt.

... Risikofaktoren für einen normalen Trauerverlauf erkennen.

... wichtige Grundsätze der Trauerbegleitung kennen.

Die folgenden Definitionen von Trauer sollen deutlich machen, dass Trauer eine gesunde und normale Reaktion aufgrund eines Verlusts bedeutet.

„Die Trauer ist der gefühlsmäßige Ausdruck für den Verlust von etwas Bedeutsamem in unserem Leben.“ *(Schmitz-Scherzer 1992)*

„Trauern ist eine gesunde, lebensnotwendige und kreative Reaktion auf Verlust und Trennungsereignisse.“ *(Canacakis 1992)*

Trauer bedeutet also die Reaktion eines Menschen auf einen Verlust. Dieser Verlust kann ausgelöst sein durch den Tod eines uns lieb gewordenen Menschen, aber auch durch unzählige andere Ereignisse, welche ein Abschiednehmen von Plänen, Zielen, Vorstellungen und Wünschen notwendig machen. So kann ein Umzug in eine andere Stadt, der Verlust der Arbeit oder das Beenden einer Liebesbeziehung ebenso Trauerreaktionen bewirken wie der Verlust von Körperfunktionen oder Einschränkungen in der selbstständigen Durchführung der Aktivitäten des täglichen Lebens. Nach Canacakis hat Trauer „ihrem Wesen nach eine durch und durch gesunde, reinigende Funktion“.

Anregung

Ziel: sich bewusst werden, dass man selbst ständig mit Verlusten konfrontiert ist.

Schreiben Sie auf, von welchen Plänen und Vorstellungen Sie sich bereits in Ihrem Leben verabschieden mussten, etwa Berufswünsche aus der Kindheit, unerwiderte Liebe, eine vertraute Umgebung verlassen, gesundheitliche Einschränkungen oder Ähnliches. Sind Sie überrascht, wie sehr Sie bereits mit dem Thema Verlust/Trauer in Berührung gekommen sind?

Wir alle sind unser Leben lang dazu aufgefordert, mit Verlusten umzugehen, sie im Idealfall in unser Leben zu integrieren und an ihnen zu reifen. Verluste sind ein Bestandteil menschlichen Lebens und können auch als eine aktive Zeit der Selbstheilung nach dem Verlust eines geliebten Menschen verstanden werden.

9.1 Umgang mit Trauer in unserer Gesellschaft

Noch bis zum Beginn des 20. Jh. war es üblich, Verstorbene zu Hause aufzubahren und über den Tod mittels einer „Traueranzeige an der Haustür" zu informieren, was eine Einladung für alle bedeutete, die sich von dem oder der Verstorbenen verabschieden und den Angehörigen beistehen wollten. Durch gemeinsame Rituale wie das Abhalten der Totenwache oder das Beten eines Rosenkranzes wurde die Trauerfamilie durch die Gesellschaft gestützt und begleitet.

Jeder Mensch hat für sich individuelle Trauerreaktionen, die nicht zuletzt durch bestehende kulturelle Umgangsnormen beeinflusst werden. So wird in unserer heutigen Gesellschaft eher erwartet, dass Trauernde ihren Schmerz nicht „öffentlich" machen, sondern im Privaten ausleben. Dies kann problematisch werden, da das Ausleben der Trauer, also auch das Mitteilen des Schmerzes, für die Trauernden einen wichtigen Prozess zur Trauerverarbeitung darstellt.

Trauerrituale

Trauerrituale helfen uns, z. B. in folgender Form:

- Die Bestattung selbst demonstriert die Endgültigkeit des Geschehens.
- Eine Todesanzeige signalisiert ein Abschiednehmen.
- Friedhofbesuche und Grabpflege dienen als legitimer Ort für Trauer.

9.2 Trauerarbeit

Trauerarbeit bedeutet nach Sigmund Freud all das, was der trauernde Mensch in seiner Trauer zu leisten hat, wie z. B. das Ertragen des durch den Verlust entstandenen Schmerzes oder die Bewältigung des völlig veränderten Alltags. Trauerarbeit bezeichnet demnach den Weg durch die Trauer hindurch. Der trauernde Mensch braucht eine gewisse Zeit, um zu seinem psychischen Gleichgewicht zurückzufinden, was in Form eines prozesshaften Geschehens erfolgt. Dieser Trauerprozess ist die Entwicklung, die man infolge einer Verlusterfahrung durchläuft, um sich Stück für Stück an den Verlust anzupassen und zu einem neuen Selbst- und Weltverständnis findet (vgl. Worden 2011).

9.2.1 Trauermodelle

Trauermodelle sollen helfen, den Prozess der Trauer zu erfassen, zu veranschaulichen und zu erklären. Man unterscheidet im Wesentlichen Phasenmodelle von zielorientierten Modellen. Immer bleibt Trauern aber ein individuelles Geschehen, das sich nicht in ein genaues Schema einordnen lässt.

Phasenmodelle

Sie versuchen, bestimmte Phasen der Trauer in chronologischer Reihenfolge (oft auch innerhalb definierter Zeiträume) zu erklären. Sehr bekannte Phasenmodelle wurden beispielsweise durch Kübler-Ross (1969), Spiegel (1973), Bowlby (1980) oder Kast (1982) beschrieben.

Die meisten Phasenmodelle, mit Ausnahme jenes von Kast, sehen das Ziel des Trauerprozesses darin, dass sich die Trauernden von der Beziehung zu den Verstorbenen lösen.

Kast hingegen betont das Ziel, so viel wie möglich von der Beziehung und den Eigenheiten der verstorbenen Person in das eigene Leben zu integrieren, um mit diesem neuen Selbst- und Weltverständnis weiterzuleben (vgl. Kast 1982, S. 7).

Kast benennt in ihrem Modell folgende vier Phasen:

- die Phase des Nicht-wahrhaben-Wollens
- die Phase der aufbrechenden Emotionen
- die Phase des Suchens und Sich-Trennens
- die Phase des neuen Selbst- und Weltbezugs (vgl. Kast 2008, S. 72 ff.)

Kast beschreibt sehr anschaulich, dass die Trauer ein natürlicher Weg der Psyche ist, um den Verlust einer Beziehung zu verarbeiten und zu überwinden. Dabei muss berücksichtigt werden, dass das Trauergeschehen individuell und je nach der Ausgangssituation unterschiedlich verlaufen kann. Es gibt nicht das „eine" typische Gefühl, die „eine" typische Reaktion. Vielmehr verlangt Trauerbegleitung ein hohes Maß an Einfühlungsvermögen, Offenheit und Flexibilität.

In den Phasenmodellen wird zu Beginn eine Art Schockphase beschrieben, in der das Trauergeschehen in seiner Tragweite nicht erfasst werden kann. Der weitere Verlauf kennzeichnet sich durch das In-Berührung-Kommen mit eigenen Emotionen wie Zorn und einer eher depressiven oder regressiven Haltung. Letztlich charakterisiert sich eine Phase durch die Anpassung an die neue Situation aufgrund einer Neuorganisation bzw. eines veränderten Selbst- und Weltbezugs.

Kast beschreibt in der letzten Phase ihres Modells (neuer Selbst- und Weltbezug) die Möglichkeit einer fortbestehenden Beziehung zum Verstorbenen als „innerem Begleiter", der für die weitere Lebensgeschichte von Bedeutung bleibt.

Die Gefahr dieser Phasenmodelle besteht hauptsächlich darin, dass der in ihnen beschriebene Trauerablauf zur „Norm" erhoben wird und individuelle Abweichungen als „pathologisch“ betrachtet werden könnten. Die Phasen des Trauerns sind also nur als Annäherung an das zu verstehen, was Menschen in einem Trauerprozess erleben (vgl. Paul 2001).

Tabelle 6
Phasenmodelle

	Kübler-Ross (1969)	Bowlby (1980)	Kast (1982)
Phase I	Nicht wahrhaben	Betäubung	Nicht wahrhaben wollen
Phase II	Zorn	Sehnsucht und Suche nach der verlorenen Figur: Zorn	Aufbrechende Emotionen
Phase III	Verhandeln	Desorganisation und Verzweiflung	Suchen und sich trennen
Phase IV	Depression	Reorganisation	Neuer Selbst- und Weltbezug
Phase V	Zustimmung		

Zielorientierte (aufgabenorientierte) Modelle

Sie sind in den 1980er- und 1990er-Jahren entstanden und zeichnen sich dadurch aus, dass den Trauernden über definierte Ziele bzw. Aufgaben Handlungsmöglichkeiten aufgezeigt werden, die ein aktives Tätigwerden fördern, selbst etwas tun zu können, um die Trauer zu bewältigen. Das momentan bekannteste und meistzitierte zielorientierte Modell ist jenes nach Worden 1982, von ihm inzwischen mehrfach überarbeitet, das auf vier grundlegenden Aufgaben beruht:

1. Die Realität des Verlusts akzeptieren

Die erste Aufgabe besteht darin, die Tatsache zu akzeptieren, dass die verstorbene Person tot ist und nicht mehr zurückkehren wird. Dazu gehört auch die Einsicht, dass ein Wiedersehen (zumindest in diesem Leben) nicht möglich ist. Für das Bewusstwerden und das Akzeptieren dieser Tatsache brauchen die Betroffenen Zeit und die Bereitschaft, sich damit auseinanderzusetzen. Die Möglichkeit der persönlichen Abschiednahme vom toten Menschen sowie eine vorangegangene Begleitung während des Sterbeprozesses können für die Realisierung des Verlustes unterstützend wirken, ebenso sind traditionelle Rituale wie die Beerdigung selbst dabei sehr hilfreich.

Gelingt diese Aufgabe nicht, wird der Verlust (vorerst) geleugnet. Dies kann sich z. B. darin äußern, dass Gegenstände der verstorbenen Person in „mumifiziertem Zustand“ aufbewahrt werden, damit diese zur Verfügung stünden, wenn die verstorbene Person zurückkehren würde. Umgekehrt kann es auch vorkommen, dass Trauernde alle Erinnerungsstücke der verstorbenen Person radikal beseitigen. Es ist dies ein Versuch, sich vor der Realität und dem Schmerz des Verlusts zu schützen und möglichst nicht daran erinnert zu werden.

2. Den Trauerschmerz verarbeiten

Diese Aufgabe verlangt von den Trauernden, dass sie den Schmerz zulassen, sich ihm stellen und ihn durcharbeiten, ihm also nicht ausweichen, sondern eine aktive Auseinandersetzung mit ihren Gefühlen zulassen. Unter dem Punkt „normale Trauerreaktionen“ (Kap. 9.2.2) wird aufgelistet, welche teils heftigen Reaktionen und Zustände dieser Trauerschmerz hervorrufen kann. Dies ist für einen konstruktiv verlaufenden Trauerprozess notwendig, ansonsten können sich Symptome oder problematische Verhaltensweisen entwickeln. Ein gutes soziales Netz, in welchem diese Gefühle in einem sicheren Rahmen ausgedrückt werden dürfen, ist hier von großer Bedeutung.

3. Sich an eine Welt ohne die verstorbene Person anpassen

Die Anpassung muss in drei Bereichen erfolgen:

- **Externe Anpassung: die Auswirkungen des Verlusts auf die Bewältigung des Alltags**
  Dazu muss erkannt werden, welche Rollen der oder die Verstorbene eingenommen hat, um im Anschluss daran zu klären, welche Rollen nun selbst oder durch andere Personen übernommen werden müssen. Oft leisten Trauernde Widerstand, wenn es darum geht, neue Tätigkeiten übernehmen zu müssen und Neues dazuzulernen. Es besteht dann die Gefahr, dass sie auf ihrer Hilflosigkeit beharren, anstatt die zur Bewältigung des veränderten Alltags notwendigen Kompetenzen zu entwickeln.
- **Interne Anpassung: die Auswirkungen des Verlusts auf das Gefühl für das eigene Selbst**
  Es geht dabei um die Auseinandersetzung damit, wie sich der Tod auf das Selbstbild und die Selbstachtung auswirken kann. „Wer bin ich jetzt?“ und „Wer bin ich abgesehen von meiner Liebe zu der verstorbenen Person?“ Wurde die eigene Identität beispielsweise stark über die Beziehung und Fürsorge zur verstorbenen Person definiert, kann es beim Verlust derselben auch zu einem gewissen Selbstverlust kommen.
- **Spirituelle Anpassung: die Auswirkungen des Verlusts auf die eigenen Überzeugungen, Wertvorstellungen und Annahmen über die Welt**
  Die Konfrontation mit einem schmerzlichen Verlust kann grundlegende Wertvorstellungen und philosophische Überzeugungen infrage stellen. Vor allem bei vorzeitigen und plötzlichen Todesfällen ist die Erschütterung am größten.

4. Eine dauerhafte Verbindung zu der verstorbenen Person inmitten des Aufbruchs in ein neues Leben finden

Die vierte Aufgabe beschreibt, dass keine völlige Loslösung von der Beziehung zu dem oder der Verstorbenen eingefordert wird. Vielmehr geht es darum, der verstorbenen Person einen angemessenen Platz im eigenen Leben einzuräumen, der die trauernde Person aber gleichzeitig wieder befähigt, selbst positiv weiterleben zu können, wieder Energie aufbringen zu können für das eigene Leben.

Gelingt diese Traueraufgabe nicht, setzt für die trauernde Person eine Art Stillstand in ihrem Leben ein. Der Trauerprozess ist zu Ende, wenn alle Traueraufgaben bewältigt sind und sich die Gefühle wieder dem eigenen Leben und den Lebenden zuwenden können.

Das Durchleben dieser Aufgaben charakterisiert sich nicht durch eine starre Abfolge derselben! Trauern ist ein fließender Prozess. Die Aufgaben können im Laufe der Zeit immer wieder neu angegangen und bearbeitet werden, oder man kann sich auch mit mehreren Aufgaben gleichzeitig befassen.

R. Neimeyer beschäftigt sich in seinem Trauermodell besonders mit den individuellen Bedeutungszusammenhängen bzw. der persönlichen Sinngebung des Verlusts für die trauernde Person. Er vertritt die aus der Gestalttherapie stammende Grundannahme, dass Menschen eine Selbstwahrnehmung von sich und ihrer Lebensgeschichte brauchen, in der alle bisherigen Erlebnisse miteinander in Verbindung stehen. Einschneidende Verluste drohen, die eigene Lebensgeschichte in unzusammenhängende Teile zerbrechen zu lassen. Das Ziel ist, den Verlust in einen Zusammenhang mit der eigenen Lebensgeschichte zu stellen, ihn in die eigene Lebensgeschichte zu integrieren, sodass der wahrgenommene Sinn des Lebens nicht beschädigt, sondern sogar gesteigert werden kann (Neimeyer 2011). Neimeyers Anliegen ist es auch, mittels psychotherapeutischer Methoden (Wortbilder, Rollenspiel, Körperreisen) die fortgesetzte Verbindung zum Verstorbenen auch spürbar zu machen.

Die Frage nach der „normalen" Dauer des Trauerprozesses ist schwierig zu beantworten, es lässt sich keine definitive Frist setzen. Der Zeitraum liegt beim Verlust einer nahestehenden Person erfahrungsgemäß mindestens bei einem Jahr, für viele Trauernde sind auch zwei Jahre nicht zu lang bemessen. Wenn der Gedanke an die verstorbene Person keinen akuten Schmerz mehr bereitet, ist dies ein relativ deutliches Anzeichen dafür, dass der Trauerprozess seinem Ende zugeht. Bei erfolgreicher Bewältigung der Traueraufgaben ist diese Traurigkeit in ihrer Intensität anders – sie wird nicht mehr als so quälend erlebt; ein gewisses Maß an Traurigkeit bleibt allerdings bestehen.

9.2.2 Trauerreaktionen

Die gesunde Trauerreaktion umfasst ein breites Spektrum von Symptomen, das nach einem schmerzlichen Verlust auftreten kann. Beim gesunden Trauerverlauf verfügt der trauernde Mensch über adäquate, individuelle Bewältigungsstrategien, die das Durcharbeiten des Trauerprozesses ermöglichen.

Die im Folgenden aufgelisteten Reaktionsweisen sollen die große Bandbreite völlig normaler Trauerreaktionen aufzeigen. Es gilt zu beachten, dass sich auch eine „normale" Trauerarbeit in psychischen und physischen Störungen ausdrücken kann.

(Quellen: Boschert/Kotz: Tod und Trauer bewältigen (Seminarkonzept); Zusammenfassung nach Worden (1987), S. 28–39. In: Pleschberger et al. (Hg.) (2002): Palliativpflege. Grundlagen für Praxis und Unterricht. Facultas Verlag, Wien. Anlage 1, „Normale Trauerreaktionen", S. 279–297.)

Gefühle

- Traurigkeit: Wird dieses Gefühl gemieden bzw. nicht zugelassen, kann dies zu einer komplizierten Trauerreaktion führen.
- Zorn/Wut: ist oft verwirrend für die trauernde Person. Die Wut entsteht aus dem Gefühl, dass der Trauernde nichts tun hätte können, um den Tod des geliebten Menschen zu verhindern, oder dass sich die trauernde Person vom Verstorbenen allein zurückgelassen fühlt. Der Glaube, ohne die verstorbene Person nicht weiterleben zu können, erzeugt große Hilflosigkeit, die in Form von Wut ihren Ausdruck finden kann. Auch hier ist es wichtig, die Wut zuzulassen und nicht zu unterdrücken!
- Schuld und Selbstbeschuldigung: häufig bei Trauernden. Sie machen sich z. B. Vorwürfe, die Krankheitszeichen des Verstorbenen nicht frühzeitig genug bemerkt zu haben. Meistens sind diese Selbstbeschuldigungen irrational und können mittels Konfrontation mit der Realität beeinflusst werden. Bei Situationen, in denen das Schuldgefühl realen Charakter hat, kann psychotherapeutische Begleitung notwendig und hilfreich sein.
- Angst: kann von einer leichten Unsicherheit bis hin zu heftigen Panikattacken reichen. Je intensiver und hartnäckiger die Angstgefühle sind, desto stärker deuten sie auf eine komplizierte Trauer hin.
- Verlassenheit, Einsamkeit: tritt vor allem bei Verlust des Lebenspartners auf.
- Müdigkeit/Erschöpfung: äußert sich in einer für die Betroffenen meist ungewohnten Antriebslosigkeit, die oft als überraschend bzw. belastend erlebt wird. Das Gefühl der Erschöpfung ist in der Regel zeitlich begrenzt.
- Hilflosigkeit: tritt häufig gleichzeitig mit Angst auf und wird in der ersten Phase des Verlusts als besonders stark empfunden.
- Schock: häufig bei plötzlich und völlig unerwartet auftretenden Todesfällen.
- Sehnsucht: bis hin zu einem schmerzlichen Sich-Verzehren nach der verstorbenen Person.
- Befreiung/Erleichterung: Vor allem wenn dem Tod eine lange oder qualvolle Krankheit vorausgegangen ist, kann das Gefühl von Erleichterung entstehen.
- Emotionale Taubheit.

Körperliche Empfindungen

- Leeregefühl oder Stein im Magen
- Beklemmungen in der Brust
- Zugeschnürtsein der Kehle

- Überempfindlichkeit gegen Lärm
- Ein Gefühl der Depersonalisation: „Ich gehe die Straße entlang und alles kommt mir unwirklich vor, auch meine eigene Person“
- Atemlosigkeit, Gefühl von Kurzatmigkeit
- Muskelschwäche
- Energiemangel
- Mundtrockenheit

Kognitive Veränderungen

- Unglaube, Nichtwahrhabenwollen: „Ich kann nicht glauben, dass das passiert ist. Das muss ein Irrtum sein. Ich will es einfach nicht glauben“ oder „Ich warte immer noch darauf, dass mich jemand aufweckt und mir sagt, dass ich das alles nur geträumt habe“, erzählt eine 69-jährige Witwe drei Monate nach dem tödlichen Mopedunfall ihres Ehemannes.
- Verwirrung: konfus im Denken, Schwierigkeiten beim Ordnen der Gedanken, Konzentrationsschwierigkeiten.
- Ständige gedankliche Beschäftigung mit der verstorbenen Person: z. B. kreisen die Gedanken ständig darum, wie es so weit hatte kommen können, was man hätte tun können, um den Tod zu verhindern. Manchmal schießen den Betroffenen Bilder und Gedanken im Zusammenhang mit der verstorbenen Person durch den Kopf.
- Gefühl der Anwesenheit der verstorbenen Person: Tritt vor allem in der ersten Zeit nach einem Todesfall auf. Die Trauernden glauben, dass die verstorbene Person in der aktuellen Realität irgendwie zugegen sei. Worden befragte dazu im Rahmen einer Studie trauernde Kinder. 81 % gaben vier Monate nach dem Tod eines Elternteils an, sie hätten das Gefühl, dieser würde ihnen bei dem, was sie tun, weiter zuschauen.
- Visuelle und akustische Halluzinationen: Sind bei Trauernden sehr häufig, v. a. in den ersten Wochen nach dem Todesfall.

Verhaltensweisen

- Schlafstörungen
- Appetitstörungen
- Zerstreutheit
- sozialer Rückzug
- geistesabwesendes Verhalten
- Träumen von dem verstorbenen Menschen
- Meiden von Erinnerungen an den verstorbenen Menschen
- Suchen und Rufen
- Seufzen
- Ratlosigkeit und Hyperaktivität
- Weinen

- Aufsuchen von Orten oder Beisichtragen von Gegenständen, die die Hinterbliebenen an die Verstorbenen erinnern
- Überhöhen von Objekten aus dem Besitz der verstorbenen Person

(Quelle: J. W. Worden 2011)

All diese Reaktionen sind als normal und nicht als pathologisch einzustufen! Sie können sich aber auch im Rahmen einer erschwerten Trauer (s. u.) zeigen. Umgekehrt ist auch ein Ausbleiben der Wahrnehmung von wichtigen Trauergefühlen möglich.

9.2.3 Starke Trauerreaktionen

Trauer ist ein sehr individuelles und persönliches Geschehen. Gefühle sind an sich nicht rational, deshalb lässt sich schwer verallgemeinern, welches Gefühl in der Trauersituation in welchem Ausmaß nun „angebracht" und „normal" ist. Es lässt sich nicht so einfach diagnostizieren, ab wann z. B. ein sozialer Rückzug pathologisch ist, wenn er dem momentanen Gefühlszustand und der Verarbeitungsstrategie der trauernden Person entspricht. Worden ist der Ansicht, dass erschwerte Trauer mehr mit der Intensität und/oder der Dauer einer Reaktion zu hat als mit einem Vorhanden- oder Nichtvorhandensein eines spezifischen Verhaltens.

Die von Paul 2011 erwähnte Einteilung der Trauerreaktionen einer Arbeitsgruppe von TrauerbegleiterInnen erscheint uns äußert praxisnah und anschaulich, um eine gesunde von einer veränderten Trauerreaktion zu differenzieren:

1. Nicht erschwerte Trauer

Der Trauerprozess wird nicht durch äußere Umstände behindert und nimmt seinen natürlichen Gang. Ca. 80 % aller Trauerprozesse werden als nicht erschwert betrachtet.

2. Erschwerte Trauer

Es besteht ein ungünstiges Verhältnis zwischen Risikofaktoren (siehe Kapitel 9.2.4) und Ressourcen in einem Trauerprozess. Der Begriff „erschwerte Trauer" dient häufig der Vorhersage, wie wahrscheinlich es ist, dass sich eine traumatische oder komplizierte Trauer entwickeln wird. Menschen mit erschwerter Trauer sollten aktiv auf Trauerbegleitungsangebote hingewiesen werden.

3. Komplizierte Trauer (verlängerte Trauerstörung)

Komplizierte Trauer wird diagnostiziert, wenn dieser Zustand, der für die ersten Wochen nach dem Verlust normal sein kann, auch mindestens 13 Monate nach dem Verlusterlebnis noch anhält. Boerner und Schulz stellen folgende Diagnosekriterien auf:

Der oder die Trauernde empfindet eine dauerhafte, belastende Sehnsucht und großes Verlangen nach der verstorbenen Person. Zusätzlich müssen vier der folgenden acht Symptome zumindest mehrmals täglich und/oder in einem sehr belastenden Ausmaß auftreten:

- Schwierigkeiten, den Tod zu akzeptieren
- seit dem Verlust Unfähigkeit, anderen Menschen zu vertrauen
- extreme Verbitterung über den Verlust
- Unfähigkeit, sich im veränderten Leben zurechtzufinden
- Abkapselung von früher nahestehenden Personen
- das Gefühl, das Leben sei ohne den Verstorbenen sinnlos
- das Gefühl, dass die Zukunft ohne die/den Verstorbene/n keine Aussicht auf Erfüllung bietet
- Nervosität seit Eintritt des Verlusts

Eine geeignete Unterstützung finden komplizierte Trauerverläufe in stark strukturierten und zeitlich begrenzten Angeboten. Es handelt sich um gezielte Interventionen, die oft therapeutisch geprägt sind.

4. Traumatische Trauer

Der Trauerprozess wird durch traumatische Erlebnisse überlagert und geprägt und durch traumatische Erlebnisse und Bilder behindert. Die Zeitspanne für eine mögliche Diagnostizierung beträgt mindestens sechs Monate.

Die Symptome liegen in den Bereichen Erinnerung, Gefühlsleben, Verhalten:

- unwillkürliche Erinnerungsblitze an belastende Szenen (Flashbacks), verbunden mit starken Gefühlen und Körperreaktionen
- Auffälliger Umgang mit Orten, die an die Erkrankung und das Sterben des nahestehenden Menschen erinnern – entweder als totale Vermeidung oder als ständiges Wiederaufsuchen
- Auffälliger Umgang mit Situationen, die an die Erkrankung und das Sterben des geliebten Menschen erinnern – entweder als totale Vermeidung oder als Drang, sie immer wieder zu wiederholen
- Ungewöhnlicher Umgang mit den eigenen Gefühlen – entweder als völlige Emotionslosigkeit beim Erzählen von Erinnerungen (Dissoziation) oder als ein Überschwemmtwerden von Gefühlen bis zum Zusammenbruch
- eine durchgehend höhere Reizbarkeit und Angespanntheit, die oft zu Schlaflosigkeit führt und sich in Misstrauen und verstärkter Aggression äußern kann

Die Bearbeitung der traumatischen Ereignisse kann nur durch spezialisierte TraumatherapeutInnen erfolgen und ist oft erst Monate bis Jahre nach dem Ereignis möglich. In der Zwischenzeit kann eine ressourcenstärkende Trauerbegleitung erfolgen.

Die vier Formen komplizierter Trauerreaktionen nach Worden

Chronische Trauerreaktionen: Es besteht über einige Jahre das Gefühl, im gesamten Leben von dem Gefühl der Trauer befangen zu sein. Die trauernde Person ist sich dabei dessen bewusst, dass sie die Trauerperiode für sich nicht abzuschließen vermag.

Verzögerte Trauerreaktionen: Ein Verlusterlebnis der Vergangenheit wurde gefühlsmäßig nicht oder nicht ausreichend bearbeitet. Ein neuerlicher Verlust kann nun bewirken, dass der damals nicht ausgedrückte Trauerschmerz zusätzlich zum neuen Verlusterlebnis erfahren wird. Der unbewältigte Kummer über dieses frühere Verlusterlebnis verstärkt die Intensität der Trauer. Zum Beispiel können schwangere Frauen nur begrenzt trauern. Sie sind ganz auf das neue Leben ausgerichtet – deshalb kommen Trauerreaktionen dann oft verzögert und sind für die Umgebung häufig nicht mehr nachvollziehbar.

Übertriebene Trauerreaktionen: Die trauernde Person erlebt den Verlust als übermäßig angstbesetzt, und Gefühle der Hoffnungslosigkeit und irrationale Verzweiflung können sich entwickeln. Die Person kann sich ein Weiterleben ohne den Verstorbenen oder die Verstorbene nicht mehr vorstellen, die Trauer wird als exzessiv und lähmend erlebt. Gefühle von Hoffnungslosigkeit und Niedergestimmtsein können sich zu einer regelrechten Verzweiflung entwickeln. Zudem können sich starke Ängste und Phobien entwickeln, die oft mit dem Thema Tod zu tun haben.

larviert
versteckt, ohne deutliches Zeichen, ohne typische Merkmale verlaufend

Larvierte **Trauerreaktionen**: Die trauernde Person bemerkt zwar Symptome an sich, kann aber nicht erkennen, dass diese mit dem Verlust in Zusammenhang stehen. Diese Symptome sind nicht emotionaler Art, die bewusste gefühlsmäßige Auseinandersetzung im Trauerprozess bleibt also aus. Vielmehr äußert sich die Trauerreaktion in Form von psychosomatischen Beschwerden. Die trauernde Person kann auch körperliche Schmerzen entwickeln, die denen der verstorbenen Person ähnlich sind.

Starke Trauerreaktionen können dadurch gekennzeichnet sein, dass die Betreffenden schmerzvoll reagieren, wenn der oder die Verstorbene erwähnt wird, oder dass am Jahrestag schwere psychische oder physische Reaktionen auftreten. Vorübergehend kann sich die Situation derart verschärfen, dass Trauernde weder essen noch schlafen können, die eigene Körperhygiene völlig vernachlässigen und sich nur schwer oder gar nicht dazu motivieren können, das Bett zu verlassen. Somit zeigt eine starke Trauerreaktion ein ähnliches Bild wie eine Depression. In Abgrenzung zur Depression fehlen bei der starken Trauerreaktion am ehesten die krankhafte Beschäftigung mit Gefühlen der Wertlosigkeit, eine lange und ausgeprägte Leistungsminderung sowie eine deutliche psychomotorische Verlangsamung. Eine erschwerte Trauerreaktion kann auch als Komorbidität einer Depression oder Angsterkrankung auftreten (DSM IV).

In der Regel sind Psychopharmaka aber nicht notwendig und eher kontraproduktiv, da damit die Gefühle verschleiert werden. Solche Medikamente werden vorzugsweise in Kombination mit psychologischer Begleitung bei starker Depression oder Angstzuständen verordnet. Das Lindern von Ängsten und Schlafproblemen steht bei der medikamentösen Therapie im Vordergrund. Zudem ist darauf zu achten, dass Menschen, die in akuten Trauerreaktionen stecken, nicht Arzneimittel in potenziell tödlich wirkenden Mengen in die Hände bekommen.

Kernaussage

> Das Erkennen und Ernstnehmen von Anzeichen einer starken Trauerreaktion durch uns Pflegepersonen ist sehr wichtig, da wir auf mögliche Hilfestellungen (psychologische Betreuung, Selbsthilfegruppen) aufmerksam machen können.

Man darf aber weder bei Personen, die nicht zu trauern scheinen, noch bei jenen, deren Trauerreaktion kein Ende findet, automatisch auf eine pathologische Trauer schließen (vgl. Smeding 2000). Es bedarf also in diesen Fällen der situationsgerechten Einschätzung einer eventuell besonderen Begleitungsbedürftigkeit. Dazu kann das Wissen um Risikofaktoren, die eine starke Trauerreaktion begünstigen, hilfreiche Hinweise bieten.

9.2.4 Risikofaktoren für den normalen Trauerverlauf

(angelehnt an Parkes und Smeding sowie Paul und Müller)

Vor Eintritt des Verlusts

- vorangegangene andere Verluste oder mehrere schwere Verlusterfahrungen
- Verluste in Kindheit und Jugend, die nicht angemessen betrauert wurden
- frühere psychische Erkrankungen, vor allem Depressionen
- (unbewältigte) Lebenskrisen vor dem Verlust
- die Art der Beziehung zu dem oder der Verstorbenen:
  - abhängige Beziehung: Der oder die Betreffende kann oder will nicht ohne den anderen oder die andere leben
  - ambivalente Beziehung: Es bestehen dem oder der Verstorbenen gegenüber zugleich positive und negative Gefühle
- Vorliegen von Bedingungen, die später Schuldgefühle fördern können, z. B. Tod in einer Trennungsphase

Todesumstände/Art des Todes

- plötzlich, unerwartet
- Verlust eines Kindes
- Suizid
- Unfälle, Gewalt, Mord
- Leichnam kann nicht geborgen werden

Bei Eintritt des Verlusts

- Alter und Geschlecht
  - z. B. sind Frauen mehr gefährdet als Männer, v. a. beim Tod eines Kindes
  - Männer haben oft größere Schwierigkeiten damit, ihre Trauererfahrungen anderen mitzuteilen
- Gesundheitszustand (Abhängigkeit von Drogen, Alkohol)
- Persönlichkeit
  - Selbstbild des „starken Menschen“: Vermeiden von Hilflosigkeit
  - Vermeidung von starken Emotionen, Verbieten des Gefühlsausdrucks, Unterdrücken von Gefühlen wie Angst
  - Menschen mit einem rigiden Selbstbild und Rollenkonzept, z. B.: „Männer weinen nicht“
  - nicht adäquater Umgang mit Stresssituationen
- sozioökonomischer Status
  - z. B. finanzielle Situation bei jungen Witwen mit Kindern
- kulturelle und religiöse Faktoren, welche die Trauer beeinflussen

Wesentliche Faktoren nach dem Verlust

- soziale Unterstützung/soziale Isolation: Wird die Familie als unterstützend erlebt? Gibt es genügend „Raum“ für die Trauer?
- Gibt es neue Lebenschancen/-perspektiven?
- Darf Trauer gezeigt und gelebt werden?
- Ist eine Reaktivierung früherer Konflikte oder Traumata möglich?
- Gibt es Anforderungen, die der Trauer entgegenstehen (Schwangerschaft)?
- Wie sieht es mit zusätzlichen Belastungen wie Verpflichtungen, finanziellen Problemen, Kindererziehung etc. aus?
- Handelt es sich um ein sozial oder persönlich nicht als Verlust verstandenes oder akzeptiertes Geschehen (z. B. Abtreibung, Frühabort)?
- Wie viel Zeit/Gelegenheit für einen Abschied gab es? Wie konnte der Abschied gestaltet werden? Gab es ausreichend Möglichkeit, sich auf eine ganz persönliche Art und Weise von dem oder der Verstorbenen zu verabschieden?

Wesentlich ist auch die Überlegung, dass jeder Verlust Folgeverluste nach sich zieht. Es werden damit mehrfach schmerzhafte Verluste ausgelöst.

9.2.5 Ressourcen im Trauerprozess

Nach Paul können folgende Fähigkeiten als günstig für den gesund verlaufenden Trauerprozess angesehen werden:

- ein tragendes soziales Netz (u.a. Partnerschaft, Familie, Freunde)
- ausreichender sozioökonomischer Status/finanzielle Sicherheit
- empfundene Einbindung in übergeordnete Zusammenhänge/Spiritualität
- als sinnvoll empfundene Tätigkeit (Beruf oder andere Tätigkeit)
- positiv besetzte Körperlichkeit
- vorhandene Werte, Überzeugungen
- subjektives Erleben von Selbstwirksamkeit
- Fähigkeit zur Selbstberuhigung
- Fähigkeit zur situationsangemessenen Nutzung vorhandener Ressourcen
- alle individuellen Fähigkeiten und Fertigkeiten

9.2.6 Auswirkungen der Trauer auf die Familie

Die Familie ist in sich ein System, in welchem die einzelnen Familienmitglieder wechselseitig aufeinander bezogen sind. Eine Veränderung bei einem Familienmitglied hat Auswirkungen auf alle anderen. So kommt das Gleichgewicht durch den Tod eines Familienmitglieds aus dem Lot, für die Hinterbliebenen bedeutet das eine Neuverteilung von spezifischen Aufgaben, Funktionen und Rollen.

Voraussetzungen für eine positive Trauerverarbeitung in der Familie

Für eine positive Bewältigung der Trauer innerhalb des Familiensystems ist eine offene Kommunikation, in der alle Mitglieder ihre Gefühle auf ihre individuelle Art ausdrücken dürfen, ein guter Nährboden. Ebenso sind das Annehmen-Können von Hilfe im Bedarfsfall, die gegenseitige Unterstützung sowie gefestigte Kontakte und Beziehungen, die unterstützend wirken, wichtige Faktoren für eine gute Trauerverarbeitung.

Ursachen für einen problematischen Umgang mit Trauer in der Familie

Schwierigkeiten in der Trauerverarbeitung innerhalb der Familie liegen oft darin begründet, dass auf Bewältigungsstrategien zurückgegriffen wird, die zwar von der Familie in Krisensituationen häufig (oft über Generationen hinweg) angewandt wurden, jedoch nicht passend und dienlich sind, um die Trauerverarbeitung aller Familienmitglieder positiv zu unterstützen.

Konflikte können auch entstehen, weil ein Familienmitglied auf andere Art und Weise trauert, als es vom Rest der Familie erwartet bzw. gar eingefordert wird, oder weil bei Einzelnen bereits nicht verarbeitete Verlusterlebnisse bestehen, weshalb der aktuelle Schmerz nicht zugelassen werden kann (z.B. spezielle Formen der Trauer bei Jugendlichen).

Trauern die Familienmitglieder unterschiedlich intensiv, kann sich das Problem ergeben, dass sich die stärker Trauernden nicht in der Lage fühlen, zusätzliche Aufgaben zu übernehmen oder Entscheidungen zu treffen. Die weniger Trauernden befürchten, dass die intensiv Trauernden einen Kontrollverlust erleben und ihre Alltagsprobleme nicht mehr bewältigen können. Sie neigen dann dazu, ihre Trauer zu unterdrücken, um den Anforderungen des Alltags nachkommen zu können.

Die Intensität der Trauer hat auch stark mit den unterschiedlichen Bindungen und Koalitionen innerhalb einer Familie zu tun – z. B. Vater und Tochter waren sich immer näher als Tochter und Mutter etc.

9.3 Trauerbegleitung

Die Trauerbegleitung ist eine Aufgabe, für die sich das gesamte Behandlungs- und Betreuungsteam zuständig fühlen sollte. Im Folgenden werden einige wichtige Grundsätze hervorgehoben:

Eigener Umgang mit Trauer

Um einen Menschen in seinem Trauerprozess gut begleiten zu können, bedarf es auch eines reflektierten Umgangs mit eigenen Verlusterlebnissen. Ebenso darf die eigene Trauer nicht übergangen werden, die entsteht, wenn ein Patient oder eine Patientin verstirbt.

Auch im Rahmen einer professionellen Betreuung kann zwischen einer Betreuungsperson und einem todkranken Menschen eine Bindung von einiger Tiefe entstehen. Dessen Tod wird dann auch für die professionellen HelferInnen als ein Verlust spürbar, der angemessen betrauert werden muss. Nicht verarbeitete Verluste können in ein Burn-out-Syndrom führen!

Anregung

Erinnern Sie sich an eine Situation, in der ein Patient oder eine Patientin, zu dem oder der Sie eine besonders gute Beziehung aufbauen konnten, gestorben ist.

Schreiben Sie auf,

- welche Gefühle das bei Ihnen ausgelöst hat,
- welche Verhaltensweisen Sie an sich bemerkt haben und
- wer oder was Ihnen in dieser Situation geholfen hat.

Waren Ihre damaligen Reaktionen für Sie hilfreich?

Gesprächsbereit sein und individuellen Trauerausdruck akzeptieren

Die Begleitpersonen müssen bereit sein, sich auf ein Gespräch einzulassen. Trauernde benötigen oft eine Art Klagemauer, der sie dieselben Dinge auch wiederholt erzählen dürfen, um Entlastung zu finden.

Für eine unterstützende Begleitung ist es wesentlich, die individuellen Trauerreaktionen der Betroffenen zu akzeptieren, sie zuzulassen. Es soll eine Atmosphäre geschaffen werden, in der sich Trauernde ihren Gefühlen öffnen können und diese ausdrücken dürfen (weinen, klagen, Wut). Werden Trauernde von ihren Gefühlen regelrecht überflutet, kann es hilfreich sein, sie zu bitten, ihren Atem wahrzunehmen. Eine körperliche Berührung kann dabei unterstützend wirken. Das Erspüren des eigenen Ein- und Ausatmens fördert die Konzentration auf die eigene Mitte der trauernden Person und nimmt damit das Überwältigende ihres Schmerzes. Es kann auch förderlich sein, Reaktionen/Gefühle als „normal" rückzumelden: Häufig ist es für die Trauernden wichtig, Gefühle wie Angst, Wut, Schmerz oder Schlaflosigkeit als normale Reaktionen bestätigt zu bekommen. Damit kann man einem möglichen Schuldgefühl, nicht „angemessen" auf den Verlust zu reagieren, entgegenwirken. Für einige Betroffene besteht sogar die Befürchtung, „verrückt" zu werden. Es ist daher wichtig, ihnen zu erklären, dass viele Trauernde für sie „verrückte" Dinge tun in dieser schweren Zeit, nicht aber ihren Verstand verlieren.

Hilfe von sich aus anbieten

Leider fordern oft jene Trauernden, die Hilfe von anderen Personen am dringendsten bräuchten, diese nicht von sich aus ein. Sie haben nicht genügend Kraft dazu. Sehr häufig findet sich die wichtigste Hilfe für trauernde Personen in ihrer sozialen Umgebung (Verwandte, Freunde, Nachbarn etc.).

Die Abschiedssituation gestalten

Es liegt in der Verantwortung der Pflegenden, für die Rahmenbedingungen eines individuellen Abschieds zu sorgen, u.a. auch die Angehörigen dazu zu ermutigen, den Verstorbenen oder die Verstorbene anzusehen und zu berühren. Die Realität des Todes wird dadurch deutlich erfahrbar. War eine gewünschte Abschiednahme vom toten Menschen nicht möglich, kann dies zu einem erschwerten Trauerprozess führen.

Beispiel

Frau A., Mutter von drei Kindern im Alter von 9, 15 und 17 Jahren, leidet an einem metastasierenden Mammakarzinom. In den Tagen vor ihrem Tod verbringen die Kinder viel Zeit bei ihrer Mutter, und sie helfen auch in der Pflege mit. Frau A. hat ihre Kinder schon seit Längerem auf ihr Sterben vorbereitet. In dieser Zeit leisten die Geschwister bereits einen großen Teil ihrer Trauer. Als Frau A. verstirbt, sind die Kinder darauf vorbereitet. Für den Abschied brauchen sie viel Zeit. Abwechselnd liegen sie bei ihrer toten Mutter im Bett und halten sie in den Armen. Die jüngste Tochter möchte etwas von ihrer Mama zurückbehalten und schneidet eine Locke aus dem Haar der Mutter ab. Die ältere Tochter sagt ihrer Mutter immer wieder, wie lieb sie sie hat und dass sie die beste Mutter war, die sie sich wünschen konnte. Der Sohn schreibt einen langen Brief, den er seiner Mutter mit in den Sarg geben will. Mit in den Sarg soll auch eine Zeichnung der jüngsten Tochter und ein Foto, auf dem die ganze Familie zu sehen ist. Gemeinsam mit ihrem Vater streuen die Kinder viele Rosenblätter auf das Bett, und erst als alle dazu bereit sind, wird Frau A. aus dem Zimmer gebracht.

Spezielle Angebote zur Trauerbegleitung

Einzelbegleitung: Die trauernde Person wird für ca. 5–10 Treffen von einer haupt- oder ehrenamtlichen MitarbeiterIn begleitet. Die Treffen finden entweder zu Hause oder an einem neutralen Ort statt.

Trauercafé: Das Trauercafé bietet Trauernden die Möglichkeit, sich mit anderen Menschen in einer ähnlichen Situation unverbindlich zu treffen und auszutauschen sowie neue Kontakte zu knüpfen. Meist wird ein Trauercafé von mehreren MitarbeiterInnen bzw. fachlich qualifizierten Personen betreut und findet ein bis zwei Mal im Monat statt.

Trauergruppen: sind geschlossene Gruppen von ca. 8–12 TeilnehmerInnen, die von fachlich qualifizierten Personen für 6–10 Abende begleitet werden. Sie bieten emotionale Unterstützung, dienen der Information und dem Gedankenaustausch und erfüllen einen sozialen Zweck.

Selbsthilfegruppen für Trauernde: Das Angebot an offenen Selbsthilfegruppen richtet sich an trauernde Hinterbliebene, trauernde Eltern und Geschwister oder Angehörige nach einem Suizid. Es werden in diesem Rahmen teilweise auch themenbezogene Fachvorträge angeboten.

Vertiefung des Lernstoffes

Zusammenfassung

Trauer ist nötig, um Verlustsituationen zu verarbeiten. Jeder Mensch hat individuelle Mechanismen, um Verlusten zu begegnen und diese in sein Leben zu integrieren. Trauermodelle liefern einen Anhaltspunkt dazu, wie Trauer von Menschen allgemein erfahren wird bzw. welche Aufgaben und Ziele sich aus diesem Prozess ergeben. Die Grenze zwischen „gesunder" und „komplizierter" Trauer ist äußerst unscharf, da die Individualität des trauernden Menschen einen großen Spielraum an Reaktionen offen lässt. Es gibt auch Risikofaktoren, die einen „gesunden" Trauerverlauf gefährden können.

Zum Üben

1. Was ist das Endziel des Trauerprozesses?
2. Welche Reaktionen lassen auf eine starke bzw. komplizierte Trauer schließen?
3. Welche Risikofaktoren können die „normale" Trauerverarbeitung gefährden?
4. Welche Verhaltensweisen können die Trauerverarbeitung innerhalb des „Systems Familie" erschweren?
5. Was können Sie tun, um trauernde Angehörige zu begleiten?

Zum Nachlesen

Diodá C., Gomez T. (2008): Warum konnten wir dich nicht halten? Wenn ein Mensch, den man liebt, Suizid begangen hat. Kreuz, Freiburg im Breisgau.

Darin wird die spezifische Situation Tod durch Suizid beleuchtet. Neben wissenschaftlichen Beiträgen nehmen auch Betroffene zu diesem Thema Stellung.

Kast V. (2001): Trauern. Phasen und Chancen des psychischen Prozesses, 23. Auflage. Kreuz, Freiburg im Breisgau.

Die Autorin stellt in diesem Buch ihr vielzitiertes Modell der Trauerphasen vor und beschreibt auch mögliche Probleme, die aus einem unterdrückten Trauerprozess entstehen.

Paul Ch. (2011): Neue Wege in der Trauer- und Sterbebegleitung. Hintergründe und Erfahrungsberichte für die Praxis. Gütersloher Verlag, München.

In diesem Werk wird Wissen zum Thema Trauer mithilfe zahlreicher namhafter Experten der Trauerforschung zusammengetragen. Auch ein Kapitel zum Thema Tod und Kinder/Jugendliche ist darin enthalten. Das Buch bietet einen ausgezeichneten und fundierten Einblick in den aktuellen Wissensstand der Trauerforschung.

Smeding R. E. W., Heitkönig-Wilp M. (2010): Trauer erschließen. Eine Tafel der Gezeiten. Der Hospiz Verlag, Wuppertal.

Smedings Modell „Trauer erschließen" wird in diesem Buch ausführlich dargestellt. Neben dem breiten theoretischen Inhalt wird anhand von Beispielen und Texten aus den „Schreibwerkstätten" gezeigt, wie das Modell in der Praxis gelebt werden kann.

Worden J. W. (2011): Beratung und Therapie in Trauerfällen. Ein Handbuch, 4., überarbeitete und erweiterte Auflage. Huber, Bern.

Ein fundiertes Werk, in dem Worden sein aufgabenorientiertes Trauermodell beschreibt. Es werden u. a. Mediatoren der Trauer benannt,

Zum Nachlesen

die das individuelle Erleben von Trauer beeinflussen; ebenso werden Ziele und Grundsätze der Trauerberatung dargestellt. Ein Schwerpunkt wird auf die Beschreibung der komplizierten Trauerreaktion gelegt. Für besonders Interessierte gibt der Autor auch Einblicke in die Trauertherapie.

10 Tod und Kinder

Lernziel

Nach dem Studium dieses Kapitels sollten Sie ...

... verstehen, dass Kinder in ihrem Umgang mit Tod und Sterben davon abhängig sind, was Erwachsene ihnen beibringen und wie diese selbst damit umgehen.

... wissen, welche Vorstellungen Kinder im Allgemeinen von Tod und Sterben haben (Todeskonzepte).

... wissen, wie Kinder Trauer ausdrücken.

... über unterstützende Maßnahmen in der Trauerbegleitung von Kindern Bescheid wissen.

Das Sterben eines Kindes ist in unserem Kulturkreis im Gegensatz zu früher, als die Kindersterblichkeit wesentlich höher lag, derart selten geworden, dass der Tod eines Kindes geradezu als widernatürlich empfunden wird. Der Verlust eines Kindes wird in der Regel als besonders schmerzhaft für alle Beteiligten (Angehörige, Pflegepersonen, ÄrztInnen etc.) erlebt und wirft für viele große Sinnfragen auf. Zentral bleibt dabei die Frage, warum ein Leben, das sich erst zu entwickeln beginnt, bereits wieder zu Ende sein muss.

10.1 Was verstehen Kinder unter Tod?

Nachdem Sterben und Tod noch immer zu den Tabu-Themen unserer Gesellschaft zählen, werden auch Kinder von dieser Einstellung geprägt. Sie sind im Umgang sowie in ihrer Vorstellung von Tod und Sterben sehr darauf angewiesen, was ihnen Erwachsene an Erklärungen und Verhalten vermitteln. Erwachsene müssen sich dieser Verantwortung bewusst sein, um die Kleinen nicht mit unrealistischen Schilderungen zu belasten oder unbeabsichtigt Ängste zu erzeugen. Leider haben Kinder heute selten Gelegenheit, das Sterben mitzuerleben. Sie werden vom Tod eines Menschen häufig „ferngehalten“, was den natürlichen Zugang zu Tod und Sterben erschwert.

Der Entwicklungspsychologe Jean Piaget untersuchte, welche Vorstellungen Kinder mit dem Begriff Leben verbinden. Zusammengefasst definiert er vier Stadien:

Stadium 1 (ca. 3–6 Jahre): Lebendig ist, was in irgendeiner Form aktiv oder nützlich ist. Eine Kerze ist dann lebendig, wenn sie brennt, weil sie hell macht.

Stadium 2 (ca. 6–8 Jahre): Lebendig ist, was sich bewegt. Der Unterschied zwischen belebten und unbelebten Dingen wird in diesem Alter deutlich: Der See ist dann lebendig, wenn er Wellen macht.

Stadium 3 (ca. 8 – 12 Jahre): Lebendig ist, was spontane Eigenbewegungen hat. Das Kind kann zwischen eigener und erhaltener Bewegung unterscheiden.

Stadium 4 (ca. ab 12 Jahre): Als lebendig gelten nur noch Pflanzen, Tiere und Menschen.

10.1.1 Todeskonzepte von Kindern

Kinder haben ihre eigenen Vorstellungen vom Tod, die sich mit dem Lebensalter entwickeln. Kinder gleichen Alters sind aber durchaus nicht alle auf demselben Entwicklungsstand, da die Vorstellungen von Tod und Sterben durch zahlreiche Faktoren wie

- Erfahrungen, persönliche Erlebnisse mit Tod,
- Umwelteinflüsse wie Fernsehen (die Art der Filme haben erheblichen Einfluss),
- kulturelle, gesellschaftliche und familiäre Gepflogenheiten

beeinflusst und bestimmt werden.

Es sind vier Kompetenzen erforderlich, um das Phänomen Tod zu verstehen:

- Nonfunktionalität (Stillstand aller biologischen und psychischen Lebenszeichen)
- Irreversibilität (der Tod kann nicht mehr rückgängig gemacht werden)
- Kausalität (Ursächlichkeit des Todes, die stets physikalischer/biologischer Art ist)
- Universalität (jedes Lebewesen muss sterben)

Bei Kindern sind diese Kompetenzen je nach Alter noch nicht ausgereift, was ein Begreifen erschwert. Lebensbedrohlich erkrankte Kinder entwickeln früher als gesunde ein reifes Todeskonzept. Sie besitzen meist ein intuitives Wissen um ihren Tod.

Kinder bis fünf Jahre

Der Tod ist für Kleinkinder deshalb so schwer begreiflich, weil ihre Vorstellung von Zeit nur sehr begrenzt ist. Kleine Kinder kennen nur die Gegenwart, nicht aber Vergangenheit oder Zukunft. Wie sollen sie also eine „ewige“ Trennung erfassen oder sich vorstellen können, früher einmal nicht existiert zu haben und später einmal nicht mehr hier zu sein?

Kernaussage

Kleinen Kindern fehlt aufgrund begrenzter Vorstellung von Zeit das Verständnis von:

- Endlichkeit
- Endgültigkeit
- Unausweichlichkeit des Todes

Für Kinder dieses Alters bedeutet der Tod emotional die Entbehrung oder den Entzug von Wichtigem. Sie setzen den Gedanken an Tod mit **Trennung** gleich. Das kann bei Kindern große Trennungsängste hervorrufen. So kann es beim Kind z. B. schmerzliche Gefühle verursachen, wenn die Mutter zur Arbeit geht. Ist das Kind selbst von einer unheilbaren Krankheit betroffen, bemerkt es zwar die veränderten emotionalen Reaktionen seiner Bezugspersonen, kann diese aber nicht auf seinen eigenen Tod beziehen. Die Ängste beziehen sich auf die Trennung von den Eltern, auf die Einsamkeit sowie auf die fremde Umgebung im Krankenhaus.

Ungefähr mit vier Jahren nehmen Kinder den Tod wahr, allerdings mit folgenden Einschränkungen (vgl. Fleck-Bohaumilitzky 2003):

- Der Tod widerfährt ausschließlich anderen, z. B. alten Menschen. Der eigene Tod ist in diesem Alter in der Regel noch undenkbar.
- Der Tod erscheint den Kindern als Fortsetzung des Lebens „auf einem niedrigeren Niveau", ein Leben „auf Sparflamme". Die Vorstellung von Tod wird mit Schlaf, Dunkelheit, einer Reise oder auch Bewegungslosigkeit verbunden. Kinder glauben oft, dass beerdigte Menschen im Sarg noch etwas spüren, noch atmen, sich ernähren oder noch wachsen können. Es ist deshalb wichtig, Kindern gegenüber zu betonen, dass der Tod dann eingetreten ist, wenn der Körper aufgehört hat zu funktionieren.
- Der Tod wird als reversibel betrachtet. Kinder haben nicht selten die Vorstellung, der Tod könne durch bestimmte Verhaltensweisen (z. B. durch Verstecken) abgewendet werden.
- Der Tod wird oft auf ein handelndes Wesen (z. B. Sensemann) zurückgeführt, da Kinder den Tod als Folge einer äußeren Gewalteinwirkung sehen. Sie können das Wesen einer tödlichen Krankheit noch nicht begreifen.

Die erste Erfahrung mit dem Tod erfolgt für viele Kinder über ein verstorbenes Tier oder den Verlust eines Stofftieres. Sie können dabei Trauergefühle empfinden.

Kinder ab fünf Jahren

Den Kindern ist bewusst, dass es Todesursachen gibt wie z. B. Krankheit oder Unfall. Sie glauben aber weiterhin nicht, vom Tod irgendwann einmal selbst betroffen zu sein. Es sind nur solche Menschen betroffen, die z. B. der Sensenmann „fangen" kann. Ihrer Vorstellung nach holt der Tod die bösen und ungehorsamen Menschen.

Ein Teil der Kinder personifiziert den Tod (als Engel, schwarzer Mann, als Skelett, Gerippe oder Knochenmann, als Komplize des Teufels oder als Sensenmann). Dieses Wesen kann sich unsichtbar machen, ist ganz leise, tanzt mit Geistern, hinterlässt Fußspuren, schickt Vorboten und tritt in Verbindung mit Dunkelheit und Nacht auf.

Die Kinder beginnen sich dafür zu interessieren, was aus den Toten wird. Sie haben zum Teil sehr konkrete Vorstellungen davon, die aber kaum mit Emotionen verbunden sind (z. B. Tote liegen im Sarg unter der Erde, können nicht mehr atmen und haben die Augen zu).

Mit dem Schulalter entwickelt sich langsam eine realistische Vorstellung vom Tod, die bereits mit Affekten verbunden ist. Das Zeitgefühl wird nun differenzierter, und das Kind lernt den Tod als etwas Endgültiges zu akzeptieren.

Die meisten Acht- bis Neunjährigen haben erkannt, dass alle Menschen – sie selbst miteingeschlossen – einmal sterben werden und dass der Körper nach dem Tod zerfällt. Für viele Kinder ist das schwer annehmbar, weshalb sie häufig an eine Seelenwanderung glauben.

Für Jugendliche kann das Verlusterleben konfliktträchtig sein. Sie sind aufgrund ihrer besonderen hormonellen, emotionalen und sozialen Umbruchsituation hoch vulnerabel. Ihre (sexuelle) Identitätsentwicklung ist erheblich an die libidinöse Besetzung des eigenen Körpers gebunden. Somit ist für sie der Umgang mit einer Erkrankung, die das physische Erscheinungsbild stark beeinträchtigt (wie z. B. Kachexie, stark unangenehme Gerüche, künstlicher Darmausgang etc.), schwierig. Zudem befinden sich Jugendliche gerade in einem Ablösungsprozess. Trennungserlebnisse aktualisieren das eigene Bindungsbestreben, und die Familie reagiert mit einem erhöhten Anspruch auf Präsenz und Zusammenhalt, was eine Bewegung auslöst, die der Ablösung entgegengesetzt ist. Jugendliche nehmen Abschied im Spannungsbogen zwischen Verselbstständigungsprozessen und Zugehörigkeitssehnsüchten. Ihnen ist der Erfahrungsaustausch mit Gleichaltrigen wichtig, etwa in einem Chatroom.

Auch ein gemeinsamer Diskothekenbesuch aller Freunde kann als Trauerausdruck gewertet werden. Mitunter suchen Jugendliche auch Abgrenzung zu den Aussagen der wohlmeinenden Erwachsenen und verfassen Briefe zur Richtigstellung an den Pfarrer, der den Charakter des Verstorbenen in ihren Augen missverstand. Sie greifen mitunter zu ungewöhnlichen, oft schmerzhaften Mitteln, wie z. B. zu einer Fotodokumentation der leeren Wohnung, um gegen den Trend der raschen Rückkehr zu Alltag und Normalität zu protestieren. Ebenso finden trauernde Jugendliche auch kreative Wege, um Verluste zu begreifen, etwa durch die Teilnahme an einer Schreibwerkstatt, das Führen von Traumtagebüchern, Gestalten einer Korrespondenzschatulle zur Aufbewahrung von Briefen etc. Trauererfahrungen können in diesem Alter zu einer einschneidenden Veränderung des Lebensweges führen, zB. Schulabbruch, Wunsch nach Auslandsaufenthalt, neuer Berufswunsch ... (vgl. Rechenberg-Winter und Fischinger 2010).

10.1.2 Spezifisches Trauerverhalten von Kindern

Grundsätzlich ist zu respektieren, dass jeder Mensch anders trauert, auch Kinder.

Die kindliche Trauerreaktion unterscheidet sich von jener der Erwachsenen in folgenden Punkten (vgl. Webb 2005):

- unausgereiftes Todeskonzept (je nach Alter und Entwicklungsstand des Kindes);
- eingeschränkte Fähigkeit, eigene Gefühle zu verbalisieren: Die Mitteilung von Gefühlen gelingt am ehesten im Spiel, mittels Zeichnungen oder Tagebuch. In ihren Zeichnungen finden sich häufig Symbole wie Schmetterlinge, Regenbögen, Blumen sowie die Darstellung von Jesus und Engeln;
- emotionaler Schmerz kann nur für gewisse Zeitspannen ertragen werden. Kinder müssen sich zwischendurch ablenken. Das Trauern von Kindern zeichnet sich durch Sprunghaftigkeit aus. Sie können in einem Augenblick sehr traurig sein und im nächsten Moment wieder lachen. Es kann vorkommen, dass ein trauerndes Kind z. B. einen Witz macht oder sich „unangemessen" verhält, was von den Erwachsenen in dieser Situation oft als unpassend empfunden wird;
- Kinder möchten sich von ihren *Peers* nicht unterscheiden.

Peergroups
sind Gruppen von etwa gleichaltrigen Kindern und Jugendlichen mit ähnlichem sozialen Rang und Status

Anregung

Was tun Sie, wenn Sie sehr traurig sind? Sprechen, schreiben oder malen Sie? Welche Aktivitäten helfen Ihnen noch?

Deutliche Anzeichen, dass Kinder trauern:

- Appetitlosigkeit
- unruhiger Schlaf, Schlaflosigkeit
- Rückzug
- plötzliche Gefühlsausbrüche (z. B. sich plötzlich aggressiv verhalten)
- Einnässen etc.: Grundsätzlich gehen viele Trauernde jeden Alters einen Schritt zurück in ihrer persönlichen Entwicklung. Unter Umständen übernimmt das Kind Verhaltensweisen, die nicht mehr „altersgerecht" sind. Es möchte im Bett der Eltern schlafen oder ist besonders anlehnungsbedürftig.

Gegenstände der Verstorbenen

Gegenstände des oder der Verstorbenen können für das zurückgebliebene Kind eine wichtige Bedeutung für die Trauerverarbeitung haben. Der Umgang mit Fotos oder dem Lieblingskuscheltier des verstorbenen Geschwisters ist Ausdruck der Auseinandersetzung, in der ein wiederholtes Traurigsein das Voranschreiten des Trauerprozesses ermöglicht.

10.1.3 Schuldgefühle trauernder Kinder

Kinder fühlen sich sehr häufig in irgendeiner Form schuldig/mitverantwortlich für den Tod eines nahen Angehörigen.

Die Begründung liegt darin, dass Kinder die Beziehung zwischen Ursache und Wirkung noch nicht verstehen. Sie setzen häufig sich und ihr Verhalten zu Vorgängen in ihrer Umwelt in Beziehung. Sie denken, eine Trennung durch Tod sei die direkte Folge eines Fehlverhaltens ihrerseits und komme als Strafe über sie. Zudem drücken Kinder ihre Schuldgefühle kaum aus.

Gerade Geschwister haben eine sehr enge Bindung zueinander, weshalb sie sich besonders schuldig und mitverantwortlich für den Tod des Bruders/der Schwester fühlen. So ist es von größter Bedeutung, dem Kind immer wieder zu erklären, dass sein Verhalten nichts mit dem Tod dieses Menschen zu tun hat. Nicht selten denken Kinder, dass ein Streit zum Tod des Geschwisters geführt hätte. Wie oft wünscht sich ein Kind im Streit, sein Geschwister wäre nicht mehr da. Wenn nun diesem Geschwister ein Unglück zustößt, wertet es seine Gedanken und Gefühle möglicherweise als Auslöser dieses Unglücks – es fühlt sich dafür verantwortlich. Dieses Missverständnis muss klar und offen ausgeräumt werden, indem betont wird, dass Streit etwas Normales ist und nicht den Tod des Geschwisters hervorrufen kann.

Kernaussage

> Es ist immer daran zu denken, dass Kinder sich schuldig am/mitverantwortlich für den Tod eines Angehörigen fühlen können. Dieser belastende Gedanke muss durch die wiederholte Bestätigung, dass der Tod nichts mit dem Kind zu tun hat, ausgeräumt werden.

Schuldgefühle können im Kind noch zusätzlich dadurch geweckt werden, dass Eltern oder andere Personen ständig Vergleiche zwischen dem lebenden und dem verstorbenen Kind ziehen. Im Kind entsteht dann der logische Gedanke: „Ich lebe noch, obwohl mein Bruder viel netter war." Das wirkt sich äußerst belastend auf das Selbst des Kindes aus. Es ist daher wichtig, dass Eltern dem Kind das unmissverständliche Gefühl geben, es genauso zu lieben wie das verstorbene Geschwister.

10.2 Unterstützende Maßnahmen zur Trauerbewältigung bei Kindern

Kinder sind in der Bewältigung ihrer Trauer auf die Hilfe von Erwachsenen angewiesen und erleben die Trauerreaktionen ihrer Umwelt mit. Eine wesentliche Hilfe kann es darstellen, wenn Kindern die Möglichkeit gegeben wird, sich von dem Verstorbenen zu verabschieden, ihn noch einmal zu sehen und, wenn sie möchten, auch zu berühren. Kinder brauchen dabei Begleitung und Unterstützung. Sie sollen auch all ihre Fragen in diesem Zusammenhang stellen dürfen.

10.2.1 Offener und ehrlicher Umgang

Grundsätzlich kann gesagt werden, dass es für die Trauerverarbeitung eines Kindes von Vorteil ist, wenn eine offene und ehrliche Gesprächssituation herrscht. Aus der Idee heraus, das Kind sei zu klein, um den Tod zu verstehen, meinen manche Erwachsenen, das Kind vor der Realität des Todes schützen zu müssen, um es nicht mit etwas zu belasten, das es „nicht verstehen kann".

Gesprächsbereitschaft und für das Kind da sein

Kinder brauchen, so wie Erwachsene auch, ein soziales Netz, das sie stärkt und auffängt. Sie benötigen in dieser Zeit ganz besonders viel Aufmerksamkeit, Zuwendung, Geduld sowie das Ernstnehmen ihrer Gefühle, um Trauerarbeit leisten zu können.

Durch einen Todesfall in der Familie passiert es aber nicht selten, dass es den Erwachsenen nur eingeschränkt gelingt, in der natürlichen Selbstbezogenheit ihrer Trauer die Ängste, Fragen und Schuldgefühle der Kinder wahrzunehmen und auf sie einzugehen (vgl. Goldmann-Posch 1990). Trauernde Kinder fühlen sich dann verstanden, wenn auch ihr Verlust als schwer und einzigartig erkannt wird.

Besonders beim Tod eines Geschwisters kann es vorkommen, dass das zurückgebliebene Geschwister sich nicht nur mit dem Verlust des Bruders oder der Schwester auseinandersetzen muss, sondern es auch die Eltern in tiefer Trauer erlebt. So kann es geschehen, dass das trauernde Geschwister auf sich selbst gestellt ist und mit seinen Gefühlen und Fantasien alleine zurechtkommen muss. Von Bedeutung ist in diesem Fall eine für das Kind wichtige Bezugsperson, z. B. eine Tante, die für das Kind da ist, es auffängt und ein offenes Ohr hat.

Kernaussage

Besonders hilfreich für Kinder, die ein Geschwisterkind verloren haben, kann jemand aus dem Verwandten- oder Freundeskreis der Familie sein, der sich jetzt ganz besonders um das Kind kümmern kann.

Auch wenn sich innerhalb des BetreuerInnen-Teams jemand speziell um das Kind bemüht und seine Fragen beantwortet, ist das hilfreich. Denn manchmal ist es für die Kinder einfacher, mit jemandem zu sprechen, der nicht zur Familie gehört.

Altersgerechte Informationen

Kinder brauchen Informationen, die an ihr Alter angepasst sind, sowie ehrliche Antworten auf ihre Fragen. Mit dem Argument „Das verstehst du noch nicht" nimmt man dem Kind die Möglichkeit, den Verlust zu verarbeiten. Dazu muss man aber wissen, was das Kind über den Tod denkt, was es sich darunter vorstellt (→ Kap. 10.1.1, Todeskonzepte von

Kindern). Das Totschweigen und Erzählen von Unwahrheiten verstärkt die Angst und das Gefühl, dass der Tod etwas Schlimmes ist, worüber man nicht spricht. Das Kind wird damit in seiner Trauer und mit seinen Fragen und Fantasien allein zurückgelassen. Kinder können Trauer aber weitaus besser ertragen als Isolierung. Es liegt in der Natur der Kinder, alles ganz genau wissen zu wollen. Für Erwachsene kann es auch eine Entlastung bedeuten, sich von dem unsinnigen Gedanken zu befreien, auf jede Frage eine Antwort parat haben zu müssen!

Man darf Kindern gegenüber ruhig zugeben, dass es Fragen gibt, die die Menschheit seit Anbeginn beschäftigen und die für das menschliche Hirn mit seinem begrenzten Verstand nicht zur Gänze fassbar sind.

Unrealistische Formulierungen

Häufig wird auf unglückliche Formulierungen ausgewichen, die für ein realistisches Bild von Tod und Sterben ganz und gar nicht förderlich sind. Die Erklärung „Die Omi ist eingeschlafen" kann für das Kind bedeuten, dass es künftig Angst vor dem Einschlafen hat. „Die Omi ist an einem besseren Ort" kann im Kind Sehnsüchte erwecken, auch an diesem Ort sein zu wollen. Prinzipiell sollen nur solche Erklärungen verwendet werden, auf die später aufgebaut werden kann.

Trauer spüren und ausdrücken dürfen

Für Kinder ist es wichtig zu erleben, dass es normal ist, zu trauern, und dass sie ihren Kummer und ihre Trauer mit der Familie teilen dürfen. Je offener Gefühle in einer Familie gezeigt werden, desto leichter ist es auch für das Kind, Trauer, Schmerz und Aggression auszudrücken. Kinder spüren ohnehin sehr genau, wenn Erwachsene traurig sind. Oft befürchten Kinder, dass sie den Kummer ihrer Eltern verstärken könnten, wenn sie ihre Trauer offen zeigen würden. Es kann auch in weiterer Folge entlastend sein, wenn das Kind sieht, dass die Eltern auch einmal lachen und für kurze Momente den Schmerz vergessen können.

Trauernde Kinder senden mehr nichtsprachliche Signale aus als die Erwachsenen. Ihre Bilder, Bastel- und Tonarbeiten, ihre Geschenke sind das besondere methodische Rüstzeug ihrer intensiven Auseinadersetzung mit den Ereignissen. Diese kreativen Äußerungen sollen aufmerksam beobachtet werden, weil sie als Kommunikationsangebot zu verstehen sind (vgl. Rechenberg-Winter/Fischinger 2010). Zudem werden durch diesen kreativen Gefühlsausdruck – z. B. in Form von malen, spielen, tanzen, singen – Selbstheilungskräfte im Kind aktiviert. Es wird dabei auch ein Gefühl der Stärke und der persönlichen Einflussnahme auf die Umwelt gefördert, das den durch die Todeserfahrung ausgelösten Ohnmachtsgefühlen entgegensteht. Nach der Auffassung von C. G. Jung sind in den gemalten Symbolen von Zeichnungen Manifestationen des Unbewussten enthalten, die therapeutisch für die Bewusstmachung seelischer Vorgänge genutzt werden können.

Im Spiel inszenieren Kinder ihre Lebensthemen, wodurch Emotionen sichtbar und verstehbar werden. Das Spiel ermöglicht Kindern, aktiv tätig zu werden und den Kummer auf diese Weise mitzuteilen. Vor allem für kleinere Kinder oder jene, die ihre Gefühle nicht offen zeigen können, stellt das Spiel eine gute Unterstützung in der Trauerverarbeitung dar.

10.2.2 Abschied nehmen und Trauerrituale miterleben dürfen

Sehr häufig werden Kinder aus Angst vor „unnötiger" Belastung von wichtigen Trauerritualen ferngehalten. Die Teilhabe an Ritualen ist für Kinder jedoch wichtig, um ihre Angst und Unsicherheit sowie den Schmerz und die eigene Hilflosigkeit besser unter Kontrolle zu bringen.

Am Begräbnis teilnehmen

Eltern wollen ihren Kindern aus Sorge ein Begräbnis oft nicht zumuten. Grundsätzlich ist es jedoch möglich und meistens auch sinnvoll (jedoch keineswegs verpflichtend!), Kindern jeden Alters anzubieten, an Abschiedszeremonien teilzunehmen und sie ihren Neigungen entsprechend in Mitgestaltungswünschen ernst zu nehmen (vgl. Rechenberg-Winter/Fischinger 2010). Das Begräbnis eines Familienmitgliedes ist ein Ritual, das die ganze Familie betrifft, und die Kinder sollten davon nicht ausgeschlossen werden. Es soll jedoch weder ein Kind gezwungen werden, am Begräbnis teilzunehmen, noch soll es ihm verwehrt werden. Es ist auf jeden Fall notwendig, mit dem Kind den Ablauf eines Begräbnisses vorher zu besprechen und zu schildern, was es dabei erleben wird (z. B. viele schwarz gekleidete Menschen, die traurig sind und weinen). Wichtig ist auch, zu erwähnen, dass der Sarg in die Erde gelassen wird. Zur Begleitung des Kindes ist eine Vertrauensperson hilfreich, die selbst nicht so sehr von der eigenen Trauer betroffen ist. Es kann damit gewährleistet werden, dass das Kind eine ständige Begleitung erfährt und jederzeit Fragen stellen kann.

Kinder sollen ermutigt werden, sich aktiv am Begräbnis zu beteiligen, indem sie vielleicht Bilder malen und diese dem Verstorbenen ins Grab mitgeben, indem sie Briefe schreiben und Kuscheltiere mitgeben, Muscheln und Steine für diesen Tag sammeln, Gasluftballons aufsteigen lassen etc. Diese aktiven Gesten helfen den Kindern bei der Wiedergewinnung von Kontrolle, lösen sie aus Erstarrung und Lähmung angesichts eines so paralysierenden Ereignisses. Zudem sammeln sie konkrete Erfahrungen, welche ihnen in der Auseinandersetzung mit der Endgültigkeit und der Irreversibilität des Todes hilfreich sind. Es sind Trittsteine auf dem Weg in das Leben, das ihnen noch viele Abschiede zumuten wird (vgl. Fleck-Bohaumilitzky 2003; Rechenberg-Winter/Fischinger 2010).

Den toten Menschen sehen und berühren

Kindern wird oft vorenthalten, die Verstorbenen noch einmal zu sehen, sie berühren zu dürfen. Es wird ihnen damit die Chance genommen, im vollen Sinne zu begreifen, dass die Menschen jetzt tatsächlich „anders" – eben tot – sind. Es wird ihnen damit auch unmöglich gemacht, sich auf ihre Art und Weise von den Verstorbenen zu verabschieden. Dieser Abschied kann nicht nachgeholt werden.

„Das Bild eines toten Menschen ist für ein Kind etwas sehr Wichtiges, das es in Erinnerung behalten sollte – um so auch den Gegensatz von Tod und Leben wahrzunehmen. Der Anblick des Toten ist für ein Kind nichts Erschreckendes, nichts, das ihm Angst einflößen könnte, und nichts, das ihm vorenthalten werden darf. Kinder gehen ganz natürlich mit dem Tod um, wenn ... Erwachsene den Verstorbenen nicht als etwas Grauenhaftes sehen, etwas, vor dem man Angst haben muss." *(Fleck-Bohaumilitzky 2003, S. 56)*

Hier könnten Pflegepersonen die Eltern dazu ermutigen, den Kindern die Möglichkeit eines Abschiednehmens zu geben. Die Praxis zeigt, dass die Befürchtungen der Eltern, ihre Kinder könnten damit überfordert sein, unbegründet sind. Wir können vielmehr von den Kindern einen natürlichen Umgang mit den Verstorbenen lernen.

Sicherheit durch konstante Umgebung

Für Kinder ist es wichtig, dass sie nach dem Tod einer nahe stehenden Person eine vertraute und berechenbare Umgebung vorfinden. Gewohntes soll beibehalten werden, da Kindern eine Alltagsroutine viel Sicherheit vermitteln kann. Bei Veränderungen der Umwelt besteht die Gefahr, das Kind durch zu viele Reize zu überfordern. Manche Kinder wollen nicht mehr alleine bleiben und haben Angst, dass ihnen oder den Eltern ebenfalls etwas zustoßen könnte.

10.2.3 Vorgehen bei Krisensituationen

Löble et al. (2000) haben praktische Ratschläge im Falle einer Krisenintervention erarbeitet. Diese werden nun auszugsweise dargestellt. Sie sollen den Helfenden ein gut strukturiertes Vorgehen in akuten Trauersituationen ermöglichen und damit sowohl den Helfenden als auch dem betroffenen Kind und seiner Familie Sicherheit in dieser Ausnahmesituation bieten.

Das Kind dort abholen, wo es steht

Abklären, ob:

- gravierende Entwicklungsrückstände, Behinderungen oder sonstige Einschränkungen beim Kind vorhanden oder zu vermuten sind;
- das Kind bereits vortraumatisiert ist, z. B. kürzlicher Verlust von anderen Bezugspersonen;

- besondere religiöse Bindungen der Familie bestehen.

Welches Todeskonzept besteht?

Abklären, welche aktuellen Vorstellungen das Kind vom Tod hat (Begriffe von Endlichkeit, Endgültigkeit, Unausweichlichkeit). Das kann mit wenigen konkreten und offenen Fragen herausgefunden werden. Ziel ist es, in der Vorstellungswelt des Kindes zu bleiben, um es weiterhin erreichen zu können.

Vorbeugen von Schuldgefühlen

Unbedingt sensibel sein auf die Frage nach der Schuld! Ziel ist, das Kind von Schuldfantasien möglichst früh, noch in ihrer Entstehung, zu entlasten. Gleichzeitig soll ihm das Gefühl gegeben werden, dass für den betreffenden Menschen wirklich alles getan wurde und getan wird. Dabei ist es hilfreich, dem Kind alle Maßnahmen so gut als möglich an sein Verständnis angepasst zu erklären und es vor allem auch aktiv daran teilhaben zu lassen. Damit wird beim Kind das Gefühl genährt, für den betreffenden Menschen auch etwas getan zu haben.

Dem Kind Gelegenheit geben, andere selbst zu trösten

Oft wagen es Kinder nicht, ihre Angehörigen zu trösten, obwohl sie einen Impuls dazu verspüren würden. Sie brauchen dann Personen, die sie dabei unterstützen und ihnen sozusagen die „Erlaubnis" dazu erteilen. Diese kindliche, direkte und sehr natürliche Anteilnahme tut in der Regel sowohl den Erwachsenen als auch dem Kind selbst gut.

Bewegung ist Verarbeitung, ist schon Trauerarbeit

Kinder bedienen sich in ihrer Trauerverarbeitung auch einer aktiven, körperlichen Art in Form von körperlicher Bewegung. Ein vermehrtes Umherlaufen und Rennen vom einen zum anderen kann darüber hinaus auch dazu dienen, sich zu vergewissern, dass alle noch da sind, sie selbst eingeschlossen.

Offenes und ehrliches Antworten

siehe Punkt 10.2.1

Aushalten und schweigen können

Auch Kinder benötigen angesichts eines Todesfalles Momente des Schweigens und des Aushalten-Könnens, des Da-Seins. Dies gilt es unbedingt zuzulassen. Ein unaufhörliches Einreden auf das Kind, gezwungene Ablenkungsmanöver oder „tröstende Überschüttung" von körperlicher Nähe sind kontraproduktiv. Ein einfaches Anbieten der Hand kann das Kind vorsichtig zu körperlicher Nähe einladen, wenn es sie braucht, und gibt die Möglichkeit, sie einfach wieder loszulassen. Wichtig ist, dass das Kind den Grad der Nähe bestimmen darf.

Elterninformation und -beratung

Es kann für die Eltern hilfreich sein, einen Wissensüberblick bzgl. der kindlichen Trauer sowie Vorstellungen vom Tod zu ermöglichen, damit sie mehr Sicherheit über ein „richtiges" Verhalten in der nächsten Zeit erreichen. Neben Gesprächen können auch Ratgeberbroschüren oder Selbsthilfegruppen hilfreich sein.

In einer Krise können Situationen entstehen, die akut eine Entscheidung verlangen. Je nach Situation kann das Betreuungsteam in der Entscheidungsfindung unterstützen oder zumindest Kontakte zu den nötigen AnsprechpartnerInnen/Institutionen vermitteln.

Beispiele für akute Entscheidungssituationen:

- Soll der leibliche Vater der Kinder bei getrennt lebenden Familien über einen Todesfall in der Familie informiert werden?
- Kann das Kind am nächsten Tag zur Schule gehen, wenn es dies möchte?

Beendigung der Krisenintervention, ein Angebot vermitteln für danach

Es ist wesentlich, die Weiterversorgung des Kindes zu sichern. Wer kann sich in der nächsten Zeit um das Kind kümmern? Wie werden die anfallenden alltäglichen Dinge für die nächste Zeit organisiert? Diese erste Strukturierung gibt allen Beteiligten Sicherheit. In der akuten Situation kann es notwendig sein, dem Kind die „Erlaubnis zu geben", zu essen, zu Bett zu gehen etc.

Die Weitergabe von Informationen und Adressen von Anlaufstellen und Hilfseinrichtungen wie Selbsthilfegruppen, psychiatrische/psychotherapeutische/psychologische Hilfsangebote sind für eine gute Weiterbetreuung vonnöten. Es kann nicht davon ausgegangen werden, dass die betreffenden Personen Kenntnis über die Hilfsangebote des Betreuungsnetzes haben.

10.3 Unheilbar kranke Kinder

Beinahe alle diese Kinder haben eine Ahnung von ihrer lebensbedrohlichen Situation, unabhängig davon, ob sie darüber aufgeklärt wurden oder nicht (vgl. Bessler 1996). E. Kübler-Ross spricht in diesem Zusammenhang von einem „inneren, spirituellen, intuitiven Quadranten" der Kinder. Es finden sich in der Literatur unzählige Beispiele dafür, dass Kinder ihre momentanen und zukünftigen Ängste und ihr Wissen über Zeichnungen oder das Verfassen von Märchen und Geschichten einzigartig ausdrücken können. Sie reifen in der Regel wesentlich schneller als gesunde Kinder ihres Alters. Viele haben auch den Tod von FreundInnen durch unzählige Krankenhausaufenthalte miterlebt, was sie häufig sehr beschäftigt und Trauer in ihnen auslöst.

Kleinere Kinder erleben ihre Krankheit oft als Strafe, z. B. für Unfolgsamkeit, und werden daher von Schuldgefühlen geplagt. Sie versuchen vor allem durch Wohlverhalten, Zaubersprüche oder magische Versprechungen das Fortschreiten ihrer Krankheit zu beeinflussen. Sie fallen in der Betreuung durch ein überangepasstes Verhalten auf! Durch braves Benehmen soll das Leiden aufgehalten oder gemildert werden. Tritt keine Besserung ein, empfinden sie große Wut darüber, die sie wiederum als Grund für das weitere Voranschreiten der Krankheit verantwortlich machen (vgl. Bessler 1996). Auch Trauer und Verbitterung und ein damit verbundener Rückzug in sich selbst kann die Folge sein.

Im Jugendalter besteht das Problem, dass diese Phase normalerweise eine gesunde Abnabelung vom Elternhaus bewirken soll. Tatsächlich macht sich aber eine zunehmende Abhängigkeit durch die Krankheit bemerkbar. Dieser Widerspruch löst bei Jugendlichen oft eine Rebellion aus. Die Jugendlichen zeigen starke emotionale Reaktionen bezüglich der Unwiderruflichkeit des Todes und beschäftigen sich intensiv mit Fragen zum „danach".

Kernaussage

Da Kinder über ihren Tod Bescheid wissen, benötigen sie ein offenes Gespräch mit ihnen vertrauten Menschen, um einen völligen Rückzug und eine totale Isolation zu verhindern.

Lebensbedrohlich erkrankte Kinder spüren die Traurigkeit ihrer Eltern und nahe stehender Personen sehr deutlich, weshalb sie oft bemüht sind, diese Personen zu schonen. Sie wechseln oft rasch ihre Stimmungslage und ihr Verhalten (Wut, Angst, Weinen). Manche Kinder verhalten sich auch aggressiv, um leichter Abschied nehmen zu können.

Häufige Reaktionsformen sind aggressive Abwehr (unbegründete Wutausbrüche) oder Rückzug/Schweigen in Richtung Depression. Ebenso können psychosomatische Beschwerden auftreten.

Vertiefung des Lernstoffes

Zusammenfassung

Kinder sind in ihrer Trauerverarbeitung abhängig von den Erwachsenen. Sie benötigen ehrliche und altersentsprechende Informationen, um mit dem Thema Tod umgehen zu können. Kinder zeigen ihre Trauer ebenso wie Erwachsene sehr individuell, wobei ihr Trauerausdruck eher spontan und sprunghaft ist. Kinder belasten sich häufig mit dem Gedanken, am Tod einer Person mitverantwortlich zu sein. Zum Verarbeiten von Verlusten benötigen sie eine Vertrauensperson, die zuhört, gesprächsbereit und da ist.

Zum Üben

1. Wie stellen sich kleine Kinder den Tod vor?
2. Was sind Anzeichen dafür, dass ein Kind trauert?
3. Warum fühlen sich Kinder oft schuldig am Tod einer Bezugsperson? Wie reagiert man darauf richtig?
4. Welche Gefahren ergeben sich für ein Kind, wenn sein Geschwister stirbt?
5. Wie kann ein Kind auf ein bevorstehendes Begräbnis vorbereitet werden?
6. Warum ist es für Kinder wichtig, sich von dem oder der Verstorbenen verabschieden zu können?
7. Was kann hinter einem zornig-aggressiven Verhalten speziell bei lebensbedrohlich erkrankten Kindern stehen?

Zum Nachlesen

Fleck-Bohaumilitzky Ch. (2003): Wenn Kinder trauern. Ratgeber Erziehung. Südwest, München.

Die Autorin beschreibt in leicht verständlicher Sprache die unterschiedlichen Vorstellungen von Tod und Trauer bei Kindern in den jeweiligen Entwicklungsphasen. Sie finden darin auch wichtige Hinweise, wie Sie Kinder in ihrer Trauer adäquat begleiten können. Das Buch ist auch für Laien gut geeignet.

Kachler R., Reckers S. (2007): Wie ist das mit ... der Trauer? Gabriel, Stuttgart.

Das Buch geht auf die Situation trauernder Kinder ein und ist in einer Sprache formuliert, die 8–10-jährige Kinder verstehen. Es werden Situationen und Beispiele von trauernden Kindern beschrieben und häufig gestellte Fragen beantwortet. Darüber hinaus finden Sie wertvolle Tipps zur Gestaltung eines förderlichen Rahmens für den kindlichen Trauerprozess.

Kübler-Ross E., Schaup S. (2011): Kinder und Tod. Knaur, München.

Anhand zahlreicher Fallbeispiele vermittelt das Buch einen guten Einblick, wie Kinder Tod und Trauer erleben. Das Buch beschäftigt sich auch mit dem symbolhaften Ausdruck kindlicher Trauer.

Zum Nachlesen

Kinderbücher zum Thema Sterben und Tod

Bauer J. (2001): Opas Engel. Carlsen, Hamburg.

Ellermann H. (1992): Der rote Faden. Lappan, Oldenburg.

Fried A., Gleich J. (1997): Hat Opa einen Anzug an? Carl Hanser, München.

Lueger-Schuster B., Pal-Handl K., Nöstlinger Ch. (2004): Wie Pippa wieder lachen lernte. Elternratgeber für traumatisierte Kinder. Springer, Wien.

Oyen W., Kaldhol M. (1987): Abschied von Rune. Ellermann, München.

Saalfrank H., Goede E. (1998): Abschied von der kleinen Raupe. Echter, Würzburg.

Schindler R. (1981): Pele und das neue Leben. Eine Geschichte von Tod und Leben. Kaufmann, Lahr.

Sommer-Bodenburg A., Khing T. T. (1989): Julia bei den Lebenslichtern. Bertelsmann, München.

Verrept P. (2000): Du fehlst mir. Gabriel, Wien.

Für ältere Kinder

Stalfelt P. (2001): Und was kommt dann? Das Kinderbuch vom Tod. Moritz, Frankfurt am Main. www.elternimnetz.de/cms/paracms.php?site_id=5&page_id=286#3

11 Sterbehilfe

Lernziel

Nach dem Studium dieses Kapitels sollten Sie ...

... die Begrifflichkeiten Therapierückzug, assistierter Suizid und Euthanasie erklären können.

... die gesetzlichen Bestimmungen zur Euthanasie in Österreich kennen.

... wissen, dass aktive Sterbehilfe in Österreich gesetzlich verboten ist.

... die Einstellung und Position der Pflege zur Sterbewunsch und Therapierückzug kennen.

... Sinn und Zweck einer PatientInnenverfügung kennen.

... wissen, welche Kriterien eine verbindliche PatientInnenverfügung erfüllen muss.

... wissen, wozu eine Vorsorgevollmacht dient.

Der technische Fortschritt unserer Zeit macht auch in der Medizin sehr viel möglich. Eng verbunden mit diesen Möglichkeiten zeichnen sich dadurch auf der anderen Seite nicht unerhebliche Problemfelder ab. Man ist heute in der Lage, das Sterben durch medizinische Behandlung lange Zeit hinauszuzögern, und es ist dabei schwer abzuschätzen, ob man den betreffenden PatientInnen damit nicht mehr Schaden als Nutzen zufügt.

Schwer kranke und sterbende Menschen können mit einem sehr hohen Maß an persönlichem Leid auf körperlicher, psychischer, sozialer und spiritueller Ebene konfrontiert sein. Manchmal kann dieser Leidensdruck für die Einzelnen so groß werden, dass der Wunsch entsteht, ihr Leben beenden zu wollen.

„Geben Sie mir doch eine Spritze, dann ist endlich alles vorbei ...“

Dieser Sterbewunsch wird häufig an Pflegende gerichtet, weil sie aufgrund ihres Aufgabengebietes im wahrsten Sinne des Wortes „nah an den PatientInnen sind“ und viel Zeit mit ihnen verbringen. Dieser Wunsch wird besonders häufig während pflegerischer Handlungen, in denen eine gewisse Nähe entsteht, oder in der Nacht geäußert.

Was Sie wissen müssen, um mit dieser Situation gut umgehen zu können:

- Ein Sterbewunsch kann auch bei bester palliativer Betreuung vorliegen.
- Dieser Wunsch drückt vor allem aus, **so** nicht weiterleben zu wollen.
- Die Betreffenden empfinden in der momentanen Situation ihr Leben als unerträglich. Diese Einschätzung kann zu einem späteren Zeitpunkt anders ausfallen, wenn z. B. belastende Faktoren in der Zwischenzeit gelindert werden konnten oder sich die Einstellung dazu verändert hat. Manchmal kann sich die Einschätzung nach kurzer Zeit verändern, wenn die Betreffenden z. B. doch noch ein

wenig schlafen konnten, die Schmerzen ein wenig nachgelassen haben. In anderen Fällen bleibt der intensive Sterbewunsch mehr oder weniger aufrecht und bedeutet für alle Beteiligten eine große Herausforderung.

- Fragen Sie danach, was genau im Moment als so unerträglich empfunden wird. Hier gilt es anzusetzen: dieses „Unerträgliche" zu verändern. Überlegen Sie auch im interprofessionellen Team, welche Möglichkeiten angeboten werden können, um die Situation zu lindern. Manchmal bleiben vielleicht in Anbetracht des großen Leids nur ganz kleine Dinge zu tun, die etwas zur Erleichterung der Situation beitragen können. In jedem Fall aber können Sie als Pflegeperson mit Ihrem Da-Sein und dem Ernstnehmen der Not dieses Menschen dem betreffenden Menschen eine Stütze sein.
- In bestimmten Fällen kann eine zeitlich begrenzte Sedierung auf Wunsch für max. 24–48 Std. eine geeignete Maßnahme sein, vor allem wenn bei massivem existenziellem Leiden der Wunsch besteht, „sich vorübergehend ausklinken" zu wollen. Diese Entlastungssedierung kann eine Phase der Erholung für die PatientInnen bieten.
- Nach einer Untersuchung von Rosenfeld (vgl. Breitbart et al. 2000) tritt der Sterbewunsch vor allem bei kranken Menschen auf, die sich in einer schweren depressiven Phase befinden und ihre Lage als hoffnungslos beurteilen. In diesem Fall ist eine Therapie der Depression angezeigt.
- Solche Situationen können auch für Sie als Pflegeperson belastend sein. Denken Sie gerade hier an die Maßnahmen zur eigenen Psychohygiene (→ Kap. 5, Psychohygiene).

11.1 Therapierückzug, assistierter Suizid und Euthanasie

Die früher verwendeten Begriffe der passiven und aktiven, direkten und indirekten Sterbehilfe wurden zugunsten der Bezeichnungen Therapierückzug, assistierter Suizid und Euthanasie aufgegeben.

11.1.1 Therapierückzug

Therapierückzug oder Therapieverzicht bedeuten den Verzicht oder den Abbruch bestimmter ärztlicher Behandlung oder lebensverlängernder Maßnahmen, wenn die Krankheit bei aussichtsloser Prognose unumkehrbar einen tödlichen Verlauf genommen hat und der Tod in kurzer Zeit eintreten wird. Es handelt sich also um Handlungen in terminaler Phase (vgl. Klie 2002).

Es ist die Entscheidung des Arztes oder der Ärztin, bei einem sterbenden Menschen

- entweder auf eine sterbensverlängernde Therapie zu verzichten (z. B. auftretende Komplikationen nicht zu behandeln)
- oder eine bereits begonnene sterbensverlängernde Therapie zu unterbrechen (z. B. durch Absetzen diverser Medikamente, durch teilweise oder vollständige Reduktion der Flüssigkeits*substitution*, durch den Abbruch einer Dialyse, die Abschaltung eines Beatmungsgerätes).

Substitution
Ersatz

Ein derartiger Therapierückzug ist in Österreich nicht nur erlaubt, sondern auch geboten, wenn deutlich ist, dass die Belastungen durch die Therapie größer sind als der Benefit für den Patienten, die Patientin. Wenn eine Behandlung vor allem eine Verlängerung des Sterbeprozesses darstellen würde, ist es auch aus ethischer Sicht zulässig, sie zu beenden.

Bei kommunikationsfähigen PatientInnen wird die Entscheidungsfindung gemeinsam mit den Betroffenen und häufig auch mit den Angehörigen gemeinsam erfolgen bzw. wird die Entscheidung sich immer am Willen des Patienten, der Patientin orientieren. Dabei bedarf es einer sorgfältigen Abwägung von Nutzen und Schaden der Therapie für den Patienten, die Patientin. Besteht keine Möglichkeit der Kommunikation mit den PatientInnen, so gilt der mutmaßliche Wille des Sterbenden.

Der mutmaßliche Wille des Sterbenden

Der Arzt oder die Ärztin muss bei der Entscheidung, einen Therapierückzug durchzuführen, den mutmaßlichen Willen des oder der Betroffenen berücksichtigen: Wenn sich die Betreffenden selbst zu ihrer Situation nicht äußern können und keine verbindliche Patientenverfügung vorliegt, muss man versuchen, herauszufinden, wie sie in dieser Situation vermutlich entscheiden würden. Vor allem frühere mündliche oder schriftliche Äußerungen, religiöse Überzeugungen, sonstige persönliche Wertvorstellungen oder das individuelle Erleiden von Schmerzen sind wesentliche Faktoren zur Ermittlung des mutmaßlichen Willens.

Lassen sich bei der sorgfältigen Prüfung keine oder nur unzureichende Hinweise für die Feststellung des individuellen, mutmaßlichen Willens der Kranken finden, bleibt nur noch das Zurückgreifen auf Kriterien, die allgemeinen Wertvorstellungen entsprechen, die natürlich keineswegs für die einzelne Person gelten müssen. Im Zweifelsfall hat immer der Schutz des menschlichen Lebens Vorrang vor persönlichen Überlegungen der ÄrztInnen, Angehörigen oder anderer Personen.

11.1.2 Assistierter Suizid

Unter dem Begriff des assistierten Suizids wird ein aktives, bewusstes (ärztliches) Eingreifen zur Beendigung des Lebens auf ausdrücklichen Wunsch des Patienten oder der Patientin verstanden. Ziel der Handlung ist es, den schnellen Tod herbeizuführen – den Menschen zu töten. Das Sterben wird also durch eine aktive, nicht gebotene (medizinische) Handlung gezielt verkürzt oder beendet.

11.1.3 Euthanasie

In der medizinischen Fachliteratur wird der Begriff der *Euthanasie* meistens dann verwendet, wenn das Leben von schwer Kranken durch Medikamenteninjektionen in tödlicher Dosierung vom Arzt oder der Ärztin beendet wird (vgl. Husebö/Klaschik 2003, S. 73). Dabei ist es entscheidend, dass die aktive Beendigung des Lebens ohne Zustimmung des Patienten, der Patientin erfolgt. Das ist etwa bei schwerst behinderten Neugeborenen oder nicht kommunikationsfähigen PatientInnen der Fall.

Euthanasie
von griech. *„thanatos"* = der Tod und *„eu"* = gut. Euthanasie bedeutet wörtlich einen guten (leichten, schönen) Tod haben.

Zur näheren Auseinandersetzung mit dem Thema Euthanasie ist es notwendig, die damit verknüpften geschichtlichen Ereignisse zu betrachten. „Euthanasie" hatte in der Zeit des Nationalsozialismus schwerste Verbrechen an der Menschheit zur Folge. Tausende Menschen wurden unter dem Deckmantel der „Euthanasie" ermordet.

Die Menschen hatten in der Zeit des Nationalsozialismus nur dann ein Recht auf Leben, wenn sie in der Lage waren, produktiv dem „Volkswohl" zu dienen. Die „Freigabe und Vernichtung lebensunwerten Lebens" hatte zur Folge, dass u. a. geisteskranke und -schwache Menschen oder auch Menschen mit körperlicher Behinderung als „Ballast- und Randexistenzen", als „negative Elemente" oder als „leere Menschenhülsen" bezeichnet wurden. Ihre Vernichtung wurde nicht als Mord, sondern als „Säuberungsaktion" bezeichnet (vgl. Arndt 2002, S. 32). Gerade dieser Ausdruck zeigt sehr deutlich die grausame und totale Aberkennung des Wertes und der Würde als Mensch einer bestimmten Personengruppe.

11.1.4 Die gesetzliche Lage

Strafdelikte im Rahmen der Euthanasie in Österreich

In Österreich (so wie in den meisten anderen Ländern Europas) ist die aktive Sterbehilfe strafbar. Das stützt sich auf folgende gesetzliche Regelung aus dem BGBl. Nr. 60/1974:

- §75 StGb „Mord"
  - eine andere Person töten
  - Strafandrohung: Freiheitsstrafe von 10–20 Jahren oder lebenslang
- §77 StGb „Töten auf Verlangen"
  - eine andere Person auf deren ernstliches, eindringliches Verlangen töten
  - Strafandrohung: Freiheitsstrafe von 6 Monaten bis 5 Jahren
- §78 StGb „Mitwirkung am Selbstmord"
  - einer anderen Person dabei zu helfen oder sie dazu zu verleiten, sich selbst zu töten
  - Strafandrohung: Freiheitsstrafe von 6 Monaten bis 5 Jahren

Assistierter Suizid und Euthanasie in den Niederlanden

1973 wurden in der holländischen Rechtssprechung enge Kriterien definiert, nach denen ÄrztInnen bei geleisteter Sterbehilfe straflos bleiben konnten. 1994 wurden – bei strafrechtlichem Verbot der Sterbehilfe – „Sorgfaltskriterien" benannt, bei deren Einhaltung die Staatsanwaltschaft auf strafrechtliche Ermittlungen verzichtet (vgl. Neuer-Miebach in Student et al. 2004, S. 128).

Seit April 2002 besteht in Holland das „Gesetz zur Überprüfung bei Lebensbeendigung auf Verlangen und bei der Hilfe der Selbsttötung", durch das der assistierte Suizid und auch die Euthanasie unter bestimmten Auflagen straffrei bleiben. Auch in Belgien wurde 2002 ein Gesetz erlassen, nach dem der assistierte Suizid unter bestimmten Bedingungen nicht strafrechtlich verfolgt wird.

11.1.5 Stellungnahme des Dachverbandes Hospiz Österreich zur Euthanasiedebatte

Aus folgenden Gründen sprechen wir uns klar für eine Beibehaltung der gegenwärtigen Gesetzeslage und gegen die Legalisierung von Tötung auf Verlangen und der Beihilfe zur Selbsttötung aus:

- Es geht vor allem darum, Gebrechlichkeit und Leiden in eine umfassende Sicht des Menschseins zu integrieren. Nicht erst im Alter, sondern von Geburt an zeichnet sich unser Leben durch eine „chronische Bedürftigkeit" und eine „unendliche Angewiesenheit" (Wolfhart Pannenberg) aus. Hilfsbedürftigkeit widerspricht nicht der Würde des Menschen, sondern gehört zum Wesen des Menschseins, weil zu diesem auch seine Endlichkeit gehört.
- Der Akt vollzogener Tötung auf Verlangen ist unwiderruflich und schwer vor Missbrauch zu schützen. Menschen die Verfügungsgewalt über die Beendigung des Lebens anderer Menschen zuzusprechen, hat eine nicht übersehbare Tragweite und birgt die Gefahr der schleichenden Ausweitung der Tötung auf Verlangen auf andere PatientInnen, die nicht danach verlangen.
- Oft ist die Not der Angehörigen bzw. des sozialen Umfelds größer als die (subjektive) Not der PatientInnen. Aus unserer Erfahrung wissen wir, dass die gezielte Unterstützung von Angehörigen auch PatientInnen spürbar entlasten kann.
- Vor allem auf ältere und pflegebedürftige Menschen wächst der gesellschaftliche Druck nach „sozialverträglichem Frühableben" (Unwort des Jahres 1998 in Deutschland). Durch das gesetzliche Verbot der Tötung auf Verlangen werden Menschen vor diesem Druck geschützt. Niemand muss sich für sein Angewiesensein auf Pflege und Unterstützung rechtfertigen.
- Es ist zu befürchten, dass mit einer gesetzlichen Freigabe Ärzte und Pflegekräfte gedrängt würden, ökonomischen Interessen nachzu-

geben. Die Tötung auf Verlangen widerspricht dem Berufsethos und würde das Vertrauensverhältnis zwischen Patienten, Ärzten und Pflegekräften nachhaltig beinträchtigen.

- Tragische Einzelerfahrungen im Umgang mit dem Sterben und mit den Grenzen der Leidensfähigkeit dürfen nicht zum Regelfall der Rechtssprechung erhoben werden.

Hospiz Österreich, 2008

Beispiel

Vielleicht empfindet ein 90-jähriger Mann, sein Leben sei wertlos, weil:

- ihm von der Gesellschaft gesagt wird: „Du kannst zum Staat nichts mehr beitragen. Du bist eine finanzielle Last für uns. Wir haben keine Aufgaben für dich und brauchen dich nicht mehr."
- ihm von der Familie gesagt wird: „Wir haben keine Zeit für dich. Du behinderst unsere Freiheit und stehst unserem beruflichen Weiterkommen im Weg. Du erfüllst für uns keine Aufgabe mehr."
- ihm von der Statistik gesagt wird: „Du hast dein zu erwartendes Durchschnittsalter bereits überschritten."
- sich im Pflegeheim niemand wirklich für diesen Menschen interessiert.

Diese Liste ließe sich endlos fortführen. Es soll damit aufzeigt werden, wie leicht sich jemand allein durch die ideelle Haltung einer Gesellschaft dazu genötigt fühlen kann, sein Leben als wertlos und als für andere belastend zu betrachten.

Kernaussage

Das vorrangige Bemühen der Palliative Care ist es, das Verlangen eines Patienten oder einer Patientin nach aktiver Sterbehilfe durch eine bestmögliche Begleitung ihrerseits in der letzten Lebensphase, einschließlich einer optimalen Schmerztherapie, zu verringern (vgl. Student et al. 2004, S. 128).

Es ist auch eine Erfahrung in den Hospizen und an Palliativstationen, dass der Wunsch nach aktiver Lebensbeendigung nur selten geäußert wird. Voraussetzungen dafür sind eine exzellente Schmerztherapie, die effektive Linderung belastender Symptome und eine achtsame, fachlich kompetente Pflege und Betreuung.

Wichtige Aspekte für Pflegepersonen in Zusammenhang mit Therapierückzug

Pflegepersonen werden in die Entscheidungsfindung über einen Therapierückzug miteinbezogen, was für sie ein Mitverantwortlichsein für die jeweilige Entscheidung bedingt. Die Tatsache, stellvertretend für die PatientInnen sprechen zu müssen, wodurch sich weitreichende Konsequenzen für sie ergeben, ist und bleibt eine verantwortungsvolle Aufgabe, bei der eine Restunsicherheit nicht zu vermeiden ist. Bei derartigen ethischen Entscheidungsprozessen ist die Sicht der Pflege ein wesentlicher Beitrag. Durch die oft intensive Nähe zu den PatientInnen können Pflegende bei der ethischen Entscheidungsfindung eine wertvolle Hilfe sein.

Was uns Pflegepersonen in jedem Fall bleibt, ist, ein optimales Pflegeangebot (mit Herz und Feingefühl) für sterbende Menschen zu bieten, um ihnen einen möglichst hohen Grad an Wohlbefinden und Lebensqualität in ihrem letzten Lebensabschnitt zu ermöglichen. Gerade die Palliative Care hat sich dieses Ziel gesetzt und zeigt damit, wie viel Wert der sterbende Mensch für sie hat. „Der Wert, den ein Mensch seinem Leben beimisst, hängt entscheidend von dem Wert ab, den andere seinem Leben beimessen" (Husebö 2003, S. 107).

11.2 Die PatientInnenverfügung (Willenserklärung)

Eine PatientInnenverfügung soll Menschen die Möglichkeit geben, vorausverfügend für den Fall einer Handlungs- und Entscheidungsunfähigkeit ihren persönlichen Willen zu dokumentieren und damit ihr Recht auf Selbstbestimmung wahrzunehmen. Dabei werden Wünsche hinsichtlich bestimmter Behandlungsmaßnahmen im Rahmen der Gesundheitsversorgung (z. B. keine lebenserhaltenden Maßnahmen, Einsetzen von schmerzlindernden Medikamenten unter Inkaufnahme einer eventuellen Verkürzung des Lebens etc.) festgehalten, um damit ein langes Leiden bzw. ein verlängertes Sterben ausschließen zu können. Auch in der österreichischen PatientInnencharta wird in Art. 18 auf das Recht von PatientInnen hingewiesen, „im Vorhinein Willensäußerungen abzugeben, durch die sie für den Fall des Verlusts ihrer Handlungsfähigkeit das Unterbleiben einer Behandlung oder bestimmter Behandlungsmethoden wünschen, damit bei künftigen medizinischen Eingriffen soweit wie möglich darauf Bedacht genommen werden kann".

„Die Patientenverfügung beschreibt eine konkrete Lebenseinstellung zum eigenen Sterben und beinhaltet die Bitte an den Arzt, die Behandlungsentscheidungen in diesem Sinne zu treffen."

(Dachverband Hospiz Österreich 2002, S. 4)

Die PatientInnenverfügung ist in Österreich bundesgesetzlich über das PatientInnenverfügungsgesetz (Mai 2006) geregelt. Darin unterscheidet der Gesetzgeber zwischen einer **verbindlichen** und einer **beachtli-**

chen PatientInnenverfügung. **Verbindlich** bedeutet, dass die betreuenden Personen wie Arzt oder Ärztin, Pflegeteam, Angehörige, SachwalterIn an den verfügten Behandlungswunsch der Betreffenden gebunden sind. Bei der **beachtlichen** Verfügung sind die Kriterien einer verbindlichen Verfügung nicht bzw. nicht zur Gänze erfüllt. In diesem Fall dient die Verfügung zur Ermittlung des PatientInnenwillens, sie muss also für die Behandlungsentscheidung beachtet werden. Je eher die Voraussetzungen einer verbindlichen Verfügung erfüllt werden, desto mehr muss auf die beachtliche Verfügung Bedacht genommen werden.

Kriterien einer verbindlichen PatientInnenverfügung

- Die medizinischen Maßnahmen, welche abgelehnt werden, müssen konkret beschrieben, d. h. im Gesamtzusammenhang eindeutig sein. Eine sehr allgemeine Formulierung wie z. B. „in Würde sterben zu wollen“ ist nicht aussagekräftig. Es geht daraus nicht hervor, was die betreffende Person unter würdevollem Sterben versteht.
- Es muss daraus hervorgehen, dass die Folgen zutreffend eingeschätzt wurden.
- Vor Erstellung der PatientInnenverfügung erfolgten eine umfassende ärztliche Aufklärung sowie die Information über Wesen und Folgen einer PatientInnenverfügung. Diese Maßnahmen müssen auch entsprechend dokumentiert werden. Die aufklärenden ÄrztInnen müssen zudem prüfen, ob die betreffende Person zum Zeitpunkt der Erstellung einsichts- und urteilsfähig ist. Eine Verfügung kann nur höchstpersönlich errichtet werden.
- Die PatientInnenverfügung wurde schriftlich und unter Angabe des Datums vor einem Notar oder einer Notarin bzw. einem rechtskundigen Mitarbeiter oder einer rechtskundigen Mitarbeiterin der PatientInnenvertretung errichtet.
- Die Verfügung wurde spätestens nach fünf Jahren erneuert. Im Falle einer Einsichts-, Urteils- oder Äußerungsunfähigkeit verliert die Verfügung nach Ablauf dieser Frist *nicht* ihre Verbindlichkeit.

Unwirksamkeit der PatientInnenverfügung

Eine PatientInnenverfügung ist unwirksam, wenn

- sie nicht frei und ernstlich erklärt wurde;
- sie unter psychischem oder physischem Zwang veranlasst wurde;
- ihr Inhalt strafrechtlich nicht zulässig ist;
- sich der Stand der Wissenschaft in Bezug auf den Inhalt der Verfügung wesentlich geändert hat;
- sie der/die Betreffende selbst widerruft oder zu erkennen gibt, dass sie nicht mehr wirksam sein soll.

11.2.1 Wichtige Hinweise für die Erstellung einer PatientInnenverfügung

- Es soll eine intensive Auseinandersetzung mit dem eigenen Tod und Sterben deutlich werden. Die eigene Weltanschauung und die persönlichen Werte sollten ebenfalls kurz dargestellt werden.
- Der Inhalt darf nicht zu allgemein gehalten sein, sondern soll konkrete Handlungsanweisungen für konkrete Situationen geben. Es soll dabei deutlich werden, dass sich die Betreffenden der Tragweite der Entscheidung bewusst sind.
- Die Abfassung soll neben dem gesetzlich verpflichtenden ärztlichen Aufklärungsgespräch mit Vertrauenspersonen und den behandelnden ÄrztInnen besprochen werden. Regelmäßige Gespräche mit diesen Personen über die persönlichen Behandlungswünsche können die Absicht zusätzlich verdeutlichen. Man kann in dieser Verfügung auch Vertrauenspersonen angeben, die die Interessen der PatientInnen vertreten sollen, wenn sie dazu nicht mehr in der Lage sind. Sie sind dann AnsprechpartnerInnen für den Arzt oder die Ärztin.
- Die Verfügung soll leicht zugänglich sein, d. h. die Betreffenden sollen sie in der Ausweis- oder Geldtasche bei sich tragen und weitere Exemplare (z. B. bei HausärztInnen, bei Vertrauenspersonen) hinterlegen. Es wird empfohlen, eine „Hinweiskarte“ auf das Bestehen einer Patientenverfügung auszufüllen und bei sich zu tragen.
- Die PatientInnenverfügung muss alle fünf Jahre erneuert werden, damit die Aktualität der Anliegen offensichtlich bleibt. Zudem wird empfohlen, die Verfügung möglichst einmal jährlich durchzulesen, um zu überdenken, ob sie immer noch dem aktuellen Willen entspricht.
- Die PatientInnenverfügung kann **jederzeit widerrufen** oder verändert werden.
- Die PatientInnenverfügung muss in die Krankengeschichte aufgenommen werden. Im interdisziplinären Team sollen alle Personen darüber informiert sein!

Mittlerweile wurde eine Reihe von Arbeitsbehelfen zur Erstellung einer Patientenverfügung entwickelt, z. B.

- Arbeitsbehelf Patientenverfügung, Formulierungshilfen, Anleitungen, Kontrollfragen, Merkblätter. Niederösterreichische Patienten- und Pflegeanwaltschaft, 2., überarbeitete Auflage 2008
- Patientenverfügung, Patientenanwaltschaften Burgenland, Niederösterreich, Wien sowie Hospiz Österreich und Caritas in Zusammenarbeit mit den Bundesministerien für Gesundheit und für Justiz

Bedeutung der PatientInnenverfügung in der Praxis

Der Umgang mit PatientInnenverfügungen ist in der Praxis nicht konfliktfrei. Vor allem folgende Situationen erweisen sich u. a. als problematisch, wenn

- die aktuelle Situation von der PatientInnenverfügung nicht erfasst wurde und sich kein dahingehender Hinweis findet;
- vermutet wird, dass sich die Einstellung der Betreffenden zu Tod und Sterben nach Erstellung der Verfügung geändert haben könnte;
- vermutet wird, dass die Betreffenden sich zum Zeitpunkt der Erstellung der Verfügung diese Situation gar nicht vorstellen konnten.
- Im Falle einer medizinischen Notfallversorgung kann das Bestehen einer Verfügung wegen Gefahr in Verzug nicht berücksichtigt werden. Die Suche nach der Verfügung würde das Leben des betreffenden Menschen ernstlich gefährden.

11.3 Die Vorsorgevollmacht

Mittels einer Vorsorgevollmacht besteht die Möglichkeit, dass eine Person bereits vor dem Verlust der eigenen Geschäftsfähigkeit, der Einsichts- und Urteilsfähigkeit oder der Äußerungsfähigkeit einer bestimmten anderen Person die Bevollmächtigung erteilt, für sie entscheiden und sie vertreten zu können.

Eine Vorsorgevollmacht wird vor allem dann erstellt, wenn eine Person an einer Krankheit leidet, die mit fortschreitender Entwicklung das Entscheidungsvermögen beeinträchtigen kann. Die betreffende Person bestimmt, für welche Angelegenheiten die bevollmächtigte Person zuständig werden soll (Vermögens-, Gesundheitsvorsorge, Wohnungsangelegenheiten, Behörden ...). Es können auch mehrere Personen für unterschiedliche Aufgaben bevollmächtigt werden.

Voraussetzungen für die Erstellung einer Vorsorgevollmacht:

- Bestehende Geschäftsfähigkeit bzw. Einsichts- und Urteilsfähigkeit: Falls dies nicht gewährleistet ist, muss eine Sachwalterschaft eingeleitet werden.
- Der/die VollmachtgeberIn muss die Vollmacht eigenhändig schreiben und unterschreiben.
- Die bevollmächtigte Person darf nicht in einem Abhängigkeitsverhältnis oder in einer anderen engen Beziehung zu einer Krankenanstalt, einem Heim oder einer sonstigen Einrichtung stehen, in der sich die/der VollmachtgeberIn aufhält oder von der diese/r betreut wird.
- Die bevollmächtigte Person muss dieser Aufgabe zustimmen.

Inhalt einer Vorsorgevollmacht:

- Angaben zur Person (Name, Geburtsdatum, Adresse der Vertrauensperson)
- definierte Aufgabenbereiche, für die die betroffenen Vertrauenspersonen zuständig sind
- Zeitpunkt, ab wann die Vorsorgevollmacht wirksam wird und wie lange sie gilt
- individuelle Wünsche und Vorstellungen der betroffenen Person über ihre Zukunft (Pflegeleistungen, Heimaufenthalt, medizinische Versorgung, Freizeitgestaltung ...)

Umfasst die Vorsorgevollmacht inhaltlich auch

- Einwilligungen in medizinische Behandlungen, die gewöhnlich mit einer schweren oder nachhaltigen Beeinträchtigung der körperlichen Unversehrtheit oder der Persönlichkeit verbunden sind, oder
- Entscheidungen über eine dauerhafte Änderung des Wohnortes oder
- die Besorgung von Vermögensangelegenheiten, die nicht zum ordentlichen Wirtschaftsbetrieb gehören, muss sie vor einem/einer RechtsanwältIn, einem/einer NotarIn oder bei Gericht errichtet werden.

Eine Vorsorgevollmacht kann folgendermaßen erteilt werden:

- Die Wirksamkeit der Vollmacht tritt **sofort** ein, aber die Aufträge an die Bevollmächtigten werden für den Fall des Verlusts der Geschäftsfähigkeit oder der Einsichts- und Urteilsfähigkeit oder der Äußerungsfähigkeit erteilt.
- Die Wirksamkeit der Vollmacht tritt erst beim **Verlust der Geschäftsfähigkeit** oder Einsichts- und Urteilsfähigkeit oder Äußerungsfähigkeit ein. Zur Verwendung der Vorsorgevollmacht muss dann ein ärztliches Gutachten eingeholt werden, das eine Aussage darüber beinhaltet, in welchem Umfang dieser Verlust tatsächlich eingetreten ist und in welchem Umfang diese Vollmacht daher wirksam wird.

Die Wirksamkeit einer Vorsorgevollmacht kann im Österreichischen Zentralen Vertretungsverzeichnis registriert werden.

Hilfen zur Erstellung einer Vorsorgevollmacht:

- P. Barth und M. Ganner (2007): Wie errichte ich eine Vorsorgevollmacht? ÖJZ 2007/42
- Bundesministerium für Justiz: Formular zur Vorsorgevollmacht

Vertiefung des Lernstoffes

Zusammenfassung

In Österreich, wie auch in den meisten anderen europäischen Ländern, ist das gezielte Töten eines Menschen auf dessen ausdrücklichen Wunsch durch ärztliches Eingreifen verboten. Die Palliative Care konzentriert sich darauf, die Betreuung für die betreffenden Menschen möglichst so zu gestalten, dass dem festen Wunsch nach aktiver Tötung entgegengewirkt werden kann.

Die PatientInnenverfügung gibt den Betreffenden die Möglichkeit, vorweg über weitere medizinische Behandlungsmöglichkeiten frei entscheiden zu können. Damit sollen die Selbstbestimmung der Einzelnen gestärkt sowie mehr Sicherheit und Klarheit für alle Beteiligten in oft schwierige Entscheidungen über weitere Behandlungsmaßnahmen erreicht werden.

Zum Üben

1. Welche drei Arten von Sterbehilfe werden unterschieden? Wie lautet die gesetzliche Regelung in Österreich?
2. In welchen europäischen Ländern wird der assistierte Suizid unter bestimmten Bedingungen nicht bestraft?
3. Wie können Pflegende dazu beitragen, den Wunsch nach Lebensbeendigung möglichst gering zu halten?
4. Was ist Inhalt einer PatientInnenverfügung und was können Sie hinsichtlich der Handhabung empfehlen?
5. Was sind die Voraussetzungen zur Erstellung einer Vorsorgevollmacht?

Zum Nachlesen

Klie Th., Student J.C. (2011): Patientenverfügung. So gibt sie Ihnen Sicherheit. Kreuz, Freiburg im Breisgau.

Dieses Buch ist eine Vertiefung zum Thema Patientenverfügung. Die Autoren gehen dabei auch auf den Sonderfall der psychiatrischen Patientenverfügung ein. Sie erhalten darin wichtige Hinweise zum korrekten Aufsetzen und wirksamen Formulieren von Patientenverfügungen. Es werden darin ebenso die Grenzen von Patientenverfügungen aufgezeigt.

Hospiz Österreich (2006): Patientenverfügung. Broschüre für Erläuterungen, Formblatt zur Errichtung. Formulierungshilfen, Gesetzestext, Hinweiskarte.

Diese Broschüre bietet Hilfestellung zum Verfassen einer Patientenverfügung.

Literatur

Ariès P. (2002): Geschichte des Todes, 10. Auflage. Deutscher Taschenbuch Verlag, München.

Arndt M. (2002): Pflege bei Sterbenden. Schlütersche, Hannover.

Arndt M. (2007): Vom Leib zum Leichnam – Vom würdigen Umgang mit dem Verstorbenen. In: Knipping C., Lehrbuch der Palliative Care, 2. Auflage. Huber, Bern.

Aßmann C. (1996): Pflegeleitfaden. Alternative und komplementäre Methoden. Urban & Schwarzenberg, München.

Atkinson J.C. et al. (2005): Salivary hypofunction and xerostomia: diagnosis and treatment. Dent Clin North Am. 49, S. 309–326.

Aulbert E., Zech D. (1997): Lehrbuch der Palliativmedizin. Schattauer, Stuttgart.

Barloewen C. (2000): Der Tod in den Weltkulturen und Weltreligionen. Insel, Frankfurt am Main.

Panksepp J., Bernatzky G. (2002): Emotional Sounds and the brain: The neuroaffective foundations of musical appreciation. Behav. Processes 60, S. 133–155.

Bernatzky G. et al. (2001): Schmerzbehandlung in der Palliativmedizin. Hospiz-Bewegung Salzburg. Broschüre. Huttegger, Salzburg.

Bessler C. (1996): Das todkranke Kind. Sterben als Prozess. In: Fässler-Weibel P.: Wenn Kinder sterben. Paulus, Freiburg/Schweiz, S. 50–52.

Birkenbihl V. F. (2003): Kommunikationstraining. Zwischenmenschliche Beziehungen erfolgreich gestalten, 24. Auflage. MVG, München.

Biser E., Hahn F., Langer M. et al. (Hg.) (1999): Der Glaube der Christen, Bd. I: Ein ökumenisches Handbuch. Pattloch, München, bes. S. 926–1082.

Boerner K., Schulz R. (2011): Pflegende Angehörige und das Risiko, eine komplizierte Trauer zu entwickeln. In: Paul Ch. (2011): Neue Wege in der Trauer- und Sterbebegleitung. Hintergründe und Erfahrungsberichte für die Praxis, Gütersloher Verlag, München, S. 102–110.

Böker M. et al. (2002): Voraussetzungen für das Gelingen multiprofessioneller Zusammenarbeit. In: Pleschberger S. et al.: Palliativpflege. Grundlagen für Praxis und Unterricht, Facultas, Wien, S. 325–338.

Boss N. (1999): Roche Lexikon Medizin, 4. Auflage. Urban & Fischer, München.

Breitbart W., Rosenfeld B., Pessin H. et al. (2000): Depression, hopelessness, and desire for hastened death in terminally ill patients with cancer. JAMA 2000 (13. Dezember), 284, S. 2907–2911.

Brocher T. (1985): Wenn Kinder trauern. Rowohlt, Reinbek bei Hamburg.

Bundesgesetzblatt für die Republik Österreich (2006): 55. Bundesgesetz, Patientenverfügungsgesetz NR: GP XXII RV 1299 AB 1381 S. 142.BR:AB 7518 S. 733, in Kraft getreten Juni 2006.

Bundesministerium für Gesundheit und Frauen (2006): Presseinformation Patientenverfügung – mehr Rechte für Patient/innen, Sicherheit für Ärztinnen und Ärzte.

Burge F. I. (1993): Dehydration symptoms of palliative care cancer patients. J Pain Sympt Manage 8, S. 454–464.

Burge F. I. (1993): Dehydration symptoms of palliative care cancer patients. J Pain Sympt Manage 8, S. 454–464.

Bürgin D. (1981): Das Kind, die lebensbedrohende Krankheit und der Tod. Bern.

Canacakis J. (2001): Ich sehe deine Tränen. Trauern, klagen, leben können. Kreuz, Freiburg im Breisgau.

Clarkson J. E. et al (2003): Interventions for preventing oral mucositis for patients with cancer receiving treatment (Cochrane Review). In: The Cochrane Library, Issue 4. Chichester, UK: John Wiley & Sons, Ltd.

Dachverband HOSPIZ Österreich (2002): Patientenverfügung. Willenserklärung, 4. Auflage. Broschüre. Hans Egger, Imst.

Diderich A. (2003): Das Loch, in das ich fiel, wurde zur Quelle, aus der ich lebe. Katholische Fachhochschule Mainz.

Doll U., Doll, E. (1997): Patienten mit Krebs, Information und emotionale Unterstützung. Deutsches Ärzteblatt 97, Heft 46.

Domenig D. (2001): „Professionelle transkulturelle Pflege". Huber, Bern.

Doerr W. et al. (2007): Orale Mukositis. Experimentelle und klinische Ansätze zur Prävention und Behandlung. Onkologe 13, S. 150–157; online publiziert am 24. Januar 2007, Springer Medizin Verlag.

Ellershaw J. E. und Wilkinson S. (2003): Care of the Dying: A Pathway to Excellence. Oxford University Press, Oxford.

Ennulat G. (1998): Kinder in ihrer Trauer begleiten. Ein Leitfaden für ErzieherInnen. Herder, Freiburg.

Epstein J. B., Stevenson-Moore P. (1992): A clinical comparative trial of saliva substitutes in radiation induced salivary gland hypofunction. Spec Care Dentist 12, S. 21–23.

Ersek M. (2003): Artificial Nutrition and Hydration: Clinical Issues. Journal of Hospice & Palliative Nursing, October/December 5/4, S. 221–230.

Fässler-Weibel P. (1996): Wenn Kinder sterben. Paulus, Freiburg/Schweiz.

Fässler-Weibel P. (2001): Nahe sein in schwerer Zeit. Zur Begleitung von Angehörigen Sterbender. Paulus, Freiburg/Schweiz.

Feichtner A. (2002): Übelkeit und Erbrechen. In: Metz Ch. et al.: Balsam für Leib und Seele. Lambertus, Freiburg im Breisgau, S. 104–114,

Feichtner A. (2007): Orale Schleimhautveränderungen. In: Knipping C.: Lehrbuch der Palliative Care, 2. Auflage. Huber, Bern.

Fleck-Bohaumilitzky C. (2003): Wenn Kinder trauern. Ratgeber Erziehung. Südwest, München.

Fox P. (1991): Pilocarpine treatment of salivary gland hypofunction and dry mouth. Arch. Intern. Med. 151/6, S. 1149–1152.

Fürstler G., Hausmann C. (2000): Psychologie und Sozialwissenschaft für Pflegeberufe Facultas, Wien.

Fürstler G., Hausmann C. (2000): Psychologie und Sozialwissenschaft für Pflegeberufe, Bd. I: Grundlagen der Psychologie – Entwicklungspsychologie – Pädagogik – Sozialhygiene; Bd. II: Klinische Psychologie, Behinderung, Soziologie. Facultas. Wien.

Georg J. (2004): in: Zeitschrift der Lindenhofschule 9, Frühling 2004.

Georg J., Frowein M. (1999): Pflegelexikon. Ullstein Mosby, Wiesbaden.

George U., George W. (2003): Angehörigenintegration in der Pflege. Reinhardt, München.

Glaser B., Strauss A. (1995): Betreuung von Sterbenden. Eine Orientierung für Ärzte, Pflegepersonal, Seelsorger und Angehörige, 2. Auflage. Vandenhoeck & Ruprecht, Göttingen.

Glaus A. (1997): Onkologie für Pflegeberufe. Thieme, Stuttgart.

Goldmann-Posch U. (1988): Wenn Mütter trauern. Erinnerungen an das verlorene Kind. Kindler, München.

Gottschalk T. (2004): Empfehlungen für eine evidenzbasierte Mundpflege bei Patienten in Gesundheits- und Pflegeeinrichtungen. Pflege 17, S. 78–91.

Gößnitzer E. (2011): Phytoaroma-Pflegestandard. Unveröffentlichtes Manuskript.

Guggenheimer J., Moore P.A. (2003): Xerostomia: etiology, recognition and treatment. J Am Dent Assoc 134, S. 61–69.

Grollmann E. A. (1991): Mit Kindern über den Tod sprechen. Ein Ratgeber für Eltern. Christliche Verlagsanstalt, Konstanz.

Hahnel S. et. al. (2009): Saliva substitutes for the treatment of radiation-induced xerostomia – a review. Support Care Cancer 17, S. 1331–1343.

Heller B. (2007): Bedeutung religiös-kultureller Unterschiede in der Palliative Care. In: Knipping C.: Lehrbuch der Palliative Care, 2. Auflage. Huber, Bern.

Hermann I. (2011): Kommunikation mit Sterbenden: Symbolsprache – Zumutung oder Geschenk? In: Kränzle S. et al.: Palliative Care. Handbuch für Pflege und Begleitung, 4. Auflage. Springer, Berlin, S. 124–130.

Holle G. (2001): Homöopathie-Zeitschrift. Fachzeitschrift für Klassische Homöopathie des Homöopathie-Forums, Gauting.

Hospiz Österreich (2003): Die letzten Schritte des Weges: Ansichten, Einsichten, Aussichten, Hospiz- und Palliativbetreuung in Österreich. Arbeitspapier. http://www.hospiz.at/pdf_dl/Die_letzten_Schritte_des_Weges.pdf

Husebö S., Klaschik E. (2003): Palliativmedizin, 3. Auflage. Springer, Wien.

Husebö S., Klaschik E. (2009): Palliativmedizin, 5. Auflage. Springer, Wien, New York.

Jancke G. (2002): Kommunikation mit schwerstkranken und sterbenden Menschen. In: Pleschberger S. et al. (2002): Palliativpflege. Grundlagen für Unterricht und Praxis. Facultas, Wien, S. 101–112.

Jonen-Thielemann I. (2007): Sterbephase in der Palliativmedizin. Terminalphase. In: Aulbert E. et al. (2007): Lehrbuch der Palliativmedizin, 2. Auflage. Schattauer, Stuttgart, S. 1019–1029.

Kasper M., Kraut D. (2000): Atmung und Atemtherapie. Ein Praxishandbuch für Pflegende. Huber, Bern.

Kasper W. et al. (Hg.) (1993–2001): Lexikon für Theologie und Kirche, 11 Bde., 3. Aufl. Herder, Freiburg im Breisgau.

Kast V. (1982): Trauern. Phasen und Chancen des psychischen Prozesses. Kreuz, Freiburg im Breisgau.

Kast V. (2001): Trauern. Phasen und Chancen des psychischen Prozesses, 23. Auflage. Kreuz, Freiburg im Breisgau.

Kellnhauser E. et al. (2004): Thiemes Pflege, 10. Auflage. Thieme, Stuttgart.

Kern M. (2002): Spezifische Herausforderungen für eine palliative Pflege. In: Metz Ch. et al. (2002): Balsam für Leib und Seele. Lambertus, Freiburg im Breisgau.

Kern M. (2004): Palliativpflege-Pflegeleitlinien. Lagerung in der letzten Lebensphase. DGP Sektion Pflege. Bonn, 10/2004.

Keville K., Green M. (1999): Aromatherapie. Herder, Freiburg im Breisgau.

Klie Th. (2002): Selbstbestimmung am Ende des Lebens – Zur aktuellen Diskussion um "Patientenverfügungen". Zeitschrift für Theorie und Praxis der Sozialen Arbeit, Heft 1, S. 12–20

Knipping C. (2002): Das Phänomen Schmerz in der Palliative Care. In: Metz Ch. et al.: Balsam für Leib und Seele. Pflege in Hospiz und Palliativer Betreuung. Lambertus, Freiburg im Breisgau.

Kostrzewa S., Kutzner M. (2002): Was wir noch tun können. Huber, Bern.

Kränzle S. (2007): Kommunikation mit Sterbenden und Angehörigen. In: Kränzle S., Schmid U., Seeger Ch.: Palliative Care. Handbuch für Pflege und Begleitung, 2. Auflage. Springer, Heidelberg.

Kränzle S. (2007): Wenn nichts mehr zu machen ist – Der Beginn der Therapie ist der Anfang von Palliative Care. In: Kränzle S. et al.: Palliative Care. Handbuch für Pflege und Begleitung, 2. Auflage. Springer, Heidelberg.

Kränzle S. (2011): Palliative Care. Handbuch für Pflege und Begleitung, 4. Auflage. Springer, Berlin, Heidelberg.

Krey H. (2003): Ekel ist okay. Ein Lehr- und Lernbuch zum Umgang mit Emotionen in der Pflegeausbildung und Pflegealltag. Kunz, Hannover.

Kroen W. (1998): Da sein, wenn Kinder trauern. Hilfen und Ratschläge für Eltern und Erziehende. Herder, Freiburg im Breisgau.

Kusler D. L., Rambur B. A. (1992): Treatment for radiation-induced xerostomia. An innovative remedy. Cancer Nursing 15/3, S. 191–195.

Kübler-Ross E. (2000): Kinder und Tod. Knaur, München.

Lang H., Faller H. (1998): Medizinische Psychologie und Soziologie. Springer, Berlin.

Layer M. (2003): Praxishandbuch Rhythmische Einreibungen nach Wegman/Hauschka. Huber, Bern.

Leist M. (1987): Kinder begegnen dem Tod. Gerd Mohn, Gütersloh.

Lengauer J. (2002): Sterbekultur und Abschiedsrituale im Seniorenheim in Schloss Hall.

Lett A. (2003): Reflexzonentherapie für Pflege- und Gesundheitsberufe. Huber, Bern.

Löble M. et al. (2000): Tod und Sterben in der Vorstellung Kinder und Jugendlicher. Forum der Kinder- und Jugendpsychiatrie und Psychotherapie 1.

Margulies A. et al. (2002): Onkologische Krankenpflege, 3., neu überarbeitete und erweiterte Auflage. Springer, Wien.

May A. (2007): Physiologie des Sterbens. In: Kränzle S. et al.: Palliative Care. Handbuch für Pflege und Begleitung, 2. Auflage. Springer, Heidelberg.

McCaffery M. (1997): Schmerz: Ein Handbuch für die Pflegepraxis. Ullstein Mosby, Wiesbaden.

McCann R. M., Hall W. J., Groth-Juncker A. (1994): Comfort care for terminally ill patients. The appropriate use of nutrition and hydration. JAMA 1994, 26/272, S. 1263–1266.

Medicus E. (2003) in: Zeitschrift der Tiroler Hospiz-Gemeinschaft „Sonnenblume", Nr. 3, November.

Medicus E. (2007): Delir, in: Knipping C. (Hg.) (2007): Lehrbuch Palliative Care. Huber, Bern, S. 337–341.

Menche N. et al. (2001): Pflege Heute. Urban & Fischer, München.

Metz Ch., Heimerl K. (2002): Was alle angeht, können nur alle angehen. Der Stellenwert von interdisziplinärer Teamarbeit. In: Pleschberger S. et al. (2002): Palliativpflege. Grundlagen für Unterricht und Praxis. Facultas, Wien, S. 311–325.

Montagu A. (1997): Körperkontakt. Die Bedeutung der Haut für die Entwicklung des Menschen, 9. Auflage. Klett-Cotta, Stuttgart.

Morita T. et al. (2004): Support Care in Cancer, Vol. 12, Nr. 2 (Februar), S. 137–140.

Nassehi A., Weber G. (1989): Tod, Modernität und Gesellschaft. Entwurf einer Theorie der Todesverdrängung. Westdeutscher Verlag, Opladen.

Nemeth C. (2004) im Auftrag des Österreichischen Bundesinstituts für Gesundheit: Abgestufte Hospiz- und Palliativversorgung 2004. http://www.bmg.gv.at/cms/home/attachments/3/6/7/CH1071/CMS1103710970340/bericht_abgestufte_hospiz-_und_palliativversorgung.pdf

Neuberger J. (2009): Die Pflege Sterbender unterschiedlicher Glaubensrichtungen. Ullstein Mosby, Wiesbaden.

Niven N., Robinson J. (2001): Psychologie für Pflegeberufe. Huber, Bern.

Paul C. (2001): Neue Wege in der Trauer- und Sterbebegleitung. Hintergründe und Erfahrungsberichte für die Praxis. Gütersloher Verlagshaus, Gütersloh.

Paul C., Müller M. (2007): Trauerprozesse verstehen und begleiten. In: Knipping C.: Lehrbuch der Palliative Care, 2. Auflage. Huber, Bern.

Pleschberger S. (2002): Palliative Care – ein Paradigmenwechsel. Österreichische Pflegezeitschrift 12, Wien.

Piaget J. (1978): Das Weltbild des Kindes. Stuttgart.

Plandor B. (2002): Anleiten und Einbeziehen von Angehörigen in die Pflege. In: Pleschberger S. et al. (2002): Palliativpflege. Grundlagen für Praxis und Unterricht. Facultas, Wien, S. 282–289.

Pleschberger S., Heimerl K., Wild M. (2002): Palliativpflege. Grundlagen für Praxis und Unterricht. Facultas, Wien.

Pleschberger S. (2002): Konzeptionelle Grundlagen und internationale Entwicklung – Palliative Care unter besonderer Berücksichtigung der Pflege. In: Metz Ch. et al. (2002): Balsam für Leib und Seele. Lambertus, Freiburg im Breisgau, S. 14–36.

Price S., Price L. (2003): Aromatherapie. Praxishandbuch für Pflege- und Gesundheitsberufe. Huber, Bern.

Reichenpfader P. (2003): Terminale Atemnot. Ärztemagazin, Juli.

Renz M. (2008): Zeugnisse Sterbender. Todesnähe als Wandlung und letzte Reifung. Junfermann, Paderborn.

Rest F. H. O. (1995): Leben und Sterben in Begleitung. Vier Hospize in Nordrhein-Westfalen. Münster.

Riede U.-N. et al. (2004): Allgemeine und Spezielle Pathologie, 5. Auflage. Thieme, Stuttgart.

Ringel D. (2003): Ekel in der Pflege – eine „gewaltige“ Emotion, 2. Auflage. Mabuse, Frankfurt am Main.

Rinpoche S. (2003): Das tibetische Buch vom Leben und Sterben. Ein Schlüssel zum tieferen Verständnis von Leben und Tod. Scherz, Bern.

Roing M. et al. (2007): The uncanny mouth – a phenomenological approach to oral cancer. Patient Educ Couns 67/3, S. 301–306.

Rostock M. (2006): Phytotherapie in Prävention und Therapie der Mukositis bei Tumorpatienten. Vortragsunterlagen 21. Schweizerische Tagung für Phytotherapie der SMGP, Baden.

Saunders C. (1993): Hospiz und Begleitung im Schmerz. Wie wir sinnlose Apparatemedizin und einsames Sterben vermeiden können. Herder, Freiburg im Breisgau.

Schmidbauer W. (1993): Hilflose Helfer. Über die seelische Problematik der helfenden Berufe. Rowohlt, Reinbek bei Hamburg.

Schmitz-Scherzer R. (1992): Altern und Sterben, Sterbebegleitung, Sterben im Krankenhaus, Sterbehilfe und Hospizbewegung. Sterben zu Hause. Die religiöse Dimension. Huber, Bern.

Schoeps H. J. (1957): Die großen Religionen der Welt. Christentum, Judentum, Islam, Buddhismus, China, Hinduismus. Droemer, München.

Schulz von Thun F. (1981): Miteinander reden 1. Störungen und Klärungen. Allgemeine Psychologie der Kommunikation. Bechtermünz, Augsburg.

Seel M. (1992): Die Pflege des Menschen. Brigitte Kunz, Hagen.

Seel M., Hurling E. (2001): Die Pflege des Menschen im Alter. Brigitte Kunz, Hagen.

Smeding R. (2000): Das Loch, in das ich fiel, wurde zur Quelle, aus der ich lebe. Wege durch die Trauer. In: Daiker A.: Selig sind die Trauernden. Trauer- und Gedenkgottesdienste. Schwabenverlag, Ostfildern.

Smeding R. E. W., Heitkönig-Wilp M. (2010): Trauer erschließen. Eine Tafel der Gezeiten. Der Hospiz Verlag, Wuppertal.

Sorge M. (2002): Atemnot. In: Metz Ch. et al. (2002): Balsam für Leib und Seele. Lambertus, Freiburg im Breisgau, S. 130–140.

Sowinski Ch. (1996): Grenzsituationen in der Pflege – Nähe und Distanz, Schamgefühl und Ekel. In: GeroCare Report 5, Kuratorium Deutsche Altershilfe, Köln.

Specht-Tomann M., Tropper D. (2010): Zeit des Abschieds, Sterbe- und Trauerbegleitung, 7. Auflage. Patmos, Düsseldorf.

Specht-Tomann M., Tropper D. (2000): Hilfreiche Gespräche und heilsame Berührungen im Pflegealltag. Springer, Heidelberg.

Sreebny L. M., Valdini A. (1988): Xerostomia. Part I Relationship to other oral symptoms and salivary gland hypofunction. Oral Surg. Med Oral Pathol. 66, S. 451–458.

Stapel B. (2003): Palliative Care. Die letzten Lebenstage. Pflege in der Terminalphase; www.ahop.at

Stapel B. (2003): Palliative Care. Palliativmedizin (PAL) und Hospizbewegung, www.ahop.at/html/stapel2.pdf.

Strege M.-A., Busche A. (1999): Die Rolle der Sozialarbeiterin. In: Student J. C.: Das Hospizbuch, 4. Auflage. Reinhardt, München.

Student J. C. (1999): Das Hospizbuch, 4. Auflage. Freiburg.

Student J. C. (2004): Soziale Arbeit im Hospiz und Palliative Care. Reinhardt, München.

Tanzler M. (2005): Wenn der Tod eingetreten ist. Die Aufgabe der Pflege. In: Pleschberger S. et al.: Palliativpflege. Grundlagen für Praxis und Unterricht. Facultas, Wien.

Thüler M. (1998): Wohltuende Wickel. Wickel und Kompressen in der Kranken- und Gesundheitspflege. Maya Thüler, Worb.

Van Schayck A. (2000): Ethisch handeln und entscheiden. Spielräume von Pflegenden und die Selbstbestimmung des Patienten. Kohlhammer, Stuttgart.

Vullo-Navich K., Smith S., Andrews M., Levine A. M., Tischler J. F., Veglia J. M. (1998): Comfort and incidence of abnormal serum sodium, BUN, creatinine and osmolality in dehydration of terminal illness. Am J Hosp Palliat Care 15/2 (März–April), S. 77–84.

Webb N. B. (2005): Helping bereaved Children. A Handbook for Practitioners. The Guilford Press, New York.

Weiher E. (2007): Spirituelle Begleitung in der palliativen Betreuung. In: Knipping C.: Lehrbuch der Palliative Care, 2. Auflage. Huber, Bern.

Weissenberger-Leduc M. (2002): Handbuch der Palliativpflege, 3. Auflage. Springer, Wien.

Willig W., Kommerell T. (2001): Psychologie, Sozialmedizin, Rehabilitation. Selbstverlag Willig, Balingen.

Woisin C. (2007): Skript Vertiefungslehrgang für Palliativpflege. Wien.

Worden J. W. (1987): Beratung und Therapie in Trauerfällen. Ein Handbuch. Huber, Stuttgart.

Worden J. W. (1999): Beratung und Therapie in Trauerfällen. Ein Handbuch, 2., erw. Auflage. Huber, Göttingen.

Zacker C. (2005): Richtiges Verhalten im Trauerfall. Kondolenzbriefe, Todesanzeigen, Trauerreden und Beileidsbezeugungen. Heyne, München.

Zimbardo P. G. et al. (1999): Psychologie, 7. Auflage. Springer, Berlin.

Znoj H. (2004): Komplizierte Trauer. Fortschritte der Psychotherapie, Bd. 23. Hogrefe, Göttingen.

Znoj H. (2005): Ratgeber Trauer. Informationen für Betroffene und Angehörige. Hogrefe, Göttingen.

Internetseiten

www.forum-gesundheitspolitik.de/dossier/PDF/GA_Buch-010.pdf

www.inneremedizin.insel.ch/fileadmin/innere-pupk/innerepupk_users/Pdf/Psychosomatik/Curriculum_PSMK_2007/Trauma_Trauer_oT.pdf

Stichwortverzeichnis

A
Ablenkung 143, 157, 168, 217
Absaugen 133
Abschied der Angehörigen 14, 78 ff.
Abschied nehmen 15, 19, 49, 61, 63, 65, 74 ff., 157, 191, 215 f.
Abschiedsrituale 81 ff.
Abschiedssituation gestalten 203
Aktive Sterbehilfe in Holland 226
Aktive, direkte Sterbehilfe 223
Aktive, indirekte Sterbehilfe 223
Akupressur 177
Akupressurpunkt Neiguan 143
Akupunktur 131, 176
Alltagsbedürfnisse 54 ff.
Altersgerechte Information 213
Analgetika 137, 157, 162, 170 f.
Anblick, letzter 74 f.
Angst und Atemnot 130
Ängste Angehöriger 182 f.
Ängste ausdrücken 61
Arbeitskreise, interdisziplinäre 115
Aromatherapie 58
Atemmuster 47, 127
Atemnot 127 133
–, akute, Hilfe bei 132
–, Einschätzung 129
–, Linderung 130 f.
–, pflegerische Maßnahmen 129 ff.
–, Symptome 127
–, Therapie 128
Aufbahrungsmöglichkeiten 77
Aufklärung, schrittweise 103
Aufklärungsgespräch 101 ff.
–, Grundsätze 103 ff.
–, Rahmen 104
Aufnahmen 38 f.
Auseinandersetzung mit Nähe und Distanz 111 f.
Ausgleich im Privatleben 109
Ausscheidung, regelrechte 55

B
Bedürfnisse
–, aufgrund veränderter Sinneswahrnehmungen 56 ff.
–, körperliche 54 ff.
–, seelische und spirituelle 60 ff.
–, Sterbender 54, 84
Begräbnis 215
Belastendes wahrnehmen 110
Berührung 56 ff., 69, 94 ff.
Berührungsängste 78, 134
Bestattung 70, 189
Besuche, unerwünschte 55
Bewusstheitskontexte 99 ff.
Bewusstseinstrübung 46 f., 94, 128
Beziehung Angehörige/Pflegepersonal 185 f.
Beziehung PatientIn/Angehörige 183 f.
Beziehungsebene 86, 88
Bezugspersonen 181 ff.
Bildungsangebote, palliative 25
Biofeedback 167
Biologischer Tod 72 f.
Buddhismus 13, 64
Burn-out 109 f., 114

C
Cheyne-Stokes-Atmung 47, 126
Christentum 20, 63 f., 66
Co-Analgetika 170 f.

D

Death rattle 132
Decubitus 126, 138 f.
Dehydrierung 125 ff.
Distanz, emotionale 111 f.
Durchbruchschmerzen 170, 173
Dyspnoe 127 133, 146

E

Eigenverantwortliches Handeln 35 f.
Ekel 115 ff., 134 f.
Entlassungen 38 f.
Entspannung 95, 131, 143, 161, 167 f., 178
Erbrechen 139 ff., 172, 174
–, Anamnese 140 ff.
–, Therapie 142
–, Ursachen 139 f.
Ernährung 54, 66
Error-Runde 39
Euthanasie 223 228

F

Familiengespräche 184
Fasten 66
Fäulnisprozesse 78
Fleischverzehr 66
Flüssigkeitsaufnahme 54 f., 124, 126
Fortbildungen 115

G

Gate-Theorie 153
Gebete 67 ff.
Gefühle ausdrücken 61
Gegenstände
–, der Verstorbenen 211
–, religiöse 68
Geruchssinn 58
Geschmackssinn 58
Geschwister 204, 212 f.
Gesprächsbereitschaft 48, 213
Grabbeigaben 79 f.

H

Haltung
–, innere 73 f.
–, persönliche 105 f.
–, schonungslose 102
Helfersyndrom 113
Hinduismus 64 f., 68, 70
Hirntod 42, 72
Homöopathie 176
Hören 59
Hospizbewegung 20 ff.
–, geschichtliche Entwicklung 20 f.
–, in Österreich 23 ff.
–, internationale Entwicklung 22 f.
–, moderne 21 f.
–, stationäre 25
Hospizteam 23 f., 31
Hygiene 75

I

Abbau 13, 21, 24, 33, 39, 53, 97, 115, 11768
Islam 64, 66 ff.

J

Jonen-Thielemann 51 ff.
Judentum 64, 68 ff.

K

Kälteanwendungen 164 f.
Kinder und Tod 207 219
Kinder, unheilbar kranke 218 f.
Klinischer Tod 71
Kommunikation 85 106
–, mit Sterbenden 91 ff.
–, horizontale 36
Kommunikationsgrundlagen 86 ff.
Kommunikationskanäle 86
Kompressen 147, 165, 177 f.
Konflikte in der Familie 184 f., 201

Körperpflege 46, 60, 66 f., 70, 74 f.
Kritik, konstruktive 38
Kübler-Ross, Elisabeth 21 f., 47 ff.

L

Lagerungen 131 ff., 166 f.
–, entlastende 130
–, eines Toten 69
Lebensdauer, zu erwartende 103
Letzte Dinge regeln 61
Liebe 61
Lippenpflege 124
Liverpool Care Pathway 46

M

Massagen 57, 95, 123, 130, 143, 153, 177 ff.
Moslems, siehe Islam
Motivation 71, 113 f., 176
Mundgeruch 125 f.
Mundpflege 58, 121 f., 124 ff., 133, 143 f.
Musik 15, 50, 59 f., 81, 109, 147, 167 f., 178
Musiktherapie 178

N

Nachricht 86 ff.
Nahrungsaufnahme 55, 121 f., 143
Neuropathische Schmerzen 153, 171
Nicht-Opioid-Analgetika 170
Nonverbale Kommunikation 57, 85, 94
Nonverbale Reaktionen auf Berührungen 95
Nozizeptorschmerzen 152

O

Opioide 122, 124, 128 f., 140, 145, 170 ff.
–, Abhängigkeit 173
–, Applikationsarten 172.
–, Nebenwirkungen 173 f.
Organisation von palliativen Einrichtungen 25

P

Palliativ- und Hospizeinrichtungen, Dachverband 23 ff., 226
Palliativbetten je Bundesland 28 f.
Palliativgesellschaft, österreichische 23 ff.
Palliativkonsiliardienst 24, 31
Palliativstationen, Ausbaustand 28 f.
Palliativteam, mobiles 24, 27, 30 f.
Passive Sterbehilfe 223
PatientInnenbesprechung 39
Patientenverfügung 224, 228 ff.
Pflegepersonen
–, Haltung 70 f., 73
–, Trauer 80, 202
Physikalische Therapie 164 f.
Placebo 163 f.
Professionelle Hilfe für Pflegepersonen 114
Psychohygiene 109 f., 115, 223

R

Ratingskalen 158 f.
Raumgestaltung 76
Recht auf Wahrheit 97
Reflexzonentherapie 176
Regeln 38, 66
Reinigungsrituale 67 f.
Religiöse Begleitung Sterbender 62 ff.
–, sensible Bereiche 65
Renz, Monika 50 f.
Riten, religiöse 62, 65, 68
Rituale der Hinterbliebenen 70
Rückzug nach innen 45
Ruhebedürfnis 49, 55

S

Sauerstoffzufuhr 128 f.
Saunders, Cicley 21, 29, 156 f.
Schamgefühl 66
Schluckunfähigkeit 124
Schmerzassessment 46, 151, 158, 160, 168
Schmerzdimensionen 155
Schmerzeinschätzung, individuelle 157, 160
Schmerzen 9, 16, 20, 26, 29 f., 43, 46, 64, 121, 127, 131, 133, 135, 147, 151 164
–, akute 153
–, Beeinflussbarkeit 151, 157
–, chronische 151, 153, 155, 162 f., 166 f., 169, 171
–, Einteilung 152 f.
–, und Lebensqualität 151, 163, 170
Schmerzerleben 152, 154
Schmerzgedächtnis 155
Schmerzöl 177
Schmerzqualität 161 f.
Schmerzschieber 159
Schmerztagebuch 162
Schmerztherapie
–, komplementäre Angebote 164, 175
–, medikamentöse 151, 169 ff.
–, nicht-medikamentöse 164 ff.
–, pflegerische Aufgaben 175
Schmerztoleranz 153 f.
Schnappatmung 47, 127
Schuldgefühle trauernder Kinder 211 f.
Sehen 58 f.
Sinn des Lebens 62
Sinneswahrnehmungen, veränderte 56
Sinnfragen stellen 61
Smiley-Skalen 159
Somatische Schmerzen 152
Specht-Toman und Tropper 87 f.
Spirituelle Rituale 61 f.
Sterbehilfe 222 f., 225 f.
–, gesetzliche Lage 225
Sterben
–, Definition 42, 44
–, eines Kindes 207
–, Stadien 47 ff.
Sterbephasenmodell nach Kübler-Ross 47 f.
Sterbeprozess 42 f., 50 ff., 63, 68, 71, 73, 124 f., 183, 191, 224
Sterbeprozess nach Jonen-Thielemann 51 f.
Sterbeprozess nach Monika Renz 50 f.
Stufenschema der WHO 170 f.
Suizid 98, 200, 204, 222 ff., 226
Supervision 114 f., 185
Symbole 62, 79, 91 f., 211, 214
Symbolhafte Ausdrucksform 91 f.
Symptomkontrolle 55 f., 110, 120 f.

T

Tageshospiz 24, 27, 31
Tastsinn 56
Täuschung, wechselseitige 100
Team, interprofessionelles 19, 33 ff., 37, 169, 223
Teamfähigkeit 38
Terminale Dehydration 125 f.
Terminalphase 42 f., 52, 57, 122, 126, 144
Tod
–, erste Erfahrung mit 208, 215
–, in der heutigen Gesellschaft 14 f.
–, in früheren Zeiten 12 ff.
–, Umgang mit 12 ff.
–, und Religion 62 f.
Todeskonzepte von Kindern 208 f.
Todeszeichen, sichere und unsichere 71 ff.
Total pain 156 f.

Totenflecke 72
Toter Körper, Umgang mit 69
Transkutane elektrische Nervenstimulation 166 f.
Trauer 13, 15, 31, 60, 62, 64, 70, 76 ff., 81, 91, 188 ff., 191, 194, 196 ff., 214 f., 218 f.
–, Auswirkungen auf die Familie 201 f.
–, Phasenmodelle 52, 190 f.
–, von Pflegepersonen 80
–, zielorientierte Modelle 190 f.
Trauerarbeit 81, 189, 194, 213, 217
Trauerbegleitung 17, 25, 77, 188, 190, 196 f., 202 ff., 207
Trauerbewältigung bei Kindern 212 f.
Trauermodelle 190 f.
Trauerreaktionen
–, normale 193 f.
–, Risikofaktoren 196, 199
–, starke 196
–, und Todesumstände 200
Trauerrituale 189, 215
Trauerverarbeitung 77, 189, 201, 211 ff.
Trauerverhalten von Kindern 210 f.
Trockene Mundschleimhaut 120 f.

U

Übel riechende Wunden 135 f.
Übelkeit 43 f., 58, 120, 123, 139, 140 ff., 146, 174
–, Anamnese 140
–, Therapie 142 f.
–, Ursachen 128, 140
Überforderung Angehöriger 186 f.
Umgang mit Trauer 189, 201 f.
Umgang mit Ekel 115 f.
Unruhe 46, 50, 120, 130, 143 ff., 160, 173
Unterstützung, emotionale 105, 204

V

Verlusterfahrungen 199
Verständigung, leichtere 105
Verstorbene,
–, Pflegemaßnahmen für 73 f.
–, Umgang mit 71, 78
Verwirrtheit 93, 126, 143, 146
Visuelle Analog-Skala 141
Viszerale Schmerzen 152 f.

W

Wahrheit am Krankenbett 96 f.
–, Befürchtungen 97 f.
Wahrheit, Umgang mit der 103 f.
Wärmeanwendungen 153, 165
Wärmeempfinden 59
Waschungen, rituelle 67, 69, 70
Wertschätzung 87, 90, 105, 157, 185
Wertvorstellungen, religiöse 192, 224
Wickel 95, 130, 161, 165, 169, 177, 178
Wille von Sterbenden 224, 228, 230
Wirklichkeit, subjektive 96
Wissensstand im Betreuungsteam 101
Wohlbefinden 9, 18 f., 34, 46, 57, 67, 94 f., 120 f., 124, 139, 163 ff., 175, 177
Wunden, exulzerierende 117, 133 ff.
Wundversorgung 135 ff.
Wunsch nach Wahrheit 96 f.
Würgen 139 f.

X

Xerostomie 121 ff.

Z

Zeit nehmen 78
Ziele, gemeinsame 37
Zuhören, aktives 90 f.
–, Techniken 90 f.
Zurückhalten von Informationen 102 f.
Zusammenarbeit
–, gute 12, 35
–, Inhalt 38
–, interprofessionelle 12, 32 f.
Zuwendung, menschliche 21, 29, 61